シャーンドル・フェレンツィ

# 臨床日記

森 茂起訳

みすず書房

# JOURNAL CLINIQUE

Janvier-octobre 1932

by

Sándor Ferenczi

First published by Éditions Payot, Paris 1985

# 目　次



## 臨床日記（一九三二）

# まえがき

ジュディット・デュポン

マイケル・バリントは一九六九年に、フェレンツィの『日記』の出版が、『フロイト－フェレンツィ往復書簡』と並んで、もう間近にせまったと考えた。しかし現実には、それから一六年を要してようやく『日記』がフランス語で日の目を見ることになり、『往復書簡』の刊行も確実に予告できる運びとなった。[1] あとは出版準備に要する日数だけの問題である。

マイケル・バリントが『日記』と『往復書簡』の同時出版をねらったのは、両者がたがいの正しい理解を助け、補完しあうからである。フロイトは、ぜひフェレンツィが国際精神分析協会の会長に就任してほしいと望んでいたが、『日記』を読むと、フェレンツィが、自らの内界を深く探索し、あらゆるものに問いを投げかけるなかで、なぜ会長就任を長くためらいつづけ、ついに辞退を決意するにいたったのかがわかる。二人は往復書簡のなかで、この問題をめぐって何箇月も議論をたたかわせている。危険な自己探求の途中で、フェレンツィがどれだけ必死にフロイトの賛同を得ようと試みたかも知ることができる。しかし、友が身を投じようとしている道は過ちと病にしか通じないと信じて疑わなかったフロイトにとって、フェレンツィの期待する賛同はどうしても与えることのできないものであった。

『日記』は、フェレンツィが完全な精神的健康を保っていたことを、そのような証明が必要だとしてのことだが、確証するものである。それどころか、彼自身が『日記』の最後に書いているように、フェレンツィは、狂気への避難という手段に訴えることができなかったがために、死に近づきつつあったのである。「もし従来の人格は偽りで頼りにできないと考えて放棄しなければならないとすれば、……（可能ならばだが）新たな人格の基盤を創造しなければならないのか。私に残されているのは、死かそれとも「自らの再調整」かという選択なのか。――それにしても五九歳になってそれをするのか」。彼がこれを書いたのは一九三二年の一〇月である。その少し後、『日記』もあと数頁を残すのみとなった箇所にはこう書かれている。「私の心理的組織の強度はかなりの部分保たれており、私は心の病になるのではなく、器質的深層を破壊する――あるいは破壊される――ことしかできない」。

フロイトとフェレンツィの『往復書簡』は、『日記』がどういう経緯で書かれはじめたか、またフェレンツィがこれを書いた目的はどこにあったかについて、貴重な情報をわれわれに与えてくれる。『往復書簡』はまた、フロイトがなぜ友の歩む道をともにできなかったかも教えてくれる。前進の途上でフェレンツィがそのすべてを突き崩すにいたった防衛こそ、フロイトが、精神分析の理論体系を構築し、安全な場所を確保したうえで前に進むための守りとなったものである。ゲリラ戦士の第一の課題は生き延びることであろう。フロイトが自らを守らざるをえなかったのにたいし、フェレンツィは、防衛をそこまで完全に手放そうとしたために、自らの生命でその代価を支払うことになったのだろう。確かなことは、フェレンツィがこのような挑戦のなかで、後に続くものたちに新しい道を切り開いたことであり、研究が進めば進むほど、その道がどれだけ実り豊かなものか明らかになってきている。ただ、フェレンツィの発想と洞察が精神分析の世界に多少なりとも組み込まれるまでには、半世紀以上の時を要したのである。

『フロイト－フェレンツィ往復書簡』のなかで、ある程度はっきりとしたかたちで『日記』がはじめて話題になっている箇所は、一九二九年一二月二五日付の手紙である。フロイトは、フェレンツィの無沙汰に不満を表わしていたが、フェレンツィはこの手紙で、しばらくためらったあと、心の内をフロイトに明かしている。

今までの克服経験（大学職の断念、ベルリン研究所所長職の断念など）のあとと同じく、またもや表層的な心配事からかなりのところまで自由になった気がして、私の関心はもっとずっと大切な事柄に向かっています。私がほんとうに向いているのは研究です。そして個人的野心からすっかり自由になった今、好奇心も倍化して症例研究に深く没頭しています……

ぎりぎりの表現まで切り詰めると、私があなたにお知らせしたいことは次の通りです。

（1）探求の手が十分深くまで届いたときには、すべての症例で、病の外傷的－ヒステリー的基盤を発見した。

（2）患者と私がこれに成功したとき、治療効果ははるかに意味深いものであった。すでに「治癒した」患者を呼び戻して、治療をさらに施さねばならない症例も多かった。

（3）この間に私のなかでしだいに形を成していった批判的見解は次のようなものである。精神分析は、強迫神経症分析および性格分析、つまり自我心理学に一面的に偏りすぎており、分析の器質的－ヒステリー的基盤を無視してきた。これは、病因論において幻想の役割を過大評価し――そして心的外傷の現実性を過小評価した結果である……

（4）新しく得られた経験は（本質的にはかつての議論につながるものだが）、個々の技法的問題にも自ずと影響する。あまりにも厳しすぎる制限は、二次的な教育の観点を見失ってしまわないようにしながらも、緩和されなければならない。

これに続く手紙のやりとりのなかで、フロイトはフェレンツィの提案の細かな論点に立ち入らずに、自分は精神分析の治療的側面に関心がない、とまたもや念押しする。まず何よりも医師であり、治療的側面に第一の関心があったフェレンツィにとって、これは受け入れがたかったはずである。彼がそのとき治療しなければならなかった重症患者の一人がフェレンツィ自身であったのだから、なおさらである。

フェレンツィは、一九三〇年一月一七日にフロイトに手紙を書いた。彼自身の分析家としてのフロイトにである。

ところで、あなたと私のあいだに起こっていることは（少なくとも私のなかでは）、感情と立場のさまざまの葛藤のもつれです。はじめあなたは私の尊敬する指導者であり、とても手の届かない模範でした。そのあなたにたいして私は、ご承知のようにけっして単純なものではありませんでしたが、教え子としての感情を抱きました。次にあなたは私の分析家になりました。しかし、不運な状況の結果、私の分析は完了にいたりませんでした。私がとくに残念に思ったのは、その一部しか分析過程で転移されなかったとはいうものの、否定的な感情とファンタジーが私のなかにあるのをあなたが理解せず、除反応しなかったことです。それを援助なしに成し遂げられるアナリザンドが、他の患者たちと長年経験を重ねた私もふくめていないのは周知のとおりです。そのためにはほんとうに骨の折れる自己分析が必要であり、私はそれを遅ればせながら周到な方法論に則ってのちに成し遂げました。言うまでもないことですが、このことを通して私は、あなたのなさることにそこまですっかり頼ってしまってはいけないこと、つまりあなたにとっての私の重要性を過大評価してはならないことがわかり、どこか幼児的だった態度を捨てることができました。あなたに同行した数々の旅行中に起こった細々とした出来事、なかでもシュレーバー本問題での私の頑なな態度にあなたがくだした罰の厳しさのせいで、私のなかに頑固な抑制を引き起こすことになりました。私には今でも疑問です。穏やかに寛大にふるまうことが、権威者の立場にある人にふさわしい態度ではなかったかと。

しかしここでフェレンツィは、自らの新しい発想をフロイトに伝えるのをそこまでためらったのはまちがいだったと思っている。フェレンツィは、あえて批判に踏み出し、忠告まで試みる。

たとえば、治癒過程は無視してもかまわない取るに足らないものだと言い、われわれの興味を引かないからというだけで人を無視してよいというあなたの見解に、私は与しません。私だって、そういう意味で「うんざり」することがよくありましたが、その感情の動きを克服しましたし、どうやらそこにおいてこそ、数々のあらゆる疑問に、おそらくは抑圧という問題にさえも今までより鮮明な新たな照明が当てられるらしい、と喜びとともに報告することができます。

フェレンツィはこうして、フロイトとのかつての親愛感に満ちた意見交換を再建できたのではないかと期待した。

この序曲に続いていっそう心のこもった手紙のやり取りが続いた。両者とも、自らの生命が危ういことを予感し、それぞれが死について思いめぐらすようになった。しかしフロイトは、年長でもあり、癌によるひどい苦痛を経験していたこともあり、後輩の健康上の訴えを理解しがたく感じた。フェレンツィの病はまだ発見されていなかったし、長年にわたる心気性の既往歴もあったからであった。

一九三〇年七月二〇日にフェレンツィはこう書いている。

教授殿、あなたよりいくぶん早いですが、私も死の問題に取りつかれています。言うまでもないことですが、私自身の運命と将来の見通しに関係してです。肉体的な自己愛の一部が、科学的関心へと昇華されていたらしく、思うに、この主観的要素が、現実のものであれ想像上のものであれ死の危機に際して神経症者に起こる心的ないしその他の過程に、私を敏感にしたのです。おそらくこの道を通して私は、一見時代遅れの（少なくとも一時的に等閑視されている）外傷理論の再評価に導かれたのです。

フェレンツィは、彼に起こっていることを「創造性の遅ればせの噴出」と感じており、その「ときおり起こる切迫した創造への圧力」に屈したが、ただし「それを制御することを断念した」わけではない。

一九三〇年九月のあいだに、両者の対話には、フェレンツィが持ち出したいくつかの発想が議論の俎上にのせられるようになった。と言っても、これがわずかの期間しか続かなかったことが手紙からわかり、翌年の二人のやり取りはどちらかといえば事務的なものとなる。しかし二人の筆に上るいろいろの話題の背後に、もっと根深い問題が反響しているのを感じることができる。国際精神分析協会の会長職の問題に議論が触れるときにとくにそれが感じられる。フェレンツィは就任要請を受け入れるべきかためらっている。

一九三一年九月一五日に、フェレンツィは、手紙一通を丸ごと費やして、ある研究を説明している。のちに『日記』に結実することになった研究である。

極度にむずかしい、内的、外的の両者にわたり、また科学的でもある「精製作業」に私は没頭していましたし、今もまだ没頭していますが、決定的なものはまだ何もそこから生まれていません。――そして完成途上にしかないものを携えてしゃしゃり出るわけにはいきません。科学的側面は、今でも技法問題を中心にめぐっていますが、技法を彫琢することで、いくつかの理論的論点が従来といささか異なった光のもとで登場することになりました。私のいつものやり方に従って、そこからできるだけ先まで結論を導くことをためらいません――「五里霧中」に陥ってしまう限界までいくことも少なくありませんが。しかしそれでもくじけることはなく、違う方向に進路を求め、それがすっかり逆方向になることも多いのですが、いつの日にか正しい道を発見する希望を捨てていません。

どれもこれも謎めいた言い方ばかりです――どうか驚かないでください。自己診断できるかぎりでは、私が正常範囲を踏み超えることはありません。(あったとしてもまれです。) 私がよく間違うのも事実ですが、頑なに思い込むほうではありません。

この打ち明け話にたいして、フロイトは一九三一年九月一八日に、冷水を浴びせかけるような手紙を送る。彼は、フェレンツィが自分から遠ざかりつつあると思い、この手紙で、「私にはおよそ望ましい目標に導くように思えない」方向へフェレンツィが研究を進めていることへの不満を表わしながら、なんとか「回れ右をして」過ちを正してほしいと期待する。フェレンツィはおそらく「第三の思春期」にあるのだろう、と。

一九三一年一〇月一〇日の手紙で、フェレンツィは自己弁護に努める。

主観的要素が私の生み出したものの性質と内容にしばしば根本的に影響しているのを否定しようとは思いません。以前にはそのために極端に走ったこともありました。しかし、どこまで行きすぎたか、どのように行きすぎたか最後にはわかるようになったつもりです。その一方で、あやういところまで及ぶこのような冒険でさえ、意義深い実りを私にもたらしてくれました。――「第三の思春期」というあなたの診断にも同様の期待ができるはずです。その診断が正しいと仮定すれば、その状態で生み出されたものの価値は、まず客観的に見定めてもらわねばなりません。シラーの言葉を引き合いに出すこともできます。（これはあなたに教えられた言葉です。）つまり、新奇なものにも、誤ったところや空想的なところが一部あると思われようとも、関心を向けて勇気づけるべきだということです。――最近の私の洞察は、ようやく成長を遂げています。「およそ望ましい目標に導くように思えない」と言われる点について、もっと具体的なことをぜひ聞かせていただきたく思います。――あなたの期待される成熟を得て、つまりは方向転換しても、実践的にも理論的にも有益なものが何か生み出されることはありえないと思われるのでしょうか。

私は、何よりまず経験主義者です……理論的発想はいつも患者の治療の違いとむすびついており、治療の進み具合によって、否定されたり確証されたりします。

一九三二年一二月に、フェレンツィを深く動転させた手紙のやり取りがある。今日のわれわれの目から見れば、両者の考えがかけ離れているというより、たがいに誤解しあっているにすぎないのだが。一二月一三日に、フロイトは「キス技法」[(1)]についての有名な手紙を書き、フェレンツィは、一二月二七日にその返事を出した。彼の返答は、本書の一九三二年一月七日の注に全文が掲載されている。誤解がどのようなものか完全に理解するには、『日記』を読んでいただくしかない。そこから回復するのにフェレンツィはかなりの時間を要した。一九三二年一月二一日に、彼はフロイトに書く。

先の手紙のやり取り以来、ある種のおだやかな平静感が私に生まれており、それが――望むらくは――私が取り組んでいる科学的‐技法的諸問題の解決によい作用を及ぼすでしょう。

実際フェレンツィは、『日記』の最初の頁をすでに一月七日に書いており、そこで「分析家の感情欠如」について論じていた。

一九三二年五月一日に、沈黙を守るフェレンツィを非難したフロイトに答えて、フェレンツィはあらためて弁解を試みる。

半生を費やした過剰奉仕から私はいま休息したいと思っているようです。ここで休息というのは、一種の科学的「詩と真実」への没入のことですが、そこからいつの日かおそらく――きっとそうだと思えることもありますが――無価値とは言えない何かが生まれ出るでしょう。このような状態にあるときに意志の力で変えることができるとは思えません。

フロイトは、フェレンツィが精神分析協会会長の地位を受け入れる日が来るという希望を捨てていなかったし、友人の健康のためにもその経験はよかろうと考えていた。一九三二年五月一二日にこう返事している。

あなたがこの数年のあいだ、孤立のなかに引きこもってしまったのは、間違いありません。……しかしあなたは幻想の子供と暮らすその夢の島から旅立ち、人間の苦闘にふたたび加わらねばなりません。

一九三二年五月一九日の手紙で、フェレンツィは自己弁護を続ける。

嘘偽りのないところを言っておかねばなりませんが、私が今現在の活動に触れるときに、「夢の生活」「白昼夢」「思春期危機」というような言葉を用いたとしても、それは私が病んでいると認めているわけではありません。現に、私の見るところでは、ある程度の混乱から多くの有益なものが発展するでしょうし、すでに発展しているのです……だから、このところの仕事の方向を今しばらく続けるならば、私のしている仕事が無駄になることはないと思っています。

その後、一九三二年八月二一日付の手紙で、フェレンツィは会長の座をはっきりと辞退する。

すでにお知らせした動機に加えて、私の分析実践をもっと深くもっと効果的なものにしようと努力する過程で、断固とした批判および自己批判の流れにまきこまれるという事態が発生しました。その結果、いくつかの観点で、われわれの見解を補うだけでなく訂正もせざるをえなくなるようです。実践上の見解はもちろん、理論的見解のあちこちもです。

フェレンツィは、自らの批判精神は、よい会長になるのを妨げるものだと考えたのである。会長の責務は、むしろ既存のものを保存することなのだから。

一九三二年九月三日に始まる予定のヴィースバーデン会議への途上、フェレンツィは、彼がその会議での発表を予定していた論文、「大人と子供の間の言葉の混乱」をフロイトに見せるために、ウィーンに立ち寄った。それはつらい会見であった。二人のあいだにあった誤解はそこで頂点に達した。フロイトは、論文の内容にひどくショックを受け、そこに提出された立場を考えなおすまでは、いっさい公表を控えるよう要請した。

それでもフェレンツィは思いを通して学会で論文を発表し、そのあと休暇を取ることにした。まずバーデン・バーデンのグロデックのクリニックで、次に南フランスで。しかし、彼の体調はひどく悪化し、自ら九月二七日にフロイトに書いているように、ベッドからベッドへの旅となる。ウィーンでのフロイトとの会見に——実はこれが彼らの最後の会見となったのだが——フェレンツィはひどく感情を害しており、しばらく何も発表しないようにというフロイトの要求を拒否する。一〇月二日付のフロイトの返事はきわめて厳しい。

私が一世代も前にしたようにあなたが自らの誤りを正そうとはもはや思えません……この二年間に、あなたは一貫して私から離れていきました……客観的に言えば、私はあなたの構想のなかに理論的誤りを指摘することができるだろうと思います。しかしそれが何になるでしょうか。あなたはきっともう異論に耳を貸さないでしょう。

同日、フェレンツィは、「再調整」か死かという苦渋に満ちたジレンマを『日記』に書き記す。彼はその七箇月後にこの世を去った。——最後の数箇月間で、フロイトとの手紙に、相互理解とは言えないまでも友好的な響きを取り戻してからではあったが。

フェレンツィが『日記』のなかで扱った主題は数え切れないほどある。パラノイア、分裂病、同性愛、エディプス・コンプレックス、教育分析、分析の終結、マゾヒズム、除反応の治療効果、抑圧、などなど。また、『日記』執筆中に診ていた患者の臨床観察を克明に記録している——もっと具体的に言えば、患者のうち四人の臨床観察であり、R・N、S・I、Dm、Bというイニシャルで表わされたその四人は、全員が女性、内三人がアメリカ人である。

要約するなら、『日記』には三つの大きな主要主題が扱われていて、全編を通じフェレンツィは繰り返しこの三つに立ち返っている。

一、〈理論的問題〉──心的外傷。進行中の分析経験にもとづきながら、心的外傷の現実性を重視すべきことを論証し、心的外傷理論を発展させる。──心的外傷の作用と治療の理論である。

二、〈技法的問題〉（心的外傷の問題と密接に関連する）──相互分析。フェレンツィは、この発想がどのように登場し、どのように実践に移され、最後に、どのように自己批判するにいたったかを語る。

三、〈個人的問題〉──フェレンツィの批判の矛先は、フロイトの確立した分析手段にとどまらず、分析家としてのフロイトの姿勢にも向けられる。最後には、自らのフロイトとの関係が分析される。

**心的外傷**

『日記』の執筆に先立つ期間に、フェレンツィは、心的外傷に関する彼のアイデアを書きとめはじめている。『日記』の全体を通じて、この主題に没頭しつづけているが、一九三二年九月一九日に（ヴィースバーデン会議後のつらい旅の途上で）、体系性のさらに高い一連の覚書を別に記しており、『日記』中断後の一二月二六日には、もう一回短い覚書を記している。これらが、フェレンツィが書き残した最後の文章と思われる。(2)

『日記』のかなりの部分は、フェレンツィが考察の基礎においた多くの臨床事例の展開を日を追って記録したものである。フェレンツィが導き出した数々の理論的結論はすべて、これらの症例にもとづいておのずと現われる結論にしたがったものである。そのかなりの部分は「言葉の混乱」と「覚書と断片」(3)にまとめられている。その他は荒い構想にとどまっているが、今日のわれわれから見ると、精神医学の重要な動向——それは反精神医学の範囲まで及んでいる——の創始者たちが取り組んだ主題群である。

フェレンツィは、大人の偽善によって外傷を受けた子供、および社会の偽善によって外傷を受けた精神病者と、分析家の職業的偽善と技法の頑なさによって過去の外傷が再現され倍化された患者とのあいだに対応関係があると言う。

フェレンツィは、圧倒的な暴力の被害者たる人々に起こるプロセスを描写している。被害者の防衛は破壊され、言ってみれば、逃れるすべのない運命のなかに自らを置き去りにして、自らの外に退去してその外傷事件をはるか彼方から観察するようになる。こうして被害者は、観察者という立場から攻撃者のことを病んでいるとか狂っているとか見ることができるし、ときには相手を気遣ったり癒したりしようとすることまである。親の精神科医の役割を子供が担うことがあるのと同じである。患者を通して自ら自身の分析を行なう分析家とも同じである。ここから相互分析という発想まではそれほど遠くない。

心的外傷の被害者、つまり子供や精神を病んだ者は、戯画化した攻撃者のイメージを攻撃者に映し返し、自らの苦しみや反抗、そして相手が何とか免れようとしている真実を表現する。そうすると、外傷を受けた人は、徐々に自分自身のシナリオのなかに捕らえられてしまい、すべての出口を自らの手で閉ざしてしまう。いったんこうなったのちにこの孤立状態を打破できるのは、外からの治療的介入だけである。

フェレンツィはまた、分析家がとる職業的態度のいくつか——不愉快であったり自身の倫理感に反したりする逆転移感情の否定——の偽善性を強調する。このような治療は患者に加えられる外傷となり、分析家が癒すはずの過去の外傷を再現することになるのではないかとフェレンツィは考える。フェレンツィ自身が、分析家の立場からだけでなく、被分析者として、また分析家集団のメンバーとしても経験した状況である。

分析家であり崇拝する師でもあったフロイトに向けた敵意を――直接のものであれ転移されたものであれ――彼は一度としてありのままに表現できなかった。フロイトのほうはといえば、信奉者側からのそのような発言に耐えることができなかった。しかし、当初確立された技法的原則を不変のものとして受け入れたり、理論はドグマにならねばならないという考えに同意したりすることは、フェレンツィには考えられないことだった。ある理論や技法にしたがって治療できなかった患者は分析不可能であるという主張は、彼にとって、到底満足すべき考え方ではなく、それどころか、そのこと自体が外傷を引き起こすものと思われた。フェレンツィの信念によれば、患者はだれでも援助を求めるかぎり援助を受ける機会を提供されるべきであり、与えられた問題にもっとも適切な対応を工夫するのは、精神分析家の責務である。そのためフェレンツィは、治る見込みなしとされた症例の最後の頼みの綱となり、分析家仲間によって世界中からそのような患者が紹介されてくるようになったのである。

彼の研究と独自の「異端的」実験の結果、あらゆる条件が、フェレンツィ自身の過去の心的外傷を再現するように整った。それは、幼児期の罪悪感と、お母さんを「死ぬほど悲しく」させると彼を責めた母親の倫理的厳格さの結合によって起こった外傷である。「精神分析の反逆児《アンファン・テリブル》」は、フロイトとの関係で、これにきわめてよく似た状況をふたたび生きることになったのであろう。いくら忠告しても、過ちとしか思えない方向に友が進み、死を間近にした病み老いた自分から離れていくのを見て、フロイトはやりきれない悲しみにおそわれ、フェレンツィを責めたのだから。フェレンツィの同輩たちのほうは、どうにかして病理の領域にフェレンツィを追いやって、彼が声を上げ焚きつけた我慢ならない紛糾から自らを守ろうとしていた。こう考えると、フェレンツィは生涯最後の三年間にいわゆる精神的破綻をきたしていたという、ことあるごとに非難の的となるジョーンズの申し立てが、なぜあれほど広く信じられてきたか説明できる。

『日記』は、フェレンツィが、彼の患者のため、そして彼自身のために身を投じた戦いの一部始終を伝えてくれる。『日記』は、圧倒的な心的外傷の被害者が、生き残りをかけて、自らの人格のなかの救えるかぎりのものを救おうとしてとった手段をつぶさに数えあげている。攻撃者との同一化、治療すべき精神病者ではないか、と考えることによる攻撃者の価値の引き下げ、断片のいくつかを無傷で回復できるのではという期待から、ショック作用を分散させるために生じる自己の解体、極端な苦痛の発生する状況でおこる臨時器官の即時形成、などである。

心的外傷を直接扱っている文章とともに、分析家の防衛的、逆転移的態度に関する記述が多数あり、それらも心的外傷という中心主題の周辺にまとめることができる。

### 相互分析

分析家は、自らの分析を、患者たちの援助のもとに生涯にわたって続けるということがよく言われてきた。一般に、患者との分析にたずさわるあいだに導き出された自らへの問いによって、分析家は永遠の自己分析に従事することを余儀なくされると言われる。

ところが、ここには分析家の盲点、弱点が考慮されていない。分析家であっても、一人でそれと取り組むことができないのは他の人と同じである。相互分析の技法の核心は、分析家が、信頼に足る支えを患者に提供できないならば、せめてできるかぎり誠実に自らの弱さと感情を知らせることで、患者に道しるべを提供すべきだという考えにある。そうすることで、分析家とともに自分が立っている地点を患者がもっとよく知ることができるようにするのである。その過程で、何ほどかのつらい現実を理解し消化せねばならないとしても、見せかけの親切よりそのほうが患者にとって対処しやすいであろう。

五月五日の日記でフェレンツィは、相互分析の発想がどのようにして生まれたかを説明している。実は、これを発案したのは患者の一人、R・Nであった。この患者の分析はすでに二年以上続いていた。フェレンツィは、この若い女性に会った瞬間から、少なからぬ嫌悪感をもった。過剰補償で反応した彼は、寛容と柔軟性という自らの技法に則って、彼女の出すあらゆる要望にやむをえず応じることになった。こうして患者は、分析家が自分に愛情を抱いていると判断し、フェレンツィに「理想の恋人」を見いだしたと思い込んだ。この成り行きに直面したフェレンツィは、怯み退却しながら、分析家にいだいているはずの否定的感情を患者に解釈しようとした。彼女が同じ解釈で応酬してきたとき、フェレンツィにはそのとおりだと認めるしかなかった。その結果、フェレンツィは、自らの感情の動くにまかせる決心をし、二年間停滞してきた分析がそれ以降ふたたびかなり前進しはじめたと書き記した。フェレンツィ自身も、もはや不安から解放され、R・Nにたいしてだけでなく他の患者にも前よりよい分析家になったのを感じた。片方は患者のため、他方は分析家のためという二重面接ないし交互面接というもっとシステマティックな方法の実験を試みることにも、彼は同意した。それによって生じた治療の進展に勇気づけられた彼は、こう書いた。

この成功の名誉はだれに与えられるべきであろうか。だれよりもまず、厄介な状況に置かれても、患者として飽くことなく自らの正当な権利を勝ち取ったこの患者であるのは確かである。しかしそれも、もし私が尋常ならざる犠牲に自らを捧げ、危険を覚悟のうえで、医師として自らを患者の手にゆだねる実験に賭けることをしなければ不十分だったろう。

安易な道に流されて相互分析の実験に同意したという非難はけっしてフェレンツィにあたらない。この記述をはじめとするあれこれが証明するように、フェレンツィは不安と屈辱を感じるとともに、技法のみならず理論の観点からもあぶない綱渡りに身をさらしているように感じていた。実際、彼のなかには、この身動きのとれない賭けへの抵抗があらゆるかたちで起こった。

しかし彼の出した結論は、いつものとおり、実験を徹底的に進めることであった。その結果フェレンツィが直面したのは、守秘義務の問題である。分析が要求するとおり完全に相手に自らをゆだねるとすれば避けて通ることのできない問題である。ところで、分析場面においては、二人の登場人物のどちらもが、相手のなかに見えない力が働いているのを察知して、それぞれがたがいにたいしてまったく無害とは限らないという結論に達する。こうして両者が同じ不安をいだくようになる。相互分析は、こういった暗闇のすみずみを明るみにだすことを目的にしている。二人の主役のどちらもが、もっと安心して相手との関係のなかに身を置くことができるようにするためである。

ここには議論すべき数々の論点が含まれている。そういう信頼関係が必要不可欠だとすれば、強烈な陽性転移、つまりこんな性質をもっていてくれなくては信頼できないと思うものをみな分析家に付与するという理想化を患者に引き起こすことで、それを形成すべきなのだろうか。それとも、必要な持ち札をすべて患者に示して、現実に何を分析家に期待できるか患者が見積もれるようにすべきなのだろうか。この議論は、十分な吟味をへたことがなく、コントロールがうまく働いていない分析家の態度はどのような結果をもたらすか、という問題に光を当てずにおかないだろう。

フェレンツィはしだいに、相互分析が引き起こす問題につぎつぎ遭遇するようになった。一月三一日の日記に、そのいくつかが列挙されている。

――患者が己れから注意をそらし、「パラノイド的な仕方で分析家のなかにコンプレックスを探してしまう」危険。

――すべての患者によって自らを分析させることの不可能性。

――患者の感受性を尊重せよという絶対的な要請。

――原則として分析家たる患者に他の患者たちの秘密を明かす義務があるために、患者たちの分別に頼らざるをえなくなることから発生する問題（二月一六日付）。


こうしてフェレンツィは、自らの技法の避けがたい限界を認識することになる。


――つまり、患者の必要度にきっちりと即しながら相互分析を実践し、患者が必要とする程度以上に進めないこと。

――あるいは、患者に分析させるのであれば、患者自身の分析が終わってからにすること、である。


このようにして、フェレンツィは自らの方法に批判を向けるにいたる。三月三日の日記では、彼がどんないきさつで、どんな考えにしたがってR・Nとの相互分析の中止を決断したかに触れている。この若い女性が、二人の「共同関係」について幻想に近い考えを発展させているのに彼は気づいた。R・Nは、その関係を際限なく拡張しようともくろみ、自分がいなくてはフェレンツィが治療能力をすっかり失ってしまうのではとまで口にした。そのため、彼は実験の中断を決意する。短い敵意と混乱の期間がすぎると、R・Nは分析を継続することに決め、着実な進歩を見せた。三月六日の日記に、フェレンツィはこの中断が生んださまざまの効果をまとめている。

ついに、六月三日の日記（140i）で、相互分析は、分析家自身が十分深く分析されていないために必要となる「窮余の策」にすぎないと彼は結論する。「いかなる義務も負わない、未知の分析家による適切な分析のほうがよいだろう」。このようにして捨てられた技法は、しかし、われわれに意義深いものを一つ残してくれた。逆転移分析である。

ただしフェレンツィは同時に、「最良の分析家は治癒した患者である」とも言っている。分析家を目指すものすべては、「まず病んで、それから回復することで経験をつむべきであろう」。

たしかに、相互分析の実験に手を染めることになったいきさつの源は、すべて基本的に、フェレンツィがフロイトから受けたものも含め、当時営なまれていた教育分析のあり方に発しているであろう。それらは、短期間でしかも断続的であり、外国の地で他国語を使ってなされることも多く、散歩や旅行を共にしながらであったり、分析家か患者の家を訪問して行なわれたりしていた。それはともかく、相互分析によって提起された問いは、周到に練られた課程と複数の分析家による統制分析が行われている今日においても無関係とは言えない。つまり、分析家はどうすれば適切に自らの弱点と盲点に対処できるかという問題である。

### フロイト批判

フェレンツィは、『日記』全体を通して精神分析の道具だてと技法に批判を向けているが、それと並行して、フロイトに受けた教育分析に関する証言も記している。フェレンツィの分析を、具体的にそれのためにあてられた断片的な短い時間だけに限定して考えることはできない。両者の往復書簡にまざまざと見ることができるように、実際のところ、フロイトとフェレンツィの関係のすべてが分析の一部をなしている。フェレンツィは、こまごまとした私生活のあれこれまでもフロイトに明かし、もっとも内密な感情までも打ち明ける。フロイトは解釈でそれに応えるときもあれば、維持に難儀するこのいつまでも続く分析過程から身を引こうとすることもある。沈黙を守るにとどめていることもある。こんな状況下では、強い潜在的敵意の負荷された統制しがたいはげしい転移が形成されたのも驚くにあたらない。

また、だんだんとつのるフロイトへの批判と不満をついにははっきりと口に出すことで、自らの敵意から距離をとろう、アンビヴァレンスと依存に支配されている転移に打ち克とうとフェレンツィが奮闘しているさまを『日記』は証言している。フロイトとの関係を解き明かそうとする仕事は、このテクストの端から端まで暗に流れているが、いくつかの頁では表立った主題として取り上げられている。

フロイトに自らの「治療狂 furor sanandi」を責められたフェレンツィは、それに返して、精神分析の治療的側面にフロイトが無関心だと批判し、フロイトが患者を軽蔑し、精神病者や倒錯者や、およそ異常すぎると思うものすべてを憎悪することを咎める。フロイトが確立した分析手段では硬すぎる、そして、フロイトの欲求不満技法をあまりに型どおりに適用するのはいかがなものか、と強い危惧の念を表わす。また、フロイトがしだいにあまりにも教育者的になっており、医師であることに十分でないのを非難する。フロイトが分析を十分深く追及するより先に患者を教育しようとするのは、「患者たちの弱さと異常性へのフロイトの反感」(三月一七日付) のためだとフェレンツィは考える。フロイトには、患者を (そして何より教え子を) 自身から独立させることができないのだと考える。これを裏付けるために、息子が成長すれば父はもはや死なねばならないというフロイトの言葉を引用する (八月四日付)。以上から結論して、フロイトがエディプス・コンプレックスの概念を作り出しながら、他人に向けるばかりで、自らには一度もまともに当てはめたことがないのは、彼自身が恐らく父親の死を願ったことから目をそらしたいからだと、フェレンツィは言う。

フェレンツィは、フロイトの自己分析は十分な深さに達しなかったと考えるようになる。なぜなら周知のように、フェレンツィによれば、自己分析でそれを達成するのは不可能だからである。彼にとって分析は、なにより社会的過程である。一九二三年一〇月一一日付の友人グロデック宛の手紙にくわしくこれが論じられている。(4)

フェレンツィによると、フロイトは、はじめ熱狂的にブロイアーにしたがったが、ヒステリー患者が嘘をつくことを発見して決定的な失望を味わった。以来フロイトは二度と患者を愛さなかった。ふたたび唯物主義的、科学的研究者（五月一日付）となり、精神分析から感情的に距離を置いて、以後は、知的なレベルでしか関わらなくなった。フェレンツィは、フロイトがしだいに過度に非個人的な、教育的な技法を開発し、父親転移だけを強化しすぎるようになったと考える。この優越的態度は、患者のなかに服従的依存を引き起こして、そこから逃れられなくするか、反抗的態度を引き起こすかである。後者は、親の厳しすぎる態度が、聞き分けのない頑固で反抗的な子供を作るのと似ている。

フェレンツィはフロイトを批判しているけれども、自己批判の厳しさもそれに劣っていない。自らに容赦なく批判の目を向け、フロイトに幼児的に依存している自らの姿勢を鋭く見つめている。「幼児性という遷延倒錯」という言葉でそれを表現し、自らの分析家だけにその責めを負わせることはしない。

七月一九日の日記では、自らを分裂病者と呼ぶ――妄想的、パラノイア的で、情緒的に空虚で、何とか機能しているのは、欠けたものをすべて過剰補償しているからにすぎない、と。この診断は当然一つの戯画だとしても、すべての戯画がそうであるように、おそらくはフェレンツィの内的真実の何ほどかを表わしているだろう。とはいえこの戯画が示しているのは、自己から距離を取ることに優れた能力と、すばらしい明晰さであって、ジョーンズが信じようとし、人にも信じさせようとしたような精神的統合の破綻ではない。自らをパラノイアと自己診断している七月一九日の日記もこれに似たところがある。抗いがたいフロイトへの依存が残っているものの、それ以外の部分では、いつも正しい者でありたいと心から思っているというのが、この自己診断についてのフェレンツィのコメントであり解説である。フェレンツィはこれを、権威的パラノイアを模倣した結果と考える。とすれば、子供たちはまず父親から自らを切り離しておいて、次に、理解することを父親に教えて父親を「癒す」必要がある、と彼は強調する。

『日記』の最後を飾る一〇月二日の記載で、フェレンツィは、病と自らの関係とともに、フロイトとの関係の分析を整理し深めている。彼はそれを、自らの幼児神経症のいくつかの側面に関係づけている。自らが置かれた状況への予後診断は明るいものとはとうてい思えず、袋小路に陥ってしまったのを感じている。

容易なことではなかったが、フェレンツィはそれでも、ごく控えめではあるが手紙にフロイトへの苦情をいくつか言葉にしている。それに返してフロイトは、フェレンツィが二五年にわたる交友のあいだに与えてくれたものを思い起こしながら、それらの抵抗と非難を昔の家族葛藤に帰着させようとしている。ときには親しい言葉でフェレンツィに語りかけ、ときには父親的厳格さだけでなくユーモアさえ見せるが、それでもフロイトが自分の立場に疑問を投げかけることはけっしてないように見える。

フェレンツィの死後数年たった一九三七年に、フロイトは、「終りある分析と終りなき分析」のなかで、二人の関係のある側面にたち帰っている。(5)

この問いに関連して、私は実際の分析例から直接に生じた二つの問題を、これからあげる実例で検討してみたい。その一つは自らも精神分析に従事して大きな成果をあげていた一人の医師の場合であるが、彼は他の男性や女性との間柄——彼の競争者である男性たちや愛する女性との人間関係——のなかで、やはり自分もまた神経症的な障害から解放されてはいないと判断した。そこで彼は、自分よりもさらにすぐれていると考えた別の分析医に分析を受けた。この自己自身を批判的に洞察する試みは彼に見事な成果をもたらした。彼は愛する女性と結婚し、今まで空想的な敵意を投影し、競争者であると思い込んでいた男たちの現実の姿を認めて、彼らの親しい友人や教師となった。その後数年が経過したが、この間にもかつての分析医にたいする関係は乱されずにそのまま存続していた。しかしやがて、はっきりした外的動機を指摘しえないまま障害が現われてきた。この被分析者は分析医に対立するようになり、分析医が彼に完全な分析を行なうのを怠ったといって非難した。あなたは転移関係というものがけっして陽性なものだけではないという事実を心得て配慮すべきだった。あなたは、陰性転移も存在する可能性があるという事実を考えて見るべきだった、と。そこで分析医は、分析期間中は陰性転移はまったく認められなかったと言って弁解した。すると彼はさらに、かりにあなたが、陰性転移のかすかな兆候を見落としたとしても、そういう見落としは、一般に分析治療の初期には分析医の視界がまだ狭いという点から考えれば、まったくありえないことではない。しかし、そうなってくると、ある一つの主題、人々のいわゆる「コンプレックス」は、患者自身にとってさえ現実性をもたないものである以上、あなたが単にそれを指摘するだけで動かす力をもつものかどうかは疑わしいことだ。実際のところ、そういう力をもつためには、患者にたいして陰性転移を恐れない友好的でない態度を実際に取ることも必要だったのではないか。いや、そればかりではない。分析中および分析後の分析医と被分析者の親しい間柄にしても、すべて転移現象として評価されるべきものではないのだ。現実に基礎をおき、人生においてしだいに成長してゆくような友情的な関係もあるのだ、と言ったのである。

この一節を『日記』というテクストとあわせて読むと、二人の男性がたがいにどれだけ理解し合えなかったか、そしてそれが避けがたいものであったかが分かる。

『日記』を読めば、フェレンツィが分析家として、またアナリザンドとして経験したのは、ある種の問題を扱うにあたってのいわゆる古典技法の不備であったことがわかる。患者からフェレンツィに向けられた批判のなかに、フロイトにたいして自分が向けた批判を見いだした彼は、自分のためにフロイトに生み出してほしかったものを、自分の患者のために何とかして生み出そうとする。フロイトから勝ち取ることができなかった理解と信頼を、患者に提供しようとする。フェレンツィの進む道は誤っているというフロイトの忠告も、フェレンツィには受け入れることができない。フェレンツィが拒否しているものは、自分自身の一部なのであろう。分析家の守りと安全を何より優先して確保すべく分析状況を整えてきたではないかとフロイトを責めるとき、実は、フロイト自身の内的安全を脅かすことをフェレンツィが言ったとき、フロイトが聞く耳をもたなかったことを責めているのである。

ここでどちらが正常でどちらが病んでいるか、どちらが正しくどちらが誤っているかを決定しようとしても意味がないように思える。苦痛をはらみながらも生産的でもあったこの関係のなかで、二人のパートナーは、できるかぎりのことをし、与えられるかぎりを与えたように思われる。しかし、だれもが一人であり、自分以外を頼ることのできない状況というものが確かにある。フロイトは、自分に無条件に仕える息子を求める渇望においてついに最後まで孤独であった。フェレンツィは、強い父親の愛と支えか、それとも自身の自己充足か、という選択に一人で直面せねばならなかった――最後には彼の命を奪うことになったジレンマである。

この『日記』は臨床日記である。幾人ものフェレンツィの患者の臨床歴が詳細に記載されている。だがそれと同時に、フェレンツィ自身の臨床記録でもある。言い方を変えれば、われわれが手にしているのは、分析実践に入り込む多重転移と多重逆転移の記録である。比類のない率直さで報告されたそれである。フェレンツィは、通常きわめて意識に上りにくく、言葉にするのはさらにむずかしい、感情、思考、直感、感覚を理解しようとし、表現しようとする。そうすることで、精神分析およびその隣接領域の研究に数々の扉を開く——そうして、従来やや閉鎖的にすぎ、精神分析の理論と技法の原則が決められ固定されがちであった場所に、新たな方向を指し示すだけでなく、健康でさわやかな空気を呼び込むことに成功した。

フェレンツィによって引き出され投げかけられた重要な領域は、精神分析家の立場につきものの問題と葛藤という領域である。教育分析は——そもそもフェレンツィによって提唱されたものだが——、未来の分析家に、彼自身の個人的問題の数々を表に出し解きほぐす機会を与えることで、それらの問題や葛藤に取り組ませるべく仕組まれたものである。しかし、分析家の立場によって決定される問題が——ついでに言えば、それがその立場を渇望する分析家の願望を決定しているのであろう——、分析家一人一人の日々の糧となっているのである。教育分析家の場合でも同じである。その欲望を最終的に解消しつくすことはどこまで行ってもけっして期待できない。完全に分析された分析家は、おそらく分析家をやめるだろうと言われている。言うまでもなくこの仮説は立証不可能であるが、それが正しいとすれば、精神分析家は、自らの実践の不完全性の産物である。精神分析が「不可能な職業」という評判を得ているのは、おそらくこのためであろう。そしてその意味ではたぶんそのとおりである。この不可能性を受け入れることを拒否したことが、『日記』が証言する苦悩と絶望の領域へフェレンツィを導いたのであろう。そして彼はそこから生きて戻れなかったのである。

(1) この手紙はジョーンズの『フロイトの生涯』第三巻に一部のみ活字化されている。マリア・テレクは、『フロイト－フェレンツィ往復書簡』と題する論文中に、この手紙の完全版をフランス語訳で収録している。*Confrontations*, Cahier 12, Autumne 1984, Aubier-Montaigne 所収。

(2) 心的外傷に関する五つの記載が一つにまとめられて、「心的外傷に関する考察」と題する論文として発表された。*In-*

ternational Zeitschrift für Psychoanalyse, Band XX, S. 10, 1934.（編者）

（3）『覚書と断片』*Psychoanalyse* 4, Payot, Paris, 1982, pp. 139–147. *Bau* IV, *Fin.*（編者）

（4）グロデック宛、一九二二年一〇月一一日付手紙。*Ferenczi-Groddeck Briefwechsel*, Fischer Taschenbuch 6786, S. 45.

（5）フロイト「終りある分析と終りなき分析」『フロイト著作集　第6巻』人文書院。

〔1〕『フロイト－フェレンツィ往復書簡』は、一九九二年のフランス語版第一巻を皮切りに、フランス語版全三巻、英語版全三巻がすでに出版されている。ドイツ語版は、全三巻中二巻まで出版され、第三巻は二〇〇一年一月発行予定である。

# 謝辞

この『日記』に収録した注の準備に必要な情報収集を手伝ってくださったすべての方々にここで感謝の気持ちを表わしたいと思います。とりわけ以下の方々にお世話になりました。シュザンヌ・アシャシュ＝ヴィズニツェール、セルジュ・アピキアン（自然科学分野）、アニェス・ビネー、エヴァ・ブラバン、ジャン＝ピエール・ブルジュロン、ピエール・デュポン（数学的問題について）、ジョン・ゲド、ジョルジュ＝アルチュール・ゴルドシュミット、イルゼ・グループリッヒ＝シミティス、アンドレ・ハイナル、ギゼラ・カダル、パスカル・ル・マルファン、クロード・モノー（いくつかの必須文献の探索と提供）、ポール・ローゼン、ピエール・サブーラン、マリア・トローク、アンヌ・ヴェンツ。

注作成のためにつねに参照し、非常に役だった文献が二つあります。『フロイト－ユング往復書簡集』[1]は、編者ウィリアム・マグァイアの優れた注とともに、あれこれの事実を確認する上で数え切れないほど助けてくれました。ポール・ローゼン著『フロイトと後継者たち』[2]もなくてはならないものでした。

マイケル・バリントの二つの序を本書に収録することを許可くださいましたイーニド・バリント女史にも感謝します。

ジュディット・デュポン

（1）『フロイト－ユング往復書簡集　上・下』誠信書房。
（2）『フロイトと後継者たち　上・下』誠信書房。

# 『日記』のための序

マイケル・バリント

一九三二年に書かれたこの『日記』は、一九六九年[1]の今になってやっと出版されることになった。ほぼ四〇年にもなるこの時差には説明が必要であろう。

シャーンドル・フェレンツィの最晩年を共にした者は、みな『日記』の存在を知っていた。それに先立つ数年のあいだに彼は何回かその執筆計画を語ったことがあるし、一九三二年には今書いているところだと何度も口にした。また一九三三年の最後の数箇月には、臨床活動をあきらめざるをえなかったために『日記』を完成させられなかった、とことあるごとにもらしていた。また、患者が一人また一人と彼のもとを去らねばならなかったために、それらの患者との最後の経験を『日記』に書き留めることができなかったことをどれだけ悔やんだであろうか。

彼の死後、仲間のうち少なくとも三人——ヴィルマ・コヴァーチ、アリス・バリント、そして私——は、『日記』の相当部分を読んだ。われわれが声を合わせてフェレンツィ夫人に進言したのは、当面その出版を延期してはどうかということであった。夫人はこれを受け入れてくださった。フロイトとフェレンツィの衝である。

突の直接の余波がおさまるまで待ったほうがよいというのがわれわれの考えだった。そのうちに『日記』に含まれるフェレンツィのアイデアを客観的に評価するに適した雰囲気が生まれるのではないか、と思ったのである。

その後の数年間、三人は『精神分析の礎石 *Bausteine*』の三巻、四巻に収める論文の収集、編集、翻訳に没頭した。フロイト博士には、われわれの計画をお知らせしたのはもちろん、未刊行だった原稿も送付した。フロイト博士は、関心をもってわれわれの仕事に目を通され、われわれが出版を計画したテクストに一箇所たりとも反対されなかったことをここに記すことができる。それどころか、そのときはじめて知ることになったフェレンツィの発想を賞賛された。ウィーンの出版社がこの作業の経費を全額負担できなかったため、出版社の提供した紙を使ってブダペストで印刷することにした。印刷が終了したのはオーストリア併合の直前だった。そのときわれわれは、印刷稿をウィーンに再移送したとすれば検閲によってかなりの損傷をこうむる危険にさらすことに気づいた。ナチス当局とのやっかいな交渉の結果、印刷稿を全部スイスに移送することを許可され、この二巻をベルンのハンス・フーバー出版に版権とともに委譲した。つづいて大戦が勃発し、大きな出版計画はすべて延期せざるをえない事態となった。

一九三九年にイングランドに向けて私がブダペストを発つとき、フェレンツィ夫人は、フロイトがフェレンツィに宛てた書簡のすべてとともに『日記』を私に手渡され、その出版が可能になる時が来るまで保管してほしいと言われた。

戦後私がまず心を砕いたのは、まだ英語になっていないフェレンツィの重要な論文を翻訳し編集することであった。国際精神分析叢書の編集者、アーネスト・ジョーンズによる抵抗――彼は一九二八年以降にフェレンツィが書いた論文を英語版から削除したかった――を克服したのち、『最後の貢献 *Final Contributions*』

が一九五五年に出版された。その反響に『日記』を出版しようとする意欲を削がれ、私はさらに待つことにした。

一九五七年にジョーンズのフロイト伝第三巻が出版され、そのなかでフェレンツィに激しい攻撃が加えられた。ジョーンズはフロイト－フェレンツィ往復書簡を見ることができる立場にあったので、書簡のなかの歴然たる証拠を彼がなぜ無視できたのか私には不可解だった。何を典拠としてそのように言い立てるのか彼に尋ねると、フェレンツィの晩年に親しくしていたある人物という以上の情報は提供できないと断られた。ここまで話が進んだのは、ジョーンズが不治の病にかかっていることがすでに一般に知られていたころである。こんな状況下で私に残された唯一の賢明な選択は、精神分析国際雑誌（一九五八）にたがいの書簡を掲載し、それぞれの見解を表明するというジョーンズの案に同意することだった。

ジョーンズのフロイト伝の余波は、フェレンツィに厳しい論評の洪水となって現われた。独創的で刺激的な発想に満ちているが、同時に失敗と誇張にもあふれ、豊穣だが、しばしば読むものを不安にする多くの洞察も含む『日記』の出版に適した環境ではとうていなかった。

今『日記』を出版する第一の理由は、エルンスト・フロイトと私が編集した『フロイト－フェレンツィ往復書簡』の出版とほぼ同時に世に出せるからである。このこと自体、二人の偉大な人物の友情の最後の二、三年に影を落とした痛ましい見解の齟齬の余波が十分治まり、精神分析学界が、偏らずしかも思いやりをもって両者の真の相違点を判断できるようになったことを象徴する出来事と見てよいだろう。

（1） マイケル・バリントは当時、『日記』と『フェレンツィ－フロイト往復書簡』の同時出版に向けてすべての障害が取り除かれたと信じていた。

### 「まえがき」のための覚書

「序」の執筆に加えて、バリントは「まえがき」の草案のためにノートを記していた。この「まえがき」が実際に書かれることはなかったが、ノートだけでも、ここに原形のまま収録する価値は十分あると思われる。(編者)

再構成された幼児期性的外傷をその細部のすべてにわたって事実と受け入れるかどうかは別にして、そこから生まれる結果に関する理論的考察、とくに抑圧の詳細なメカニズムに関しては、今日なお妥当であり、その意義は失われていない。外傷の結果として自我に生じる変化に関してもまったく同じことが言える。これらは今日の理論に照らしても、フェレンツィが一九三二年に書き記したときとまったく変わらず、適切な描写である。

### タイトル――『日記』の形式

『日記』の形式はまったくの自然体である。日記というものにふつう期待されるそのままである。大部分、およそ八割はタイプされており、その部分はフェレンツィが仕事の合間を見つけては秘書に口述したことを表わしている。書き込むたびに日付が打たれており、一日にどれだけ長くあるいは短くこの作業をこなしたかたどることができる。原則としてフェレンツィは、一つの発想ごとに見出しをつけているが、一日にいくつかのアイデアがある場合も、たがいに密接に関連しているのが普通である。

タイプによる最後の記入は一九三二年八月二四日である。その日にフェレンツィが仕事をやめたのは、まずウィーンに行ってフロイトと会うためで、そこからヴィースバーデン会議に向かった。会議の公式の開催日は九月四日からであった。これは彼がフロイトに会った最後の機会になった。八月二四日のあとは、手書きの六ページがあるだけで、すべて一九三二年一〇月の日付をもっている。

『日記』の日付をたどると、最初の記載の一九三二年一月から一九三二年八月の終わりまでおおむね途切れず書きつづけられ、最後に一〇月の断片的な記載がある。一〇月には、死後に論文に混じって発見された『覚書と断片』も書かれている。これは、『礎石 *Bausteine*』の第四巻と、後に『最後の貢献 *Final Contributions*』に収録された。『覚書と断片』は、まず一九二〇年の試し書きが少しあり、その後、一九三〇年、三一年を通して書き継がれ、三二年一月のはじめに突然途切れている。あと、それほど興味深いものではないが、同年六月の記入が一回あるだけだったが、九月半ばにフェレンツィがヴィースバーデンの次に訪れたビアリッツで新たな一連の記入が始まっている。悪性貧血という病の深刻な症状がはじめて現われた滞在地である。それ以後、年の終わりまで記入が続いている。

このように見てくると、一九三〇年と三一年の執筆は『日記』のための試し書きのようなものであったと推測しても不自然ではない。この仮定をさらに支持する事実は、『覚書と断片』の執筆は、どれもありとあらゆる種類の紙にされていることで、きちんとした用紙に書きはじめたものが封筒の裏や薬の広告の端切れに続いて終わっていたりする。これと対照的に、正規の日記のほうはその記載のほとんどがタイプされ、ページにはおおむね正確に番号が打たれている。周到な計画にのっとったこの努力は、フロイトとの最後の会見で手ひどい打撃をこうむった。健康状態のほうにも打撃があった。(執筆はその後の彼の病によっても打撃を被ったわけだが、その病が偶然のものか打撃の結果なのかはだれにもわからない。)

一九三二年の前半に計画し、また実際書くことができたような形で『日記』を書きつづけられるほどフェレンツィが回復することは二度となかった。それでも、『覚書と断片』が示すように、健康状態がいずれ回復するのではないかと期待しながら、その年の終わりまで材料を集め、考えをメモしつづけた。すでに周知のように期待は裏切られ、フェレンツィは一九三三年四月に亡くなった。(1)

肝臓療法を施したにもかかわらず病状は悪化し、主に脊髄の機能低下のために、一九三二年から三三年の冬に臨床活動をあきらめざるをえなくなり、床に伏した。亡くなったのは一九三三年四月である。

(1)　マイケル・バリントはここで、フェレンツィの亡くなった日に関して驚くべき間違いを犯している。同じ間違いはすぐあとにもう一度ある。フェレンツィが死んだのは、ほんとうは一九三三年五月二二日であり、五月二四日に埋葬された。

# 編集注記

ここに活字になった日記の記載内容の原版には、タイプ草稿が使われた。一九六九年にマイケル・バリントが書いた序に記されているとおり、フェレンツィは約八〇パーセントを秘書に口述した。手書きのテクストは、とりわけ日記の最終部は、後になってタイプに打ち直された。草稿には、若干の手書きによる校正、補足がある。その際に、個人のプライバシー保護のために違いないが、人名の略語が変更された。日記本文への手入れは、単語、句読点の明らかな誤りの訂正に限られている。その他は、綴り、句読法に変更はない。各頁の脚注は、フランス語版から転載された。つまり編集者デュポン女史の手によるものである。ドイツ語テクストに関係しない注、つまり翻訳の問題に関するようなもののみ省略した。脚注の伝記的記載は、部分的に簡略化した。情報の一部は、周知のものと思われたからである。〔日本語版では注はすべて日付ごとにまとめて末尾に記した。〕

編集者

# 臨床日記（一九三二）

シャーンドル・フェレンツィ

# 凡　例

（1）フェレンツィの著作集は以下の略号で示す。

*Bau* I–IV　*Bausteine zur Psychoanalyse*. Band I–IV, Hans Huber, Bern, 1964.

*SZP* I, II　*Schriften zur Psychoanalyse*. I, II, S. Fischer Verlag GmbH, Frankfurt am Main, 1970/72.

*C*　*First Contributions to Psycho-Analysis*, Karnac Books, London, 1994.

*FC*　*Further Contributions to the Theory and Technique of Psycho-Analysis*, Karnac Books, London, 1994.

*Fin*　*Final Contributions to the Problems and Methods of Psycho-Analysis*, Karnac Books, London, 1994.

（2）五月二九日付（140a）にはじまる欄外の数字は、手書き原稿に付された番号をあらわす。

（3）（　）は原注、〔　〕は訳注をあらわす。原注はドイツ語版によった。（編者）とあるものは、編者ジュディット・デュポンによる注をそのまま採用したものである。

（4）他国語が用いられている場合、原書では注にドイツ語訳が記されているが、本書では本文中を日本語訳とし、可能なかぎり注に原語を示した。

（5）見出しには、原書において一行空けのイタリックで記載された言葉を採用した。行空けなく文頭の言葉がイタリックになっている個所は、他のイタリックと同じく傍点で表記した。

一九三二年一月七日

## 分析家の感情欠如(1)

型にはまった挨拶の仕方、「何でも話してください」といういつもの依頼、いわゆる平等にただよう注意、こういうことをしても結局のところ何にもならないし、アナリザンドがやっとのことで口にする感情のこもった報告にこれらで応じることはどうみても不適切で、その効果といえば次のようなものである。（1）患者は分析家の関心の不足や欠如に感情を害する。（2）患者は分析家のことを悪く思うことも嫌うこともしたくないため、分析家の反応欠如をまねいた原因を、自分自身のなかや、自分が分析家に伝えた内容のなかに探し求める。（3）ついに患者はそれまで切実に感じていた内容の現実性まで疑うようになる。こんなふうに、いわば「投げかえす retrojizieren」ことによって患者は分析家に向けた非難を取り入れる introjizieren（内に投げる）。その非難をありのまま言葉にすればこうである。「私を信じてくれない！」「私の言うことを真剣に受け取ってくれない！」「私が子供時代のつらい出来事を必死で思い出そうとしているときに、あなたが何にも感じないで、どうでもいいというふうにそこに座っているなんて我慢ならない！」――このような訴え（ただしこの種の訴えが自発的に患者から申し立てられることはなく、医者が推察するしかない）への分析家の対応は、分析家自身の振る舞いや感情の動きを患者の申し立てを考慮しながら批判的に観察し、疲労、退屈、辟易などの反応がときに自分に起こるかもしれない、あるいは現に起こっていると認めることでなければならない。ただ、次のような見返りがあるので、知らず知らず関心が増していくものである。口調や身振りが自然になる、主張と反論が生き生きと交わされる、問いかけと答えがいっそう自然で実り豊かになる……

自然で科学的な態度（グロデック[2]、トンプソン[3]）が、分析状況にもっともふさわしい実り豊かな雰囲気である。ある理論にもとづく姿勢に必死でしがみついていると、患者はすぐにそれと気づき、それを分析家に話すかわりに（あるいは自分でもそれを認めないまま）、分析家の技法の特質からその一面性までも自ら採用して分析家を五里霧中に陥れる。たとえば私はN・Gの例を思い出す。彼女は耐えがたい思いをさせられたある女性教師のことを語って倦まなかった。あの先生は私にすごく親切にしてくれましたが、親しい間柄なのに教育的な態度を崩しませんでした。それにひきかえ、かつての私の乳母はいつも自然に接してくれました。今から思うと、この患者の分析から大した成果が得られなかったのは、このとき何が起こっていたのか見抜けなかったことに起因するにちがいない。口には出さない彼女の非難と訴えを私が理解し、それにしたがって態度を改めていれば、彼女に、子供時代の反抗的態度を私への態度に無意識的に再演させられることはなかったろう。この症例の不幸は、両親や教師や医者たちの偽善も含んだ堅苦しい態度に耐えられないことにあった。

禁欲原則に私があくまでも固執したため、あるギリシャ人の患者にこんな提案までさせることになった。

治療を進展させるには、おそらく食べるのをやめないといけないのでしょうと。彼はそれを実行に移した。丸七日間彼は何も口にしなかった。私がこの方法をやめさせなければ、自らの命を絶つところまで実験を押し進めただろう。といっても私が止めたのは、実は、彼がさらに一歩を進めて息をするのもやめましょうと提案してからのことだった。このような極端な症例では、私の「積極性」をかなり控えざるをえなかった。しかし、積極性への反省にもとづいて私の方法の中心を占めはじめていたリラクセーション（受身性）の原則も、よく似た悪性の経験をもたらすという現実に直面せねばならなかった。患者たちは私の忍耐を濫用しはじめ、どんどん自分に甘くなり、分析家をひどい苦境に陥れ、分析家のなかに少なからぬ怒りを引き起こした。この傾向を私が見抜き、患者の前ではっきりそうと認めなければ、われわれ分析家自身がつくり出していた人工的障害は消えない。とはいえ、このような失敗を犯しそれを訂正することで、以前に十分解消されていなかった同様の葛藤を深く掘り下げる動機と機会が得られることが多い。Ｄｍの症例を見てみよう。この私の受身性に「応じて」どんどん大きな自由に自らをゆだね、ときには私にキスまでした女性である。この行為がいやがられることもなく分析のなかで許されることとして扱われ、せいぜい理論的に説明されるくらいのものなので、彼女は他の分析家に分析を受けている患者仲間に悪気もなくこんな口を利いた。「私はフェレンツィ・パパに好きなだけキスしていいのよ」。これを聞いて私は不愉快になったが、まずいつもの彼女の分析どおり完全に無感動な態度でそれに応じた。[4] すると患者はそれから、いわばこれみよがしの性的行動にはしりだした。（たとえば社交の場で、ダンスをしながらとか。）受身的態度は不自然だったと私が洞察し――洞察には社会的抵抗がつきものであるが――認めることで、やっと彼女をいわば現実生活に連れ戻すことができた。それと同時に、父子関係の反復がここにもあることが明らかになった。彼女は子供時代、自制心に欠けた父親からひどい性的虐待をうけていた。なのにそれに続いて、明らかに良心の呵責と社会的不安に父親がかられたためだが、父親からの誹謗中傷にさらされた。この娘に残された道は、自分自身の人生に失敗することで間接的に父親に復讐することだけだった。

　ところが分析家の自然な態度というものもまた抵抗の標的となる。もっとも極端な結論をここから引きだしたのは、患者も分析家を分析する権利をもつべきだと要求したあの女性患者である。たいていの症例では、この要求があったとしても次の二つで何とかなるものである。（1）分析家自身にも無意識がある可能性を理論的に認めること。（2）加えて分析家の過去のあれこれを断片的に語ること。ところがある一つの症例で、私自身の心の内容を伝えることから発展して、ある種の相互分析のかたちをとるにいたった。これはしかし分析家の私にとってもおおいに有益だった。少なくとも、そういうことでもなければ患者がけっして耳を傾けようとしなかったであろう患者への判断や見解を述べる機会が得られた。たとえば一例をあげれば、道徳的あるいは美的な意味での彼女への嫌悪感をあらわしたり、他所で耳にはさんだ彼女の評判を伝えたりすることができた。このすべてに耐えるところまで患者を導くことに分析家が成功したら、患者の忍耐力全般を高めることができ、分析と分析家から患者が分離するのを促進することができる。変わろうとしない記憶の反復傾向の転換も促進することができる。

（1）「大人と子供の間の言葉の混乱」を参照。*SZP* II S. 303–313, *Fin* pp. 156–166.

（2）ゲオルク・ヴァルター・グロデック Georg Walter Groddeck（1866–1934）ドイツの医師。あらゆる病を心身医学的に治療できるという説を唱えた。一九一七年からフロイトとの親交が始まった。一九二〇年、ドイツ精神分析協会会員。フロイトとフェレンツィの侍医であり、二人は毎夏かならず何週間か彼のバーデン・バーデンのクリニックを訪れた。もっともよく知られた著書は、『エスの書 *Das Buch vom Es*』（Fischer Taschenbuch 6396）で、彼の心身医学理論がアイロニカルで文学的な様式で展開されている。以下も参照。『魂の探求者 *Der Seelensucher*』（Limes Verlag）これは精神分析学的小説、『象徴としての人間 *Der Mensch als Symbol*』（Limes Verlag）、『一一五の精神分析協定 *115 psy-*

*choanalytische Vorträge*』(Champ Libre, Paris, フランス語版が最初に出た)。(編者)

(3) クララ・メイブル・トンプソン Clara Mabel Thompson (1893–1958) アメリカの精神分析家。一九二八年から一九三三年までフェレンツィの患者だった。カレン・ホーナイとともに仕事をし、エーリッヒ・フロムやサリヴァンとニューヨークのウィリアム・アランソン・ホワイト研究所、ワシントン精神医学校を設立した。『今日の精神分析』をはじめ多数の著書を著した。(編者)

(4) これは、ここでの患者、クララ・トンプソンを通してフロイトの耳に入った出来事を指している。この出来事によってフロイトは、「キス技法」に触れた有名な一九三一年一二月一三日の手紙を書くことになった。(手紙には次のような言葉が見られる。「それから貴兄は、父親の厳しい一面からの忠告を受けなければなりません……私の記憶では、患者と性的関係をもつ傾向は、分析を受ける以前にまで遡ればあなたにとって無縁ではありません。ですから、この新技法は過去の過ちと強く結びついているのではないでしょうか。これが、私が前の手紙で〈青年期の再来〉という言い方をした理由です」。──訳者)

　フェレンツィは、皮肉っぽい非難のこもったこのフロイトの手紙に応えて、一九三一年一二月二七日に手紙を書いた。

親愛なる教授殿

　すでにあなたは、私が長い反応時間をおかなければ返事を書けないことになれておられます。しかし今回は、あなたもその気持ちを分かってくださることでしょう。私たちのあいだに誤解という要素が入り込んだのはおそらくこれがはじめてです。しかし今、感情が流れるがままにした後になってみれば、あなたに安心していただけるような答えをさし上げられるようになったと思います。

　技法についても、その技法を系統だって使うのならば論文に発表しなければならないと指摘したのが私であることをきっと覚えておられるでしょう。そしてあなたのほうは、技法については発表を控える傾向がありました。ところが今、あなたのほうが沈黙を守るのは好ましくないと主張し、私のほうが、活字化する時期は著者の方針と判断に任されてよいと反対しています。

　それはともかく、あなたにお伝えしたいもっとも重要な点はこれではありません。私が第二のシュテーケルになりはしないかというあなたの恐れには根拠がないと思います。「若さの罪」、失敗の数々は、それが克服され、分析的に徹底操作されれば、その人を、そのような嵐をくぐり抜けたことのない人よりも賢明で分別ある人間にすることさえできます。私のきわめて禁欲的な「積極療法」はたしかに、その種の傾向にそなえた警戒装置でした。それゆえに、極端に強迫的な性格を帯びることになったのです。これに気がついたとき私は、私自身（と他人）に課していた制限と禁止の厳格さを緩和しました。私は今、これまで隠されてきたものを明るみに出すのにふさわしい、穏やかで柔らかな雰囲気を醸成することができるようになったと思います。といっても、危険を恐れることでは私もあなたに劣りませんので、あなたが下さった警告から目をそらさず、私自身を厳しい批判にさらすよう努めなければなりませんし、またそうするつもりです。ただ、今目の前に姿をあらわしつつある実り豊かな地層を埋めてしまおうとするなら、やはり大きな損失と言わねばならないでしょう。

あなたと交わした手紙の調子が私に与えた苦しみを克服した今、個人として科学者としての私たちの友好的相互理解が、この間の出来事によって妨げられないことを望まずにおれません。というより相互理解はすぐに回復されるでしょう。

新年への心からの願いを込めて。

あなたのフェレンツィ

## ヒステリーは身体による思考である

一九三二年一月一〇日

おそらくここに、ヒステリーを特徴づける「身体的なものへの不可思議な跳躍」に近づく道がある。出発点。M・B博士の発表。そこではエロチシズムと教育可能性（適応能力）が対立したものとみなされている。(1) 純粋に自己本意（効用性）の機能（呼吸、心臓の鼓動）はエロス的ではないそうだ。現在自らを適応させようとしている諸器官（発達の最新の産物）はエロス的である。ヒステリーは、通常は自我機能だけに仕えている器官へエロスが退行することである。身体器官の疾患によっても同じことが起こる。

効用機能と快感機能のあいだの対立、器官機能の漸次的脱エロス化と特殊器官へのエロスの転移については性理論にくわしく記載し、それに関係して個体発生についても徹底的に論議したが[1]、それとは別にこの主題をもう一度取り上げ、個体発生過程に対応する系統発生過程を探求したのはこの発表の功績と言わねばならない。性理論ではごく簡単な言及にとどめた部分である。

とにかくこの議論は、物理的なものと心的なものという問題にあらためてせまる機会を与えてくれる。ここで一つ試みてみよう。両者の対立は次のように整理できるだろう。力学では原因すなわち外的圧力によって変化が引き起こされるが、心的なものは動機に支配されている。主たる動機は、なんらかの仕方で到達した平衡状態の維持、つまり平衡状態に起こるあらゆる変化への抵抗、そして乱れを解消しようとする性向、要求、意志である。ところで、動機というものが発生するには、知的とか表現しようのないある能力、つまり擾乱を受けた不快な状況とその不快感をなくそうとする力の出現への知覚を前提とする。この比較をさらに進めると、現代物理学における物質と力の概念にまで導かれるだろう。無機物質と有機物質は強固に組織されたエネルギー結合である。きわめて強固に組織されているため、強い擾乱刺激によっても影響されない。つまりいかなる動機ももはや変化をこうむらない。物質はその強さと固さという点でいわばきわめて自己中心的なので、通常の外部事象は干渉を引き起こすことも、関心を自らに向けさせることもできずに物質の横を通りすぎる。しかし強烈な外力をもってすれば、きわめて強固に固化した物質でさえ爆破することができ、原子の破壊まで引き起こすことができるのとちょうど同じように、そして当然のことだが新しい平衡状態への希求という要請が生まれるのと同じように、人間においても条件が調えば、それが不都合となって以来必要とされなかった心的性質を物質（有機物は当然として、おそらく無機物も）が再獲得するのではないか。

言い換えれば、動機によって動かされる能力――つまり心的性質のことだが――は、潜在的に物質のなかにも存在しつづけ、正常な条件下では不活性状態にあるが、ある異常な条件下では再生する可能性がある。人間は必要とされる心的機能（神経活動、精神活動）のために特殊化された器官を備えた有機体である。緊急に必要とされる瞬間に心のシステムが覚醒しないとき、あるいはそのような特殊な（神経的ないし心的）器官や機能が暴力的に破壊されたとき、太古の心的力が覚醒し、その力が混乱した状況を乗り越えようとする。心的システムが破綻した瞬間に有機体が考えはじめるのである。

一つの例がある。(2) たとえばある人が子供時代に乱暴な巨漢から性的暴力をうける。しばらくのあいだは精神力のすべてが目覚めており、結局は無駄な努力に終わるとはいえ暴力から逃れようと可能なかぎりの努力が傾けられる。（突き返す、叫ぶ、しばらく続く意識的な憎悪、復讐への誓いなど。）しかしその子にのしかかる男の体重がますます重くなり、「持ちこたえられなく」なると、そして何といっても息が容赦なく遮られ、攻撃者の服によって呼吸がものすごく苦しくなると、圧迫感、性器の傷の感覚、その苦しい状況を生んだ原因とそこにいたった経過の認識、これらすべてが消えうせる。残された心的力のすべてが空気を肺に何とかして入れるというただ一つの課題に集中する。しかし次第にこの課題をこなすことさえいよいよむずかしくなる。明らかに二酸化炭素中毒の結果だが、激しい頭痛とめまいが起こる。（分析中にこの体験が再現するときも、夜に悪夢のなかで再現するときも、典型的なシェーンストークス呼吸リズム期がここにともなう。(3) 筋肉が限界まで緊張し、それから完全に弛緩する。心拍は増大し不規則になる。）

注目に値するもう一つの点は心臓に関してである。心臓の活動の減衰が意識され、通常は不随意的である血液循環を意図的努力によって変化させようと試みられる。ふつうここで不快感が急速に高まるため、患者は眼を覚ます。しかし分析家が患者を誘導して不快な状況にとどまらせることができたら、ときに新しい相に到達することがある。その相では不快感が急に躁的快感に転じ、そうして患者は苦痛から完全に逃れおせたかのようになる。もし分析家がこの状態においても患者との接触を保つことができたら、呼吸のことも心臓のことも、生命の維持そのものも、もはやまるで気にならないという報告を受ける。それどころか破壊や損傷に興味を覚えるという。まるで苦痛をこうむっているのは自分ではなく他のだれかのようである。患者はその陽気さを、苦痛のはなはだしさと、攻撃者がもてる破壊力を目いっぱい行使したとしてももはや自分にそれ以上の損害を与えることができないこととのあいだの落差から起こると説明する。（襲撃者の攻撃動機にサディズム性が強いほど、被害者はここに生じた感覚麻痺でサディストにいっそうの復讐を遂げることができる。感覚を失った死者の体にはそれ以上なんの苦痛も加えることができないのだから、サディストは自らの無能を感じざるをえないからである。）

しかし知的な原初的力を稼働してしまうと、つまりその力を呼び出す必要がいったん生じてしまうと、その原初的機能をふたたび眠らせることは容易でない。心理学的に理解しやすい言葉で表現すれば、環境の寛容や正常性をうかつに期待してはいけない、自分の原初的力を信じたほうがましだということになる。その結果、それからは（身体的、肉体的な）些細な傷をうけただけで、神経システムおよび精神システムによる外界変容的な方法をもはやとらず、自己変容的なヒステリー的変化（症状形成）によって反応するようになる。

比較をもう一つしよう。心的に休眠中の物質が固体であるとして、神経システムと心的システムのほうを液体的な可塑性を備えたものとすれば、ヒステリー的に反応する身体は半液体と表現することができるだろう。すなわち物質の固さと均一性が適応能力をもった心的性質になかば再溶解した状態である。そのような「半物質」は、同時に身体でもあり精神でもあるという特殊な、まったくもってすばらしいとさえ言える融通無碍な性質を備えるだろう。つまり願望や快－不快の感情から、おそらく複雑な思考までも、その構造あるいは機能の変化によってあらわす（器官言語）という性質である。

たとえば極端な苦痛を克服する試みがみられた先の症例においては、ある時点で神経－心的過程に動きはじめた複雑な内的過程が急に放棄されて、自己形成的方法で処理され、特殊化された心的機能の原初的心的力への退行が起こった。つまり物質変化へと変換され、その変換に助けられて表現されるのである。外的（外界変容的）克服が完全に放棄され内的適応過程が始まる瞬間は（そのさい、自我の破壊と手を結ぶこと、つまり適応形としての死もまた考えられる）、内的に救済（?）、解放と感じられる。この瞬間に起こることはおそらく人間としての自己保存の放棄であり、宇宙的と呼べるだろうより大きな平衡状態における自己完結性だろう。

いずれにしてもこのように考察することで、危急の災難、生命の危機、倫理的苦悩などにおいて無意識の驚くべき知的反応が出現するという事態を理解する道が開ける。よく話題にのぼる千里眼という現象もここに位置づけることができる。

（1）　まずまちがいなくマイケル・バリントの発表のことである。この内容は「国際精神分析雑誌」（1933, XIX,428–433）に発表された。『一次愛と精神分析技法』収録の「自我欲動のエロス成分についての二覚書」も参照。

（2）　「心的外傷に関する考察」も参照。*Bau* IV, S. 239, 242, 256, 261, 291, *Fin*, pp. 236, 238, 249, 253, 276.

（3）　シェーンストークス Cheyne-Stokes 呼吸リズムとは、呼吸異常パターンで、重症の尿毒症に現われる。（イギリスの医師 J. Cheyne（1777–1836）と W. Stokes（1804–1878）によって命名された――訳者）

〔1〕「性理論の試み」*SZP* II.『タラッサ』（"*thalassa*," Karnac Books, London, 1989）

一九三二年一月一二日

進行性分裂病――症例（R・N）。この症例では一歳半時に最初のショックが発生した。（近親の大人からの、「何かいいもの」をあげようという約束。しかし実際にはそのかわりに麻酔と強姦が行なわれた。麻酔が効きはじめたときに、悪事を突然理解し、すっかり失望して無力感におそわれる。自分の意志を働かせることができないという感覚、つまり、暗示をうけるといういやな感覚もおそらく一時あったろう。）生きていたくないという願望をもっとも内奥にもちながら、暗示の影響でふつうの学童としての存在が続いていく。この状態で、精神活動が半分鈍ったまま進んだ。言い換えるならば、自分本来の性向と感情が完全に抑圧されたままの人工的な二重生活である。（2）五歳時に新たに過酷な攻撃が加えられた。人為的な性器の拡張と男たちの言いなりになれという強要。刺激性の麻酔剤の投与。――そこから発生した（おそらくそのさいの新たなショックの影響と、新たな適応努力のせいだろう）二歳時の出来事の突然の想起、自殺衝動、それに死の感覚（断末魔の苦悩）もあっただろう。これらは要求された行為を実行する前にあらわれた。苦痛の法外さに加えて、無力感と外からの救出への絶望が死にかりたてる。しかし、意識的思考の喪失ないし放棄のあとに、組織化をうながす生命欲動（「オルファ Orpha」）が目覚め、死のかわりに狂気を発生させる。（これと同じ「オルファ的」力は最初のショックの時点からすでに存在したように見える。）第二のショックの結果は個人のさらなる「断片化」である。人格は今や次のような断片からなっている。

（1）無意識内の純粋に心的に苦悩している存在。覚醒時の自我がそれについてまったくなにも知らないもともとの子供である。この断片には、極端に疲労し消耗した状態、つまり神経症的（ヒステリー的）爆発のあとにおとずれる深い眠りかあるいは深いトランス状態においてしか触れることができない。分析家は、艱難努力を重ねきわめて特殊な行動規範にのっとることによってはじめて、この部分、すなわち抑圧されたありのままの感情と接触することができる。それは気を失った子供のように振る舞い、自分自身についての認識をまったく欠いており、うめき声をあげるくらいしかできないので、精神的に、ときには身体的にも揺り起こしてやらねばならない。起こった出来事の現実性を徹底的に信じていなければ、「揺り起こし」も説得力や効果をもたない。しかし、分析家にその出来事があったという確信があり、苦悩する存在への共感的な感情がともなっているならば、（考えを促す）周到な問いによってその存在の思考力と志向性を導いて、かつてのショック状況について少しでも語り思い出すところまで導くことができるだろう。

（2）生命維持を「何物にも勝り」[1]優先する固有の存在（オルファ）。この断片は守護天使の役割を演じて願望充足的な幻覚、慰撫的ファンタジーを生成し、外的感覚が耐えがたくなったときには、意識と感受性を無感覚化してそれに対抗する。——第二のショックの場合には、この母性的部分をもってしても、非人間的な苦悩をこうむっている身体から心的生活のすべてを絞り出すことしかできなかった。

（3）したがって第二のショック以後、われわれは魂を失った人格の第三部分を扱わねばならない。つまり魂を失ってしまった身体である。身体が痛めつけられているあいだ、それはまったく知覚されないか、あるいは自分以外の存在に起こっている事象として外から観察される。

すでに三つの部分に分裂していたこの存在に、一一歳半のとき、最後の大きなショックが襲った。三分身という厄介な状態にもかかわらず、どう見ても耐えがたいその状況に何年にもわたって適応がはかられていた。催眠にかけられる、虐待されるということが人生のスタイルになっていた。それほど苦しい周期的反復であっても、それがつねに繰り返されるという、いわば道の地ならしそのものに、苦しいことを苦しくなく見せる働きがあるかのようである。しかも大人たちからの呵責の陰には、たとえ歪んだものだとしても愛の意図が隠れていることを無意識的に知覚していた、つまりサディズムのなかにもリビドー的要素が感じとられた。最後に、子供の努力を大人が知っており、それを喜んでいたということがある。まだ十分明らかになっていない他の諸要素も含めこれらすべてが、まだごくあやういものとしても、ある平衡状態をもたらしていたのであろう。

このような状況にあって、それまで迫害を加えてきた者からの突然の離別宣言が稲妻の一撃のように彼女を打った。自発性をことごとく剝奪されていたために合理的適応が不可能になり、そこに生まれた新たな可能性を喜ぶことがまるでできなかった。父親が別れるまえにいわば最後の挨拶に子供を呪ったことで、状況はいっそう悪化した。父親は、与えてきた影響の締めくくりとして、自分は不潔で役立たずで汚れているのだという意識を子供のなかに二度と消えないかたちで刻み込むことに成功したのである。疲れを知らぬオルファもここにいたってもはや自らを救うことができなくなり、自殺を遂げようとしたが、それまでも妨げられると、残された存在様式は心的生活の完全な原子化しかなかった。（完全な狂気、カタトニー的昏迷と、ときにそれと交代して恐怖と幻覚や、過去の人生からの混沌ともつれた記憶印象の混乱。）

このまるで火山のような噴出は、完全に「灰燼に帰して」命が尽きたかのようになって終わる。しかし呼吸と心臓の鼓動を強いられた身体の生命は、絶望のなかで自ら死に魅せられていたオルファを呼び戻し、オルファは原子にまで粉砕されていたこの存在を、奇跡のようにふたたび立ちあがらせることに成功する。生きることを強いられている身体のためにいわば人工的な心を創り出すことに成功するのである。したがって表面的に判断しても、いまや「個人」は以下の部分からなっている。（a）最上層には、正確に——やや正確すぎると言ってもよかろう——調整されたメカニズムを有する、活動可能な生きた存在がある。（b）その下には人生についてもう何を知ることも望まない存在がある。（c）この殺害された自我の下には初期の精神的苦悩の灰がある。これに苦悩の炎が夜ごとに灯る。（d）内容も意識もない切り離された感情の塊としてのその苦悩そのもの。元来の人間の残滓。

（1）　フランス語。coute que coute.

一九三二年一月一七日

相互分析とその適用限界。出発点。技法の発達段階。

（a）当初のカタルシス技法とその結果生じる警戒、そして非個人的態度の優越。

（b）失敗あるいは不十分な成功、変更への要請。

緊張の増大。（積極療法。）固さの強化という逆効果。受身的態度、リラクセーションの実験。極端な結果として権威の喪失、怒りの爆発（「分析家の忍耐が切れたとき」）、五里霧中感情。

（c）分析家の態度が人工的であることを素直に認めた。倦怠、不愉快、疲れ、「くたばってしまえ」などの感情があること、リビドー的夢想、性的遊戯の夢想も抱くことまで基本的に認めた。その結果。患者はそれまでより自然に、柔らかく、誠実になった。

（d）R・Nは双方向的な分析を要求した。分析家が患者を殺し、苦しめる傾向――私にはそれがあると彼女は受け取っているのだが――から身を守る唯一の方法だと考えたからである。はじめは私の側に強い抵抗があった。そんなことをしたら患者は分析状況をぶち壊してしまうだろう。投影の働きにもとづいている自らの分析を台無しにして、自分自身ではなく私を分析することになってしまうだろう。だが驚くべきことに事態はこれとはちがった経過をたどった。分析家側がとった態度によって、アナリザンドはそれまで（分析家の感じやすさに配慮して）言うのを控えていたことすべてを、もはや礼儀を気にしたり気遣ったりすることなく伝えることができ、以後の「正しい」分析セッションのなかで、それまで抑えつけられてきた感情のすべてが日の目を見るようになった。患者がいちばん強い印象を受けたのはもちろん、個人的反感および身体的反感をもっていたのを私が認め、それまで過剰な好意的態度をとっていたと告白したことである。儀礼的な態度とは、専門家として以上の真実の逆転移が起きてほしいという患者の期待を踏みにじることである。はじめて患者の感情がほとばしった（死の希求、自殺企図、遁走）のちに、意外なことに比較的静穏な状態と分析作業の進展がおとずれた。患者の関心は誇大的ファンタジーから自由になり、過去の現実とありうべき未来の現実という二種の現実に向けられるようになった。まるで逆転移の喪失に耐える苦しみで患者を鍛えたことが、過去に関する抑圧（未来に関しては恐怖症様の麻痺的警戒）をそれまで招いていた不快感に耐えるのを可能にしたかのようである。

ここでもう一つまだ解決されていない問題は、陽性の転移感情があるかもしれないと認めることである。いずれにせよ、これについても認めて話題に取り上げることで、問題が悪化するのをかなり食い止めることができる。肯定的性格のものでも否定的性格のものでも、あらゆる秘密は患者の疑惑を強める。患者は分析家のわずかな仕草（挨拶、握手、口調、顔色、等々）にも感情を読みとりながら、その感情の量や重みを正確に計ることができない。分析家が感情をありのまま公表すれば、患者はずっと安心してそれに対応し対策を講じることができるようになる。

分析家が患者に分析を受けるさい、はじめから完全に心を開くことができるだろうか。またそうしてよいものだろうか。患者の信頼性、許容量、理解力を考慮に入れなくてもいいだろうか。さしあたり私は、これらについてかなり用心するよう努めながら、患者の荷重許容能力の増加分だけ緩めていくようにしている。例。料金をめぐる状況が混乱をきわめている。以前からすでに支払いが止まっていたが、のちにその付けを免除した。あるときこんな言葉がふと口から出た。必要であれば経済的援助もできます。（すぐに内なる声が感情を込めてこれに反対した。患者に呑み込まれるのに甘んじてはいけない。）ここから生じるかもしれない悪影響。患者は分析家のこの保証を頼りにして、自分のもつエネルギーを用いることをせず、現実のチャンスを生かすことをなおざりにしてしまう。しかも分析による援助ではなく物質的援助（金銭、リビドー）を求めてしまう。悪影響はまだある。患者にたいして内心怒りが生じ、患者はそれを感じとりながら理解することができない。隠さず話し合った結果。信頼感が強まり、誇張をやめたのちに私が示した善意をありのままに受け取り、すでに述べたように不快感に耐える力が強くなった。

ここで「超自然的」な議論を少し。このような相互和平が達成されると、知的な努力あるいは説明の努力をそれ以上傾けなくても、葛藤のないリビドーが「癒し」の働きをすると感じる患者がいる。そういう患者が私に頼むのは、あまり考えないでほしい、ただそこにいるだけでいい、あまりしゃべらないでほしい、がんばらないでほしい、眠たければ寝てもいい、というようなことである。そうすることで二人の無意識が相互的に援助を受ける。「癒し人《ヒーラー》」(1)自身、癒される人から何がしか慰めを受ける。またその逆も起こる。二人の患者が二人とも、このような双方向的流れは物質として受容されるのであって、心理学だけでは絶対説明できませんと言う。二人はまったく同じ理解に立っていて、憎悪と敵意は（とくに幼児期初期において）生命力を人格から駆逐し、完全に破壊することさえある（ショックや不安、およびそれらの麻痺効果）と考える。忘れてはならないが、そういう重圧や衝撃は思考力も遮ったり停止させたりする。心的外傷によって断片化あるいは原子化された心は、浄化され流れこむ愛が接着剤のようになってあらゆるアンビヴァレンスを包み込むのを感じる。そして断片が集まって大きなまとまりになっていき、ついには人格全体がふたたび一つの結合体（統一体）になることに成功するだろう。

　しかし惜しむらくは、面接時間の終了とともにこの大部分がまた崩壊する。患者の想像のなかで、実際に与えることのできるよりも大きな愛が分析家にあることになっているところに問題があるのか。このペネロペ[1]のような構築と破壊の繰り返しを引き起こすのは、われわれ分析家が時間の終了とともにすぐ患者を帰すことそのものに原因があるのではないか。このことを率直に話し合うことが肝心であり、そうすれば弊害を予防できるだろう。いずれにしても分析家の目的は、もっともっと穏やかな現実の可能性（友情、善意）で満足するように、つまりこのいくぶん薄まったリビドー解消でもいいから接着剤や治療剤として受け入れるように患者を導くことでなければならない。

　主観的告白。患者とこのように自由に議論すると、今まで好まれていた、人を消耗させるいわばこわばった方式の場合と比較して、分析家にある種の解放と安らぎが与えられる。そのうえ、神経症的な自己本意から解放された善意を患者から得ることができ、われわれ分析家にそれ以上を望むのは無理だと患者が気づけば、分析家は、自らの利他心に患者の利他心が返されるというかたちで努力が報われるのを感じる。われわれ分析家の心だって多かれ少なかれ断片化しているのだから、癒されたあるいは癒される過程にある善意の患者から——とくに収入なしにリビドーを消費しすぎたあとは——しばしそのような報償を受ける必要がある。

## 身体変化に際する知性

この働きは、外からの妨害が何もなければ休んでいる。暴行の一つ一つへの抵抗。（挑戦、理解の拒否。）この抵抗によって時間と空間が定まる。知性そのものは時間と空間をもたないゆえ、超‐個人である。「オルファ」。

（1） 英語。healer.

〔1〕 ギリシア神話の女神。オデュッセウスの妻。オデュッセウスの冒険のあいだ、オデュッセウスの生命の織物を織ってはほどきして、けっして糸を切ることがなかった。

一九三二年一月一九日

# 続相互分析

R・Nの夢。以前の患者Gx博士が、しぼんだ胸をR・Nの口に押しつける。「私のほしいのはこれではない。大きすぎる。からっぽだ。——ミルクがない」。患者は、この夢断片はアナリザンドと分析家両者の無意識の心的内容の混合だと感じる。彼女は、分析家自身も「沈んで」ほしい、寝てもいいですと求めた。分析家の連想は彼女の言うとおり幼年期のエピソードの方向に向かった。（保母の事件[1]。一歳時。）その間に患者は夢場面を繰り返し、一歳半、三歳、五歳、一一歳半時の恐ろしい事件と関連させてその解釈をした。分析家は、その原事件にまつわるさまざまの感情をはじめて結び合わせることができ、それによって、現実の体験であるという感覚をその事件に与えることができた。同時に患者は、知的なレベルでは何度も何度も繰り返してきた外傷的事件を、今までよりずっと切実に自分のものとすることに成功した。患者に頼まれせかされて、私は、考えを促すような問いを投げかけることで手助けをした。まるで精神病院の患者に接するように子供時代の愛称で呼びかけ、たとえつらくともありのままの事実を告白させねばならなかった。二つに割れた心同士が結びついて一つになったかのようである。分析家の感情がアナリザンドの考えと結びつき、分析家の考え（表象イメージ）がアナリザンドの感情と結びついた。こうして、さもなくば生命を失っていたイメージが出来事になり、内容のない感情の嵐が表象内容で満たされた（?）

分析家の弱さを洞察することで、あまりにも大きな寛容への期待を断念させた。私自身がまだ一部子供であり、世話が必要だとすれば、どうして完全な幸福を一生彼女に保証できるだろうか。これがその患者がX博士に移る理由である。X博士は病気だが、彼女が来ればそれだけ報いる。私ときたら、患者のほうが長期間にわたって私に報いなければならなかった。それにもはや精神的支持を与えられるにすぎず、真の幸福が得られる見込みはどこを探してもない。こういうことかもしれない。彼女が私の弱さをここまで曇りなく深く洞察したことで、彼女を排除しようとする私の傾向、彼女にリビドー的にも経済的にも援助を与えないという私の決断。[2]（どちらの自己防衛の仕方も、幼児期心的外傷によって強化された。乳母の行ないプラス家政婦。）

二人の分析を総合した結果、患者は次のようにまとめた。「あなたの最大の心的外傷は性器性の障害です。私のほうはもっと重症です。狂気の犯罪によって人生が破壊されるのを私は目の当たりにしたのです。精神は毒と頭を鈍らせる暗示によって破壊され、体はもっとも醜い損傷で最悪の時期にけがされました。だれも私の無罪を信じてくれず、社会から排除されました。ついには、最後に「殺される」というひどい事件が襲いました」。

相互分析が押し進めた幻想破壊の影響で、自分が激しい感情にかられやすいこと、性的に興奮しやすいことを、自らにも私にもさらけ出してもよいと感じたと告白することを自らに許した。（そうできるようになったということでもある。）今まで意識に上ることを拒んできたものである。（使用人との）比較的ささいなきっかけから激怒して興奮した場面があらわれ、そのときはじめて、口と性器の部位のリビドー的感覚が外傷的事件に結びついて再現された。とは言うものの、軽蔑しきっている人物からその感覚を隔離した状態がしつこく続いている。偽りの乳房（フェラチオ）が空であると気づいた瞬間、乳房を吸う欲求が性器へと置き換えられるが、性器に触れられたいというかたちにしかならない。（ここに分析家とアナリザンドの共通項、同一性がある。二人とももと自分がもともと望んだ範囲を越えて性的行為をさせられ、我慢を強いられた。）唾棄し拒否した性器的行為が現実のなかで進んでいるあいだ、心の切り離された部分では、すばらしい内容の自慰幻想が展開していた。現実の出来事がますますひどくなり言葉にできない苦しみをもたらすので、幻想はそれだけいっそう完全なものになっていかねばならなかった。[3] 同様に、相互分析のパートナーも、青年時代に強迫的な自慰行為によって補償していた。天井までの射精からその奇妙さがうかがえる。[4]

相互分析を行なう目的は、すべての幼児期心的外傷の症例に繰り返される共通の性質を見いだすことにあるのではないか。その性質を発見すること、あるいは感じ取ることが、理解のための、そして癒しの思いやりが湧き出すための条件であろうか。

相互分析の第二症例。分析家自身の不安感、罪悪感を暴露することによってはじめて、アナリザンド（Dm）にも同じ傾向があることが明らかになった。彼女も同じようにして人生のあらゆる状況をだいなしにし、自らの分析をかなりの部分までだいなしにしてきた。分析家に弱さがあればあるほど、程度は別にしても失敗や過ちを犯しやすくなるが、つづいてそれが暴かれ相互分析のなかで扱われることで、分析はいっそう深く真実の基盤を得ることができる。

分析が開始されたのは何年も前だが、これ以上ないというほどの固さと遠慮があり、社会的地位の差を認めたくないという気持ちが固さを意味もなく強めていた。隠さず打ち明けるつもりでやって来たのだが、少なくとも彼女の態度に見えるかぎりは、麻痺したかのようだった。内的には強烈な転移感情に満たされていながら、彼女は少しもそれを表わさなかった。ゆっくりと雪どけが進み、信頼へ向けての決定的前進ものちに見られた。なかでも危機に瀕したとき（経済問題）に保護と援助を私に求め、おそらくは感情的な支えも得られたのだろう。それにつづいて第三者（R・T）への置き換えの試みがあり、第二の心的外傷（兄の死）が発生し、私によってそれを慰められたあと、結局、家族と日々の務めのもとへ帰るにいたった。この時点で、強い不安にもつながっていた霊と超自然的なものへの一面的関心から、二面的関心へと彼女の気持ちを転じさせることができた。（霊と親しみながらも、同時に現実世界に貢献することができる、またそうしたいと望むこと。）まだまったく欠けていると思われるのは性行為への欲求である。

この期間に患者は、分析家の心に関心と配慮を示しはじめた。分析家に、それほど必死に努力しないでほしい、分析家がそうしたいなら気にせず居眠りしてくれてもいいと彼女は言う。第一の症例によく似ている。

この症例の終着点はおそらく、あるいは少なくとも可能性の一つとして、二人の性器部位に加えられた幼少期の損傷に共通項を見いだすことであり、幼児期のやさしさにとどまる、あるいは退行する、ということになろう。成人でこれに相当するのは善意、慈愛、穏やかさであり、情熱の発作的噴出につながる押しつけられた戦いから身を引けば、すべてを断念して本来の性質としてこれらを受け入れるだろう。つらいことだが、哲学的断念によってこれを認識しなければならず、偽の理想を追い求めることをしてはならない。また相互分析が分析家にそれほど過剰な努力を強いなくなって、患者側から好意と援助をもっと受けられるようになるだろう。神のようにあくまで慈悲深い無私の姿勢を見せながら、背後に極度の疲労や不快感から殺意までの感情が隠されているのではなく。

（1）ハンガリー語。száraz dajka. 乳母（母乳を与える）と区別される。
（2）不完全な文。おそらくこう続くはずである。「……を意識にもたらした。」
（3）ラテン語。ejakulatio usque ad coelum.
（4）この自伝的記述については、『フェレンツィ－グロデック往復書簡』（*Briefwechsel Ferenczi-Groddeck*, Fischer Taschenbuch 6786）を参照。

一九三二年一月二四日

他者の意志による暗示、威嚇、押しつけ。完全無欠に保たれた自らの意志の切り離しのもとで。麻酔薬や覚醒剤の暴力的効果との類似。「超自我[1]」。

（I）R・N。（a）耳に快い約束による誘惑。快感をともなう興奮がそれに続き、充足へと駆りたてた。何か悪いことをされていると突然気づくと同時に、それは「よい」ことだと断言された。（英国心理学会の育児研究を参照。子供たちは、おいしいものは悪いもので、気持ちの悪いものはよいものだという観念を植えつけられる。）R・Nは、麻酔薬で服従させられた。麻酔はそもそも、生命に対立するものと受けとられ、拒絶を受ける。そもそも麻酔をほどこすには、暴力によるしかないではないか。意識のうえでは麻酔に同意していたとしてもである。感覚と運動機能をつかさどる意志が、外からの作用なしに放棄されることはけっしてない。人は暴力に屈するが、かならず心的保留をともなう。抑圧とはそもそも、元来の性向（そこには判断形成、たとえば反対する力も含まれる）をすべて保ったままで抑圧されている事態をいう。ではしかし抑圧を受けたものはどこにあるのだろうか。その内容は何だろうか。力に屈した人格部とそれはどのようなかたちで接触を保つのだろうか。そして再統一はどのようにして果たされるのだろうか。その答え。

一、抑圧を受けたもの、すなわち力に屈した意志は、慣習的な感覚的表現で言えば、「自己の外に[1]」位置づけられる。本来の意志は、物理的な意味では「非現実な」どこか、つまり性向としての心的現実のなかに位置づけられ、いかなる実力行使をもってしてもその性向を思うままに動かすことはできない。器官や大脳に働きかけるいかなる手段を動員してもそれを思うままにすることはできないし、記憶像もなお身体的性質をもっている以上その力はない。別の言葉で言えば、自らを完全無欠と感じており、いかなる力によっても打ち倒されないこの意志は、暴力をふるう人格の外に位置し、この切り離しによって、その行為を遂げる者であることを否定しつづける。ここで症例Bを挿入してみよう。Bは、不快以外の何ものでもなくても行なうしかない一日のいろいろな務めのあいだじゅう、いくつかのメロディーを小声でなにげなく口ずさんでいる。そのエロチックなリズムとメロディーからしても、歌詞の連想からしても、どのメロディーも、そのような人生および行動の仕方にたえず向けられている無言の抵抗を意味している。そもそも他者の意志、他者の決定がはじめて自らに押しつけられたとき以来、自我は、内奥の自我は、本来の活動をやめてしまった。反抗の声をあげることが阻止されているかぎり、ということは分析によって生き返るまでのあいだずっとそのままである。心的外傷後に発達したものはほとんどすべて、実のところその他者の意志の仕業である。だからそれを行なったのは私ではない。拳銃の発射を認めたのは私だとしても、けっして私は殺人者ではない、とR・Nが激しく抵抗しつづけるのはそのためである。

R・Nは——症状と何百回にもわたる分析の積み重ねの苦労の末にそれが検証されるにつれ——麻酔薬の作用を酷い暴力行為とみなすようになった。麻酔薬にはそもそも知覚過敏誘発性があり、(死の脅威にさらすことで) わずか触れられただけで何も侵害されないうちから例の「力への屈服」をもたらすほどの強い力を及ぼす。麻酔はだから一時的に自らの身体から切り離されることである。手術が施されるのは私ではなく、私がそれまでそのなかにいた身体である。麻酔中に問いかけられたとき、それに答えることができないことに恐怖を感じたという女性がある。ここにその話を紹介してみよう。彼女は質問者の声がはるかかなたから聞こえるように感じた。何キロも先からである。麻酔が効いているあいだ (エチルメチル麻酔剤、持続時間二分)、おびただしい夢イメージが次々とあらわれた。そのイメージのなかで手術が終わるのが見え、実際にはまだ手術が終わらないうちに無事生き延びることができたという安堵感が生じた。その一方で、無のなかに沈んでいくのは恐ろしい感覚だった。意識を取り戻したとき彼女が最初に口にした言葉は、「全部夢で見ました」であった。R・Nの症例では、薬剤と暗示が同時に使われた。麻酔の注入によって感受性が高まり、暴力のすべて、憎悪と怒りの表現のすべてから、ほんのかすかな不満感までを感じ取った。その結果「暗示性」が亢進した。

　暗示性というものはしたがって、実のところショックの結果である。父的催眠＝殺されるのではないかという恐れ。母的催眠＝捨てられるのではないかという恐れ、すなわちリビドーを撤退するぞという脅し[2]。後者も攻撃による生命の危機と同じく致命的なものに感じ取られる。しかし恐怖中の恐怖は、父親からの脅威に母親が去る脅威が重なるときである。自らに加えられた不正を嘆くことも、理解を求めてだれかに訴えることもかなわない。このときはじめて、ありのままの現実世界がもはや耐えがたいものになり、不当な扱いを受けたという感情、無力感、よい方向へ変化することはけっしてないという絶望感などが頂点に達するため、自我が現実から撤退する。ただし自らを放棄することはない。したがって恐怖をひとつ経験するということは、この種の切り離しが一回起こるということである。およそあらゆる適応というものは、恐怖が切り離され自我が不在であることによって従順になった存在に起こる。暴力とともに他者の性向が押しつけられること、あるいはその力の意志に従って変化することである。

　（X）擬態について。環境の色彩はどのようにして動物や植物の種に刷り込まれるのだろうか。環境（氷原）のほうは、北極グマの毛皮が白いという事実に何の関心もない。クマだけがそこから利益を得ている。しかし理論的には、個体と環境に共通するもっと高次のもの、たとえば静止状態に向かう自然の一般傾向のようなものが高次の原理としてはたらき、危険度と不快感の累積差の均衡をたもつということが考えられないわけではない。この原理が、環境が自らの色を個体に伝えるようにさせるとともに、個体がまわりの色を帯びるよう促すわけである。利己的傾向と普遍的傾向とのあいだの結合に成功した興味深い例である。——個的集合性。

（Ⅱ） 切り離された自我の内容は何だろうか。まず何より、ショックによって妨害された活動を成し遂げようとする性向がある。というよりおそらくその性向がすべてだろう。これを可能にするために、不正行為に「気づかないようにすること」と、正当とみなされる願望充足的な表象を日夜もちつづけることによる自己保持。したがってともかく表象内容があるわけだが、反復傾向とよりよい解決を見つけようとする傾向によって限定されている。切り離された自我の内容はつねに次のようなものである。自然な発達と自発性、暴力と不正への反抗。軽蔑をともなう辛らつで皮肉な含みがある服従。それは暴力に抗して偽装したものであり、実は暴力が何も達成していないことを内心知っている。暴力は意志決定過程という客観的なものだけを変化させたのであって、自我そのものは変えていない。自らがそれを成し遂げたことへの満足、野蛮な力よりも大きく賢いという感情がそこにある。突然、世界秩序のより大きな連関への洞察があり、たとえ暴力が勝利したとしても、盲目の暴力を一種の精神障害として扱う。その精神障害を癒したいという願望の始まりである。精神の病が誇大妄想というかたちでわれわれに強い印象を与えるのは、この願望が核にあるからではないか。そしてその核は現実のもので、正しいのではないか。精神病者は人間の狂気を鋭く見ている。[3]

（1） 英語。super-ego.

（2） 以下の文献を参照。「取り入れと転移」（一九〇九）「野生馬の調教」（一九一三）「比喩の分析」（一九一五）。以上はすべて、*SZP* I に収録。「性器理論の試み」（一九二四）*SZP* II;「男性性と女性性」*Bau* III.（英語版は *C, FC, Fin, thalassa*——訳者）

（3） この部分は、フェレンツィの最後の論文において徹底的に追求された発想の最初の素描を含んでいる。ヴィースバーデン会議で発表された次の論文である。「大人と子供の間の言葉の混乱」前掲。この論文が当時の精神分析学界に強いショックを与えたのは、おそらく、彼がそこに記述したのと同じ機制が働いたからではないか。

〔1〕 außer sich.「我を忘れる」という意味で使われる表現。

一九三二年一月二六日

退屈について。死ぬほど退屈している人の叫び。「残っているのは殺人だけだ」[1]。これを緊張型分裂病の観察所見と結びつけると、カタトニー（緊張病）は、比較的弛緩した例でもきわだって固い例でも、社会をすさまじい攻撃性から守っているという仮説に導かれる。軽症例に見られるような、局所化されたヒステリー性麻痺は、殺害、復讐、処罰などの行為や意志を隠蔽したものであり、破壊的、自己否定的意図を帯びた癲癇発作は、あらゆる身体活動を全面的に方向転換することに相当する。

退屈とは何か。嫌なことをしなければならず、したいことをできないこと。いずれにしても耐えている状態である。退屈している人が、自分は何をしたくて何をしたくないのかもはや意識していない場合、症例は重く病理的になる。例。幼い男の子がたえず母親を困らせる。お母さん何かほしい。何がほしいの？　わからない。この場合、幼い男の子の願望と不快感にもっと深く分け入ることで解明できるだろう。これに似た詩がある。ヴェレシュマルテュの「ペティケ」である[2]。

行動への渇望も強迫でさえも、退屈というつらい感情からの逃走である。あるいはもっと正確に言えば、同時に逆方向に活動が方向づけられることによる完全な抑止からの逃走、そしてそれにともなう消極主義ないし否定主義の勝利からの逃走である。分裂病者は、常同症をすべて固く禁じなければけっして治療できない。（チックも「積極的」に治療されねばならない。）そうした空虚に恐ろしい不安を覚え、そこから逃走する理由は何か。こんな解答がありうる。この空虚の背後に、現在の無能力へ導いた一つないし一連の経験がすべて隠されているから。刺激される苦痛、憤怒傾向、防衛傾向、無力感、あるいは、取り返しがつかない怒りや攻撃が爆発するかもしれないという不安などである。もっとも極端な場合、思考の営みからも活動が撤退する。活動範囲に残るのは、身体器官を用いた思考をともなわない行為というか身体器官が動くに任せること（体をかく、髭いじり、「指回し」[3]、貧乏ゆすり）であり、忘れてはならない重要なものに、いろいろな形の自慰的性器いじりがある。ここから、知的障害者や緊張病患者の糞便塗りや常習的自慰を理解する道がひらける。時間軸で表現すれば、なんらかの乱れを経験するまえの最初期の表現型、すなわち自発的な表現型にリビドーが退行する。表面上ここから回復する方法は、否定主義という完全に機械的な過剰備給か、あるいは完全に機械的な、ただし社会に受け容れられる反復行動をともなう失行症である。

このような状態をこう定義してもよいだろう。（先にすでに述べたように）持続的な反抗を無意識的に保持して、意識的、無意識的な白昼夢やファンタジーのなかか常同症において自発性を強調しながら、外見上は力に屈服している状態である。忍耐力のない人間はピアノ演奏で人を殺す。ある婦人の場合、見たところ規律正しい活動の背後にメロディーが絶えることなく流れていたが、彼女がそれを意識することはめったになかった。

（1）　英語。everything is lost except killing!
（2）　Mihaly Vörösmarty（1800–1855）ハンガリーの詩人、作家。フェレンツィの父親と同じく、一八四八年の革命に参加し、オーストリアの勝利によって革命が制圧されたのち、しばらく隠遁生活を余儀なくされた。
（3）　ハンガリー語。malmozni. 指をくんで親指を回す癖。

一九三二年一月二八日

## ヒステリー性抑圧、転換。カタルシス的退行〔1〕によるその起源の暴露

（患者B。）分析によって再構成された彼女の生育史からみて、近親姦によるレイプがあった可能性が高いと思われる。分析の比較的初期の段階では、心的外傷の原因となり抑圧されていた出来事が幻覚に近いかたちでカタルシス的に除反応されたものである。（そもそもすでに初回面接のなかで、「卵の夢」に触発されて、かつての感覚が完全に再現した。攻撃者の息と同じアルコールとタバコのにおい、乱暴にねじられた手首、（てのひらで）巨大な体を押し返そうとする感覚、それから、胸の上に押しつけられる体重の感覚、服の生地による呼吸の遮断、窒息、下肢の乱暴な刺激（外転）、きわだったリズムをともなう激しく痛い腹部感覚、漏れる感覚（1）、最後にまるで釘で打ちつけられたみたいに床に横たわっている感覚、流れつづける血、邪悪な顔の映像、それから男の大きな足だけの映像、服装を整え、横たわった彼女を残して去っていく。そこにいたる前の、離れの間、アトリエへの誘い、恐怖に襲われそこから駆け出る、庭で捕まる、などの場面。）カタルシス体験の克明さと感情の激しさにもかかわらず、直後またはしばらくたっておとずれるその経験全体の非現実感。（解釈。ありそうもない、あまりにつらい、結果への不安［母親の不幸、父親の自殺、妊娠、恥、出産への不安］、だからすべてうそだ。（1）浴室で服装を整える、（2）乳母に慰められる、というぼんやりした想念。）

つづく分析のなかで、長期にわたる極端な私への不信と反抗。すべての時間が非難と疑惑をめぐって費やされた。（ごまかしだ——経済的にも性的にも——怠慢、遅い。理由はおそらくどれも似たようなものだろう。突然やわらぐこともあるが、またふたたび逆もどりする。）

彼女の態度が分析への抵抗という性質をもっているという洞察がついにおとずれ、ほんとうのリラクセーションに導かれた。そのたびに一連のうつ症状が続いた。以前のはなばなしい場面のかわりに、青ざめ、身体が冷たくなる、呼吸が浅くなり、気づきにくいが脈が弱く不規則になる。具合を問われると悪寒を訴え、声はごく弱く、頭痛がひどくなる。これらの状態は、妨げられないかぎり、一五分から四、五〇分まで続いた。

数回の面接にわたり、患者は、そのまま寝かせておいてはいけません、そんな状態に陥ったときは何とか介入して、何かを患者に「する」べきです、と要求した。その指示に応じて私は今日、リラクセーションと苦悩状態から覚まさせないまま簡単な会話をかわそうとしてみた。これはうまくいった。まず（実は半トランス状態に入る前からであるが）彼女は不眠について語った。そして今日、彼女の言う「ごつんこ」[2]について今までよりややくわしく語った。彼女は子供のころ何年間も、しゃがんだ姿勢で頭を、かならず額を向けて、マットレスにかなりの力で何度も何度も打ちつけてからでなければ眠れなかった。打ちつける数を、百回につき指一本、ということは両手で千回数えた。それ以上考えられないくらいの深い眠りに突然落ちるまでに三千まで数えたことも少なくなかった。大きくなるとこの方法は続けられなくなったが、かわりにそこまで露骨ではない似た方法を発明したらしい。いつまでも続くメロディーがそれである。どこまでも音を延ばし、ときどき音が高くなる。しばらくしてさらに高くさらに高くと上昇するのだが、急に変わる場合と波をうって変わる場合がある。今日のように、上昇線がグラフであらわされるような空間的特性を帯びることがある。今日はとくに、上昇線が彼女の家から私の家までの道に一致していた。少なくともよく似ていた。一つ一つの上昇を、私の家先にあたる丘の頂上の平面に到達するための上り坂というふうに経験した。これが彼女の目標に到達すること、つまり眠りに落ちることに対応していた。(3)

彼女が語った以上のような流れを私がまとめて反復していると、全身の悪寒が突然強まった。促すと、さまざまの感覚異常を報告してくれた。寒さのほかに彼女が感じるのは、前も触れたひねった状態で両手首をつかまれている感覚だけである。特筆すべき徴候は、以前にもすでにときどき観察された頭部の知覚過敏である。微かな接触感からソファの揺れにいたるまでがとてつもない苦痛と感じられた。胸郭の両側に、両肘で抑えられるような圧迫感があった。突然、上半身が燃えるような感覚。下半身についてはこう言った。そこに痛みがあるのはわかっています。でもそれを感じられません！　上半身にある知覚過敏は実験的に確かめられた。（おそらく下半身の知覚鈍麻をともなっていると思われるが、これはテストしなかった。）私が、感覚がすべて上方に置き換えられていると説明し、この連関を意識化すれば、興奮が元の本来の部位に還流するだろうと予測したあと（私は、スポンジを絞るように彼女の感覚を上半身から下半身へ戻すという比喩を用いた）、彼女は突然、性器の部位に強烈な痛みを感じはじめた。

刺激反応を上方に置き換えることで、以前の経験が現実のものではないかという気がかりを打ち消すことができる。頭を打つこと、はてしないメロディー、頭痛などはすべてここに発していて、傷つきが比較的少ない部位に苦痛を置き換えている。したがって痛みには、道徳的な意味が少なく、まるで非現実的な部位に置き換えることで、痛みを軽減する働きがあるのである。ここにもマゾヒズムの重要な起源がある。別のもっと大きな痛みを和らげるための痛みである。

「分析時間の終わりに起こるめまい(4)」に似ているが、患者はこう感じている。頭を打つ行為が急に中断されたとき、あるいは丘の登り坂が突然終わったとき、しだいに小さくなって止まるはずの頭部の動きが自動的に継続するためにめまいを起こすのではないか、と。このめまいは混乱と無意識状態への突然の降下に対応している。

（1） 英語。leakage.
（2） 英語。bumping.
（3） フェレンツィの家は——ここに書かれているとおり——丘の頂上にあった。谷からそこにいたる急な坂道は、家につく二、三〇メートル前に平坦になる（M・バリント）。（Naphegy（太陽丘）というブダペストの丘の Lisznyai 通りにある。通りに面した壁には、一九八三年にフェレンツィ没後五〇周年を記念して取り付けられた表示板がある——訳者）
（4） *Bau* II, S. 29. *FC* 239.（編者）
〔1〕 Retroversion. 通常使われる Regression と言葉が異なるが、同じ意味と思われる。

一九三二年一月三一日

## カタルシスの破綻とその修復

外傷的経験を、あるときはこの部分またあるときは別の部分と強調点を変えながら分析のなかでいつまでも繰り返すことは、全体像をモザイクのように再構成するに終わるのではないかと思われるだろう。たしかにその危険性はあるが、それは、思弁的な再構成をしているように感じられ、その出来事が現実だったという確信がない場合に限られる。蓋然性や可能性にもとづいた知的な一貫性を、そうとしか考えられないとか、まったく疑いのない現実だというゆるぎない相互連関に変えるような「何か」が必要とされる。

今のところ私は、この「何か」を言い当てるために、二つの説明要素というか断片しかもっていない。

（1）分析家が、その出来事のただ一人の目撃者でありながら、冷静で無感情で、患者が好む表現を用いれば、知的でしかない態度に固執するとすれば、患者は、その出来事がほんとうに起こったと信じることができない。信じたとしても絶対的なものではない。そのような出来事は、そこに居合わせる人ならだれでも、嫌悪感、不安、恐怖、復讐心、悲しみなどの感情と、すぐにでも救いの手をさしのべたい、つまりそれを起こしている原因や人物を排除したり破壊したいという衝動を起こさずにはおれないような種類のものだからである。そしてそこに巻き込まれている（しかし同時にそこから目を反らしている）のはふつう子供、しかも傷ついた子供なのだから、愛情で慰めたいという感情もあるはずである。これ以外にもまだまだあるはずである。したがって、ここに一つの選択肢がある。自分で設定した役割、つまり慈愛に満ちた援助的観察者の役割をとることに精根を尽くすこと、つまり、患者とともに自ら過去のその時点に入り込むことである。（フロイトが許すわけにはいかないと私に断じた技法である。）その結果、分析家と患者の双方が、その現実を信じるようになる。それは、当面過去に追いやられることをまぬがれた今現在の現実である。この方法には次のような異議が唱えられるだろう。結局われわれ分析家は、そのエピソード全体が、真実ではあっても、今起こっているわけではないことを知っている。だから、その出来事を劇的に行動化することを許し、その劇に参加まですれば、自らを偽っていることになる、と。だが、こういう立場に立って、その出来事は今となっては非現実の記憶イメージであるとはじめから患者に提示してしまえば、患者はこの思考作業に追従するだろうが、それは知的なレベルに留まり、確信をけっして得られないだろう。[1]「これが全部私に起こったなんてほんとうのはずがない。ほんとうであればだれかが助けにきたはずだ」。そして患者は、分析家が冷たい、知性に欠けている、はっきり言えばばかでよこしまだと信じるよりは、自分自身の判断を疑うほうを選ぶものである。外傷体験から目を覚ましてからの心的過程も同様であった。そのような（一般に子供時代の）出来事の直後であれば、ショックをうけた子供を救うことができただろう。打ちのめされた者はあまりの知的混乱のため、事件について何も正確に話せない。（ここで脳震盪のあとの逆行健忘と比較。）思考作業がそこまで麻痺した個人は、弱くあいまいな記憶イメージあるいはイメージの断片に結びつけながら思考へと励ます必要がある。（R・Nが、少しでも考える努力を要求されると朦朧状態からすぐ目を覚ましたことについてここで詳しく説明する。）――分析のこの時点で、患者の生育史の何かが反復されているように見える。幼児期心的外傷の症例では、ふつう両親はその出来事を子供の心に刻みつけようとは思わない。逆に、癒しはほとんどいつも抑圧によってなされる。「何でもないこと」「何も起こらなかった」「考えるのはやめなさい」「兵隊さんなら平気」[2]など。しかし事件に関して、たとえば性にまつわるようなおぞましいことについてはいっさい触れない。そういうことには完全に口をつぐんで隠してしまう。子供がふとそれに触れても無視されるか、いけないこととして拒否されることもある。それも子供をとりまく人が全員一致してそうするわけだから、その一貫性に抗して自分自身の判断を保つことはやがてできなくなる。

分析家に残された道は、自らの真の感情を患者に正直に語ること、そしてたとえば、自分の個人的悩みのために、話に聞き入るだけの関心を患者に向けるのがむずかしいことが少なからずあると告白することである。さらに白状すれば、医者は実際の親しみの感情を誇張しやさしくほほえみながら、心のなかでは、「こんちくしょう、おまえのせいで昼寝ができなくなった」とか、「昨日の夜はよく眠れなかった。便の調子が良くない」とか、「この患者のような抵抗にはもう我慢できない。できることなら外にほうり出したい」とか思っている。原則として、患者がそんなふうに疑えば、それは十分ありうることとしておかねばならないのはもちろんである。しかし患者の多くは、どんなことがありうるかと知るだけでは満足せず、事実を知りたいと思うようである。——また患者は次のように考えるようになるかもしれない。あるいはそう思い当たるよう励ますべきかもしれない。つまり、分析家が自らを患者の立場におくことをむずかしくし、ドラマの真の目撃者になれなかったり不快を感じたりする原因の一部は、分析家自身にコンプレックスがまだあり、それが解決されていない、コントロールされていない、さらにはまるで意識化されていないことにある、と。——実際、患者から受ける鋭い批判のまなざしは、分析家がその批判を掻きたてている場合はとくにそうであるが、自らの性格の何らかの特性とか弱点について豊かな洞察を与えてくれる。これをわれわれ分析家は受け入れるべきである。分析家のその後の人生と仕事においてこの種の修正がまったく不要なほど教育分析が完全であった例は、私自身の場合を含めて、見たことも聞いたこともない。残る疑問は、このような「相互分析」はどこまで押し進めてよいものか、あるいはどこまで押し進めるべきかということである。ここで疑念が生じるのは当然である。自分を医者に分析家を患者にすることで、患者はチャンスとばかりに注意を己れから逸らし、パラノイド的な仕方で分析家にコンプレックスを探すことしかしないのではないかという疑問である。しかし次のことも見逃がせない。（a）そもそもパラノイアの場合でも、妄想的発想にかならず隠されている一片の真実をまず発見するよう努めねばならない。（b）出会ったすべての障害を患者側の抵抗と考える分析家の習慣こそ、自分自身のコンプレックスを投影あるいは否認するための、同じくらいパラノイド的な、つまりは妄想的な方法になっている可能性を無視してはならない。

　具体例、R・N。患者が確信を得るという意味での真の進展は、かなり組織的に分析家の分析が行なわれ、ほんとうに感情をともなった断片がいくつか現われたのに続いてはじめて起こった。ほとんど無理な過剰奉仕および感情の誇張と、それに見合う患者への憎しみの感情があることが証明され、同時に、再構成によってはじめてわかった青年期と子供時代のきわめてつらい過剰奉仕にまでその起源をたどることができた。きわめて重大な心的外傷にたいする補償として生まれた過剰奉仕である。[3] 分析家（フェレンツィ）の特徴は、あらゆる役割演技というものへの反感、そして「装う affektieren ; affect」という意味での感情 Affekten ; affects への反感であったが、まもなく今までの冷たさとは対照的な、「軽度の」情動の爆発（悲哀、ショック、後悔、目に涙、など）が現われた。同じ瞬間に患者に雪どけがおとずれ、私がついに彼女の苦しみを理解した（つまり、感じた）という感情がこみあげた。その結果、次の二点について今までよりはるかに確実な感覚が生じた。（a）自らの経験の現実性、（b）その事件が起こった時点と今現在の対比。当時はまったく一人であったのにたいして、今は、打ち明けて共感的に聞いてもらえる可能性があること。

当然起こる異議。すべての患者に自分を分析させることなどできない！　この反対意見に答えることができるとすればどんな答えがあるか、相互分析が適用されるのは、分析状況をその方法で深めないかぎり何も達成できないような特殊な症例だけか、という問題が残されている。

（2）分析家の側から生じる障害が取り除かれ、分析家の援助の限界がずっとはっきり見えてくると、他のあり方を模索せざるをえないことに患者は気づく。ただしそのあり方は、真の健康へ向かって進むなかでしか得られないものである。治癒への意志、つまりつらい現実（過去の現実も含めて）の洞察への意志は、分析家による脱幻想に耐えることで。[4] しかも現実に達成可能なことを、反抗的態度ではなく友好的態度で受け入れる。[5] あまりに耐えがたいがために無意識に留まっていた記憶内容への備給をそれに応じて変化させる。

分析家側のおおげさな過剰奉仕をありのままに把握することで、たいていの場合、転移感情のなかの誇張されていた部分も精算され、ずっと外に表現されずにきたさまざまのかたちの不満が表明される。転移と逆転移の分析から最終的にもたらされるのは、友好的で穏やかな雰囲気の醸成だろう。ちょうど心的外傷以前にあったであろうような。

個々の症例に、「カタルシス的堆積」という比喩を適用するさいに、この一般原則に従うべきである。

（1）フェレンツィはすでに一九一三年から、確信の諸段階という問題に心を奪われていた。これについては、ミュンヘンで開催された第四回国際精神分析会議での発表を参照。「信頼、不信、確信」（一九一三）*SZP I, FC.* それ以後の彼の技法的実験の数々は、そのような確信を患者が得られる条件をつくり出すことを目指していた。その確信こそが、治癒をもたらすとフェレンツィは考えたのである。

（2）ハンガリー語。katonadolog.（ハンガリーの子育ての基本理念――訳者）

（3）フェレンツィの子供時代と、知られているいくつかの外傷的事件については、『フェレンツィ－グロデック往復書簡』の序文を参照。Fischer Taschenbuch 6786.

（4）不完全な文章。バリントによれば、「強化される verstärkt」を補わねばならない。

（5）不完全な文章。バリントによれば、「これらすべてが all dies」を挿入せねばならない。

一九三二年二月二日

## 相互分析のジレンマ

（1）患者は分析家の分析をやり遂げようと迫った。患者の感じるところでは、分析家のなかにある障害がリビドーの内的自由の獲得を妨げている。分析中に断片的素材が百回にもわたって再構成されたのにもかかわらず、それらが溶け合って首尾一貫した統一体にならないのはそのためだ、たとえカタルシス的再生が起こっても、すぐにその内容が感情と認識（知識）のばらばらの断片に砕け、一時的統一体以上のものにいたったことがないのもそのためだ、と言う。

（2）個人的な抵抗と純粋に理論的（技法的）な抵抗の両方を乗り越えたのちに、この要求に屈する決心をした。ごくわずかな例外的瞬間をのぞいてすべて打ち明けた。まだ患者の傷つきやすさをある程度配慮していたからである。患者の野望は、まだ隠している、まだ隠していると自由連想を駆り立て、もう患者への配慮がなくなってしまう局面にいたった。今にいたるまでひかえてきた批判までも口にしてしまった。患者をもっとも怒らせ、悲劇的ともいえる作用を及ぼしたのは、患者の分析によって現に引き出されてきたやさしい感情の動きが別の方向に向けられていたことである。次の面接で、分析をやめる段取りが、具体的な案としてははじめて口からでた。彼が私に求めて得られなかったもの――愛とやさしさ――を個人的な思いやりと直観によって与えてくれる愛情深い親戚を訪れるという案である。

（3）分析は一つのジレンマをめぐって動いているようである。元にもどる道をひらくには、分析家が終結を惜しむ気持ちを表わすこと、そして分析家が自身の経験にもとづいて次の洞察に到達することによるしかない。現在起こりつつある過程にかつてとはちがう出口を見いだすためには、心的外傷を受けたものに現実に何かを提供せねばならないという洞察である。少なくとも十分な思いやり、あるいは思いやろうとする心からの意志をもつことが必要である。深刻な外傷体験をもった子供に必要なのと同じである。ところが、たとえ子供であれそのような体験をこうむったものは、苦しみを補償し償却するために、質的にも量的にも尋常ならぬ愛を要求するようである。与えられなければ、黙って誇り高く耐えることに固執する。そして打ち明けることのできる人が少なくとも一人そばにいないかぎり、外傷的事件から離れて帝王のような孤独にひたる。その一方で苦しみの過程のほうは、症状、悪夢などやトランス状態のなかで演じられ、その現実性を確信した跡は残らない。

（4）おそろしく危険な様相を呈するトランス状態（死人のように蒼白、絶えそうな浅い呼吸、白眼など）に自ら入っていったもう一つの症例にもこれに相当する現象があった。もっともつらいのは面接時間の終わりである。そのとき私は、トランス状態にある患者と、別れの言葉をわずか告げるだけで別れねばならない。帰るように強く彼女を促すか、あるいはしばらく一人でそこに寝ていることを許すかである。このような機会が何回もあったあと、彼女は、「えらいねくらい言ってくれてもいいでしょう」[1]と言い、私は言われたとおりにした。この症例にもやさしさへの希求があることが分かる。（先に触れた患者は次の日にこんなふうに言った。あなたのリビドーがよそに向けられていることを知ったために起こった恐ろしい動揺を少しでも和らげるために、せめて少しだけでもアナリザンドの立場に戻る時間をくれるべきでした。）二つの症例にはまだ共通点がある。（a）この営みがほとんど人間わざを越えていることから必然的に生じる自負、（b）宇宙に噴出する感覚。満天に輝く星座のイメージがこれにともなう。症例（1）では、一見関連のない幻覚的イメージと言葉。たとえば「私は宇宙卵[2]」。つまり彼女は世界の中心であり、宇宙全体を自分のなかに包み込んでいる。もちろん、誇大妄想だとだれでも言うだろう。しかし患者はこれに反論して、自らそこに立ったことのない人には、狂人がどれだけ正しく、賢いと言われる人の視野がどれだけ狭いか理解できないと言う。精神の病あるいは外傷的ショックについて何ほどかを理解したいと考える人には、いずれにせよこう助言したい。このような断言的主張に直面したら、自らの理性の刃をあわてて振るおうとしないで、その主張がたしかに含んでいる一粒の真実について考えるように、と。精神的な障害をこうむり、過剰な感覚が外界に向けられている患者のなかには、いわゆる霊媒のような具合に真実があるのかもしれない。いずれにせよこうして、断片化した無意識の心的内容を洞察するだけでなく、断片化過程のさまざまの種類や様式自体も洞察する機会が与えられる。この地点を越えて、(物質をエネルギーに還元させるにいたった物理学者のように) 精神障害の形式と内容のなかに、物質を越えた超自然的直観を捜し求めるかどうかは各人の判断にゆだねられている。

(1) 英語。You could at least tell me that I am a good girl.
(2) 英語。I am a universal egg.

一九三二年二月四日

## 心的ショックの心因について（B）

今日は私のほうがいくぶん疲れていたため、ずいぶん長いあいだ患者をリラクセーションの状態、気分のままにおいて邪魔しなかった。ふだん私には、この患者の場合とくに顕著なのだが、つい会話や議論に引き込まれるという批判されてもしかたがない習癖があり、彼女は思いっきり「黙って」[1]と言って防衛せざるをえないこともあった。それればかりか、彼女がトランス様状態に陥ったときでも、たいていすぐに説明や明確化をするよう要求したり、解釈を与えたりして妨害していた。また呼吸困難、呼吸や心拍の途絶、顔面蒼白、悪寒、冷汗などなどの症状を見て不安になり、それ以上の苦しみを避けるため目を覚させずにはおれなかった。今回はこういうことが全然起こらなかった。症状は悪化したが、症状が生まれ進行するままにしておいた。約一〇分たって患者は口を開き、今の状態と感情を伝えはじめた。それを受けて私は、苦しみに襲われているらしい兆候が見えるだけで精神がそこになかったあいだに、彼女が何を経験していたのか探索にとりかかった。呼吸がどんどん浅くなり、思考はとりとめもなく、考えることといえば混乱した恐ろしいことだけで、激しい頭痛が首筋に感じられたという。（同じ箇所の頭痛は、彼女をはじめトランス状態を経験した患者が以前からよく口にしていた。）その間は、かすかな音がしただけでも、ほんの軽く触れられただけでも耐えられないようだが、患者はなぜそうなのか説明することができない。そのときいったいどんなふうな気分の動きを感じるのかと尋ねられて彼女はこう答えた。「腹が立ってしかたがない。言いようがない怒り。死ね、死ね、死ね！　というだけ」。（それはさしあたり私に向けられている。平安を乱したのは私なのだから。）私の応答。「怒りといきどおりの原因に思い当たらないのだから、それだけの情動的反応に質量ともに対応する外界の印象が無意識内に蓄えられ再生されていると仮定するしかありません。そう、あなたが感じたくないもの、知りたくないもの、思い出したくないものが何だとしても、それはあなたが逃げ込んでいる症状よりずっとひどいものと仮定せねばなりません。神経症の苦しみは、そうやって避けている肉体と魂の苦しみよりまだ楽である。とにかくこの実験は偶然に行なわれたのだが、これから意図的に続けてみようという気持ちに私をさせた〔1〕」。

主観的ナルシシズム的記憶連鎖と客観的記憶連鎖という二重性があり、あるときは一方が、あるときは他方が強調されるという私の先の仮説から、ヒステリー症状の形成過程への洞察が開ける。感情の流れるあいだにすべての注意を主観的過程に注ぐことに成功すると、知覚過程の対象の側はまったく空虚になり備給を受けない。激しい苦痛にはこの意味で麻酔作用がある。表象内容をともなわない痛みには意識が届かない。(そもそも麻酔作用はすべて、この種の超敏感性であるということもありうる話である。)ここでもまた、対象のない感覚は存在するかという問いに肯定的な答えが与えられる。トランス状態がそのような主観性の実現する場である。窒息感、内容も形もない幻聴や幻視があるという主観的感覚、多種多様にわたる苦痛などである。消えてゆく感覚、爆発する感覚、等々。

しかし、主観的感情を失った対象事象も、なんらかの仕方で記銘され再活性化されるのだろうか。この問いへの答えは、心的外傷が反復されるなかで真に体験としてあるいは記憶として自らのものになるかどうかにかかっている。ここで笑い話を一つ。借金をかかえている人が電話をかけていて、債権者の罵詈雑言に大声で答える。「なんてすばらしい発明なんだ、電話というやつは。言葉が全部聞こえるぞ」。重要なヒント。患者の苦痛に圧倒されてはならない。あるいは苦痛が熟さないうちに遮ってはならない。癲癇に私が行なった試みも参照〔2〕。

（1）英語。shut up.
（2）「癩癇者の発作について」*Bau* III, *Fin* を参照。
〔1〕この括弧の位置は不自然である。英語版では前行の「神経症」の前で閉じられている。

一九三二年二月一四日

## 不快感の「肯定」について〔1〕

不快な状況が現実に存在するとき、それをより大きな単位のなかに哲学的に組み込み、その状況は避けられない、それどころか考える材料として欠かせない、と表象したり感受したりして、なによりリビドーをこの大きな秩序のなかに転移することができたなら、不快の原因となったものは相変わらず存在していても不快感の消去が可能である。それどころか、この組み込みに成功したとき、そしてそのことに気づいたときに強い快感が生じたり、しだいに快感が強まったりするので、人をそちらに誘い、駆り立てる働きがある。おそらく、マゾヒズム的態度という要因や因子がここに働いているだろう。

マゾヒズム的強迫の「癒し」は次のようにしてもたらされるのではないか。この楽観的とも言える組み込み過程が無意識に留まるかぎり、無意識内の一次過程に従ってありとあらゆる不快にしがみつく傾向がある。

実際にはそのような楽観的な評価を受けるに値しないような不快にもしがみつく。しかし分析によって、不快による喜びを現実のなかに実際に存在する特定の状況に意識内で結びつけることに成功すると、マゾヒズムのそのような強迫的性質は消滅し、未来に見込まれる利益のために不快に耐えるという合理的妥当性のある能力がかわりに生まれるだろう。苦痛が強く破壊的になるほど、おそらくはそれに耐えねばならなかった時点が人生初期に遡る場合ほど、苦痛を中心とするもっと大きな関心の円環をまわりに描かなければ、それを意味あるものとして、さらには避けようのない自然なものとして感じることができない。

例を一つ。(もっとも起こりそうにない場合を想定してみよう。)虐待を受けたみじめな子供。たとえば飢えさせられている。苦痛が強くなり、その小さな存在の把握能力を越えたらどうなるだろうか。次の言い回しが続く結果を表わしている。「その子は我を忘れる〈自己の外に außer sich〉位置する)」。「自己の－外に－あること Außer-sich-sein」を示す(外から見える)兆候には、感受性の面での反応欠如、全身の筋肉の痙攣、しばしば全身麻痺(「不在 Wegsein」)が続く。

これに似た状態について私の患者が語るところを信じるなら、この「不在 Wegsein」状態はかならずしも「存在しない Nichtsein」ことではなく、「ここに存在しない Nichthiersein」ということである。「どこに存在するか Wosein」については次のような言葉が語られる。宇宙の彼方で、星から星へすさまじい速度で飛んでいる、ごく希薄な存在なのでどんなに密な物質でもたやすくすり抜けるように感じる、などである。その存在がいるところには時間がない。過去、現在、未来はそれにとって一瞬の今である。一言で言えば時間、空間を超越した感覚である。この広大な視野から眺めると、自分自身の苦しみなど取るに足らないものになり、たがいに矛盾し衝突し合う自然の諸力がまさに自己の人格のなかで出会う以上、個人が苦しみに耐えることは避けられないと納得できるのもそのためである。宇宙をこのように旅したのち、おそらくさらに深まった理解力をもってふたたび自らの自我に関心が向けられる。「乗り越えられた」苦しみが個人をいっそう賢く忍耐強くするのはこういうわけである。

ただ、苦痛があまりにも強すぎて自我から遠く離れすぎてしまうからだろうが、外から見るとこの知恵と忍耐が人生の情緒的性質を根本的に制限しているように映ることがある。限界を越えた大きな失望を味わったあとには、関心のほとんどが先に述べたような異界にとらわれたままになり、残りの断片的関心は、日々の生活の営みを維持するのがやっとということになる。そのような症例に分析は何ができるのだろうか。私の経験では、いかなるものにも理解を示すのが分析家だという真の信頼が確立されるやいなや、今述べた〈自己の－外に－ある〉状態、〈不在〉状態、無空間、無時間、全知、遠隔視、遠隔行為などのさまざまの階層が現われる。これらはすべて断片的で一貫性のないイメージ、幻覚の連なりのなかで起こる。ということは幻覚精神病とみなされるようなものである。この診断に怖じ気づかないで、恐怖の対象でしかなかったイメージにあえて患者を親しませるようにし（S・I）、彼らの観察に心的その他の現実性がある可能性をはじめから排除しないようにすれば、分析家はその代償として、患者の関心を現在の現実に一部引き戻すことができるだろう。それどころかたいていの症例で顕著に見られることだが、患者が楽観的な見通しで励ましてくれ、私ばかりか苦しむ他の患者まで支えてくれるようになる。自分特有の世界観をつくり上げるという、ふつう幻想とみなされている分裂病患者の一般的傾向は、自らがこうむっている「ありえない」苦しみを今言ったような大きな統一体に組み込もうとする一つの試みである。

だから、苦悩する人と哲学者との違いは、前者が特定の苦しい現実にたいして全面的に反逆していることだろう。われわれが苦しみと呼んでいるものは、要するにそのような反逆にほかならないのだろう。生理学者や医者は、苦痛には危険への警戒信号という目的があるという。とすれば、心気症者が苦痛に執着することも阻害物への抵抗であり、適応への障害とは言えないのではないかという疑問が生まれる。（病気というものは存在しない、私は毎日毎日健康になっていくというクエの言葉[1]、あるいはベーカー＝エディ[2]の病気の否定も、もしそれが有効であるとすれば、その背後にある種の友好的な病気の肯定があるために有効なのだろう。）私は、病気というものは存在しないとまでは言わないが、そのかわり、苦しみと戦ってはいけません、苦しみが溢れ出るにまかせなさいという助言がときに役立つことに気づいた。（船の揺れに気持ちを同期させると船酔いしないという現象に類似。）ここまで来たところで次の問題がまだ解決されていない。または答えていない。苦痛によって「振れて（狂って）しまった人」[2]、つまり通常の自我中心的立場から振れた（狂った）人は、彼らの特殊な状況によって、われわれ唯物主義者には近寄ることのできない非物質的現実の一部をどこまで経験することができるようになるのだろうか。ここでいわゆるオカルト的な研究方向を導入せねばならない。苦しんでいる人々を分析していると、常識を外れた頻度で思考転移が起こる。そのような事象が現実にあるという考えは、われわれ唯物主義者のあいだで強い感情的抵抗に出会うようである。これをめぐる発見は、ペネロペの織物や、われわれの見る夢のつれづれのように霧散しがちである。

　おそらくここには第四の「ナルシシズム的傷」[3]がわれわれの前に立ちはだかっているのだろう。つまり、分析家が誇る知性でさえわれわれ自身の所有物ではなく、一定期間ごとに自我が宇宙に流れ出すことによって新たに獲得し蘇生させねばならないのである。宇宙だけがすべてを知り、それゆえに知性を備えているのだから。しかしこれについては別の機会にしよう。

（1）「不快感の肯定の問題」*SZP* II, *FC* を参照。
（2）メアリー・ベーカー＝エディ Mary Baker-Eddy（1821–1910）クリスチャン・サイエンスの創始者。手術をはじめとする身体への治療をいっさいやめ、心理的方法のみで病を治療しようとした。彼女の学説は、『科学と健康 *Science and Health*』に書かれている。一つの教団のかたちで世界中に広まった。（編者）

（3）　他の三つは、ガリレイ、ダーウィン、フロイトによる発見である。（編者）

〔1〕　エミール・クエ Emile Coué（1857–1926）自己暗示法を提唱したフランスの心理学者。

〔2〕　Verrücktgewordenen. verrückt の二つの意味をかけている。

一九三二年二月一六日

## 相互分析の限界さまざま

（1）秘密保持。分析がしかるべく運ばれたとすると、分析家の口から他の患者たちの秘密が今分析中のアナリザンドに伝わる。ところがこれは論理的および論理的障壁にぶつかる。患者たちは、分析家たる私が自分を（それも患者の一人によって）分析させていることを知らない。だから他の患者にそうと知らせなければならない。しかしこれは心を開き信頼しようとする患者たちの気持ちを根本的に遮ることになるだろう。まるでドアを開け放して分析をするようなものである。混乱状態は、二人のアナリザンドが顔見知りであった場合、なかでも私を分析させているアナリザンドが神経症的で性格が弱いために世間の目から価値を低く見られている場合に、とりわけやっかいな様相を帯びる。（と言っても、彼女には大小とりまぜた欠点にもかかわらず、私のなかに新しいものを発見する能力があることを認めないわけにはいかない。）この錯綜状態から脱する一つの方法は、患者に徹底的に分析されるに甘んじず、一定範囲に限ることである。それは、（a）患者に必要な範囲、であり、（b）与えられた条件下で患者に可能な範囲、である。この「重婚的」分析は、アメリカの分析家たちが行なっている集団分析におおむね相当するが（グループで実施するわけではないにしても、複数の分析間のある種の相互コントロールの道をひらく。）[1]同時に、いずれか一人の患者からあまりに強い影響を受けるのを避ける道でもある。だが、これら相互分析家のうちだれかが精神的鋭敏さを発揮し、この外交術を見抜いてしまうだろう。「もしあなたがそんな不自然な障害物で転移を遮るなら、無意識のなかに深く沈むことなどとてもできません。もし私があなたの他に二人目の分析家を探そうとしたら、いったいあなたは私のことをどう思うでしょう。私だってそうやってほんとうの洞察をしないように自分を守りたいものです。あなたは一人を選ばなければいけません。（もちろんここで彼の頭のなかには自分しかない。）それにこれは分析で明らかになったあなたのいちばんの性格の弱さではありませんか。あなたがどんな秘密も自分の胸にしまっておけないこと、私たちの分析内容を言い触らさずにおれないこと、何か悪いことでもしたように良心の呵責を感じていること。お母さんか奥さんのところに、まるで小さな子供か頭の上がらない夫みたいに駆けつけて全部打ち明けて許しを乞うことだって！」

実情を報告すると、現段階で三つの分析が私をめぐってたがいに関連して進んでいる。そのうち一人の患者だけがこのことを深刻に受け止めている。それもあまりに深刻に。そして、次のような提案を私が徹底的に真剣に受け止めないかぎり絶望だと言う。（a）私自身のコンプレックスが原因の障害があることを心の底から信じること。（b）抵抗が取り去られたあかつきには、待望の命の恩人を私に見いだす[2]ことができるだろうという先に触れた希望。（c）重点を自分から私に移してみること。たとえば、彼に前もって知らせないで何かを計画的に経験させることを考えると、この種の相互性は分析状況によって特別な限界を設けられることになる。たとえば意図的に患者を苦しめつらい思いをさせたり、親切や金銭で助けようとしないのは、第一に彼を転移から引き離すため、第二に苦しみは遅かれ早かれ同情や助けを呼ぶものだと気づかせるため、第三に苦境によって潜在的なエネルギーの源が掘り起こされることに気づかせるためです、と患者にあらかじめ言って、しかも成果をだいなしにしないでおれるかというと大いに疑問である。はたしてこういうことすべてをありのままに伝え、持ち札をすべて見せてゲームができるだろうか、またそうすべきだろうか。私はさしあたり、この問いには断固として否と答えておこう。ただし、否と言うことで起こる障害がどれだけ大きなものかもわかっている。

分析家の告白は、患者がそれに耐えられる程度に応じてどこまでも進めることができると考えてよいだろう。しかし、男性にせよ女性にせよ、患者に次のように言うところから始まる分析は、いったいどんなものだろうか。「何よりあなたと会うと吐き気を催します。あなたのにおいにはがまんできません。あなたの顔にもマナーにもぞっとします」。しかしその一方で、私のところで分析を受けている個々の患者や訓練生に、マナーや特徴が私や他の人に不愉快だといちいち突きつけないようにして、彼らの傷つきやすさをかばい、分析関係を強化しようとすれば罪悪感を覚える。

その後経験を重ねた結果、実際感じている以上に患者に友好的に振る舞うことはまったく役にたたないのではないか、少なくともたいして役にたたないのではないかと疑うようになった。ほとんどわからないほどのかすかな握手の違い、声が平坦か感情がこもっているか、患者が話題にする内容を敏感に察知し反応しているか、それとも鈍感か、などにはじまる百もの兆候から、患者は分析家の気分や感情をかなり推し量ることができる。外から見える兆候にまったく関係なくわれわれの考えや感情を感じることができると断言する患者までいる。離れていても感じると言うことさえある。

私のリラクセーションの深化、充実が、特別に患者の自由連想に好ましい効果を及ぼした場合を三つの症例で観察できた。

（a）私が眠気に襲われていることに患者は気づいた。患者が感情を害したのではないかと私は恐れたが、彼は、自分の前で私がそこまであるがままに振る舞えたことを誇りにした。「それはあなたが私に深い信頼を置いているということです！　今度は起きていようと我慢せずに、どうぞ気持ちよく寝てください」。この患者は、私が患者のためにがんばりすぎると忠告してくれた。しかし、のちのある回にはこうも言った。「今日は居眠りしないでください。あなたが目の前にいることが今どうしても必要です。まるで考えがまとまらないのです」。こう請われて、うとうとしていた私は目を覚まし、患者の語ることに集中し、彼のばらばらの感情と思考をたどってその起源を探るよう努め、そのいくつかに成功した。

（彼が他の機会にそっとしておいてくれ、私への思いやりと寛大さを示してくれたことへの感謝もおそらくあったろう。）この患者の分析後に疲れを感じることはなかった。

（b）別のある患者の場合、出会いと分析開始から何年もたってはじめて、彼女の家の手洗いを使うことを受け入れたのだが、そのときの彼女の自慢は、前の患者にもまさるものだった。この出来事は、一般的に私はリラクセーションが苦手であるという問題につながる。私のリラクセーション能力を根本的に狭めた原因は、幼児期に、肛門が汚れているからと一人の乳母からひどく手荒な扱いを受けたことにあるにちがいない。これをきっかけとして私には、人の望みや好き嫌いをうかがい気にしすぎながら、ややもするとコーヒーや水をこぼす、転んで笑われる、奇妙な服装をしているのに気づかない、などのひどい失敗をする傾向が生まれた。

思考面でのリラクセーションだけでなく、（居眠りや、手洗いの使用のような）身体的行為に現われるリラクセーションというむずかしい問題について、ここにいくらか挿入。

分析家は、何かこの種のことを（先の例のように）自らに許したいなら、患者について分析的にかなりのところまですでに到達していなければならないし、患者の理解力に深い信頼を置けるようになっていなければならない。たとえば、分析家が少しくらい船をこいだとしても、それで患者に見限られることはない、原始的な身体機能に厳しい慣習などはとうにはるかに超越しているという自信がなければならない。他方でまた、自分自身に対しても、リラックスしたとしても患者を傷つけたり間接的に自らを傷つけたりする行為はしないという確固たる自信がなければならない。成功裏に終結する分析のイメージを思い浮かべるとすれば、きびしい学業を何年もともにして友情を結んだ学友の楽しい別れに似たものであって、そこで二人は、学校生活が人生であってはならず、それぞれの将来設計にしたがって成長していかねばならないことを理解するのである。そこに愁嘆場は存在しない。親子関係の幸せな終結についてもこれに似たものを思い浮かべることができるだろう。

〔1〕　この括弧の位置は不自然である。英語版では「ではないにしても」で閉じている。

〔2〕　この箇所の患者、Ｒ・Ｎは女性である。フェレンツィは日記のなかで彼女を表わすのにときどき男性代名詞を用いている。英語版では「正しい」代名詞になおしているが、本書ではフェレンツィの用いるままにしておく。

一九三二年二月二〇日

# 相互性について

何時間も集中的に外傷的事件の分析に取り組んだが、その成果にもやはり満足感、充足感が得られなかった。きわめて鮮やかな外傷体験の再現が今までと同じようにまた起こり、あらゆるかたちの苦悩が、それも断末魔の苦悩が見られた。いらだった訴え。そんなに話さずに、私の考えを刺激する簡単な問いかけだけ少ししてください。あなたの声に確信の響きは聞きとれません。それに、もしあなたがすべてを知っていて私がそれについて何も知らないとしたら、その知識が私に何の意味があるでしょうか。極貧にあえぎながら、慈善家のご婦人を迎えて喜んでいるふりをさせられるようなものです。おめでたい楽観主義です。そんなことはもう二度としません。

以前にも何回かあったような突然の霊感がひらめいた。それに現実の必要にも迫られていた。――「恐ろしい事故にあっても、ここに倒れて血をながしたまま放ったらかしでしょう。おそれ多い奥様が食事をこしらえて待っていらっしゃるから。それに例のおめでたい楽観もおありですから」。――私は患者に覚悟を求めた。とてつもなくつらいこと、ふつう患者には言わないようなことをこれから告げねばなりません。あなたにはこれを聞くだけの強さがあるでしょうか。いやそもそも強くなければならなかったのです。でなければ相互的に心を開くことなど要求しなかったはずです。――患者は少しも迷わず、何もかも率直に打ち明けてほしいと言った。答えて私は言った。彼女の分析は成功をおさめるだろうという予測を口にしてきたけれど、実は意識的に誇張していました。ほんとうのところを言えば、この治療全体がまちがった方向に進んで、彼女の発狂か自殺に終わるのではないかという不安に駆られたことも少なからずありました。これを言うのは私にとってとてつもなく苦しくつらいということも隠さず伝えた。そんな事態に直面することがどういうことか私自身よく知っているだけになおさらつらい、と。（私の幼児期の出来事を参照。）このように話した結果訪れたのは、予想に反して完全な鎮静であった。「もしあのときもこのように父に真実を告白させ、それがどんなに危険なことか彼に気づかせることができたなら、私は精神の健康を保てたでしょう。私があの事件を話したとき、証拠がなくてはとても本当とは思えないと言われましたが、父の告白があれば正しいのは自分だとわかったでしょう」。（毒を盛るシーンと殺人シーン。）

問題提起。患者が「相互性」で目論んだのは、私のなかにあるのではないか、隠し持っているのではないかと感じたものを明るみに出すことだったのではないか。それは子供時代の催眠性嘘への無意識的対抗策ではなかったか。親切とか気配りといったものも含めあらゆる慣習にまどわされない、私の精神のもっとも奥深くへの洞察である。

私の言葉がただの無作法や短気であったならば何の役にもたたなかっただろう。だが、そうすることを心に決めるまでに私がどれだけの苦しみを乗りこえねばならなかったか、この残酷な責務を果たすことで私がどれだけつらい思いをしたかが彼女にはわかっていた。（同じような内的障害のために、私は外科手術が大嫌いで、解剖もできるだけ避けてきたことを彼女は前から知っていた。）

別の症例では、外傷体験を何箇月も反復しているにもかかわらずそれが実際あったことを信じることができない。患者は非常に悲観的な調子でこう語る。私がくぐり抜けている出来事を私自身が感じているのと本当に同じように感じることは、医者にはとうてい無理でしょう。医者はだから、「心－身的」知的経験を共にすることはできないのです。私はこう答えた。例外があります。それは私があなたとともにあなたの無意識のなかに沈む場合、私自身の外傷的コンプレックスの助けをかりる場合です。患者はこれを認めたが、そんな神秘的な方法が可能だろうかとまだ疑っているのは無理もない。

一九三二年二月二一日

## 断片化

断片化の心的利点。ある関連に気づいたときに起こる不快感はその関連を放棄すれば避けられる。たがいに相手について知ろうとせず、異なった衝動をめぐって形成されている二つの人格に分裂することで主観的葛藤が避けられる。不快感に耐える能力が失われるとともに、一貫性のなさが高じて観念奔走にまでいたる。高熱をともなう幻覚精神病は心的活動のそのような「原子化」の一例である。同様の解体と無秩序は身体器官領域にも出現する。諸器官の協調が減退または停止し、身体的個体性を一時的に断念するところまでいたる。協調作業の断念は、エネルギーを節約し課題を一部に限定することによって、再生過程をもたらすと推測できる。ここで、ウニの卵の単性生殖に関するレーブの実験と対比することもできる。(1)(破壊過程が生産性をもたらすということ。)同様の現象は次の症例にもある。子供が圧倒的な攻撃にみまわれた結果は「精神の放棄」だが、そのとき子供はこの自己放棄(失神)は死だと完全に信じている。だが、暴力に耐えやすい状態をもたらすのは、この自己放棄によって実現される完全なリラクセーションにほかならない。(失神している人は暴力に対して抵抗することがないので、覚醒している人にくらべ、器官、組織が柔軟になり、骨はしなやかに折れにくくなる。たとえば、酔っ払いは意外に大怪我をしにくい。）「精神を放棄」した人はそのために身体的には「死」を乗り越え、自らのエネルギーの一部を保ったままふたたび生きはじめる。心的外傷前の人格との再統一さえ成し遂げる。ただしたいていの場合、その範囲はさまざまとしても、記憶の欠落、逆行健忘が形成される。しかし健忘をこうむった一片も人格の一部に違いなく、今も「死んだ」状態のままであるか、あるいは不安の苦悩のなかに存在しつづけている。

分析の課題はこの分裂を解消することにあるが、ここで一つのジレンマに逢着する。自らの思考によって外傷的事件を直視し再構成することができるし、そうとしか考えられないという段階まで行くこともできるが、そのこと自体、やはり破壊された部分と破壊を見つめている部分への分裂を抱えつづけているということである。カタルシスによって患者が経験の層にまで沈んだ場合は、トランス状態のなかで苦しみを感じることができるが、何が起こっているのか知ることはやはりできない。対象知覚と主体知覚のつらなりのうちで主体側にしか到達できない。トランス状態から醒めると、直接の証拠はたちまち消滅する。心的外傷はまたも再構成によって外からとらえられるだけで、確信を感じることはまったくできない。女性患者、O・Sの提案。トランス状態のあいだ、簡単な問いかけによって思考を刺激してはどうか。言ってみれば、放棄された「精神」にやさしくしかし力強くふたたび生命を与え、分裂し息絶えていたその断片を導いて、まだ死んではいないという認識をもたらすのである。同時に、患者が深い思いやりと共感を十分受け取ることで、生き返るに値すると感じられねばならない。しかしこの細やかなやさしさを必要とする手法が楽観にはしりすぎてはならず、危険性をありのままに受け入れねばならない。死の危険がある、つまり自己放棄にいたる危険があることを認めねばならない。だから——病人や子供にたいしてよく取られる態度のように——

けっして心的外傷を取るに足らないもののように扱ってはならない。最終的にはわれわれの援助可能性にも、さらには援助しようとする意志自体にも限界があることも認めておかねばならない。（一部は、われわれ分析家自身の存在の自己中心性から生まれる要請により、一部はまだ克服されていないわれわれ自身のコンプレックスによる。）外からの援助だけで救われることはない、だからまだ自由になる自らの意志の残りを動員せねばならないと、患者がしだいに納得していかねばならないということである。結局、正直に言えば、自助作用がなければわれわれの努力はまったくの無駄になると白状せねばならない。あとに残された疑問はこれである。心的外傷によって分裂したコンプレックスの再統一があまりに耐えがたいために完全な実現が不可能で、患者に神経症的特徴の一部が残る症例、ひいては非存在のなかに、あるいは非存在への欲求のなかに深く沈む症例がありうるのではないだろうか。

## 身体と心の機能様式

身体は抵抗によって妨害されている。言い換えれば、つなぎ止められた過去に決定されている。心ではこのような抵抗は全部か一部か消滅し、動機という未来志向的なものによって心は導かれる。心には、たしかに空間時間を越えた移動可能性がいろいろな範囲であるだろう。思考は現実原則にしたがっているので、すでにいくらか重力に縛られている。つまり決定されている。精神における快感原則の支配は意志の自由を意味する。この自由こそ論理的思考には想像できないことである。

（1） ジャック・レーブ Jacques Löb（あるいは Loeb）アメリカの生理学者。一八五九年ドイツ生まれ。はじめてウニの卵の授精実験に成功した。

一九三二年二月二三日

## 自然の男性原理、女性原理について(1)

不快感の肯定に私は驚いた。この事実は心理学的にけっして解明しつくせないことを思えば私が驚いたのも無理はなかろう。今もその驚きは消えない。ある患者との経験にもとづいて（この患者は、苦悩、窮訴、「自己の外にあること」等々に加えて、完全な冷感症が何年も続いたのち、他者への理解、配慮、慈善の精神、気前のよさ、それまで耐えがたく感じていたすべてのものへの寛容などの性格の変化が起こり、同時に、遅まきながらの性感のめざめとでもいうものなどが訪れた）、はじめは患者の意識的なすすめに従ってのことだが、女性の身体組織ないし心には、ある特殊な自然原理が組み込まれており、苦悩を志向し耐える母性的意志、母性的能力としてそれを理解することができると考えるにいたった。男性の自己中心性と自己主張とは対照的である。苦悩、忍耐、寛容などは、見たところ性と関わらない自然の領域に現われるかもしれないが、この考えにしたがえば苦しむ能力は女性性の一表現だろう。あるいはおおげさに聞こえるかもしれないが、まるで的はずれとも言えない考え方ではないか。なんらかの力や物質が、別の力による変形、修正、破壊作用に「屈する」ときには、暴力の絶対的ないし相対的量に加えて、いたるところに潜在的に存在すると仮定される女性原理の作用をかならず計算に入れておかねばならない。実際、いかに大きな力によるとしても、変化というものが、物質のなかにある女性的なものを受け入れることなしにそもそも可能かどうか疑問である。

このような一般化によって、自己喪失というものを説明するのに、自己中心性動機の数々のからまりのみでするという今まで解決不可能だった課題からともかくも解放される。われわれ自然科学者が疑問もいだかず取り組んできた課題である。惜しむらくは、解決不可能な問題を回避しているだけではないかという科学的立場からの反論がありうる。貧困は欠乏から生じると主張するようなものだし、自己喪失と忍耐力はある特殊な自己喪失と忍耐力の原理から生じると言っていることになるからである。それでも、二元論の立場に立つことに意味がないわけではない。両極性、両義性、両価性の例はいたるところに数限りなくあるため、自然全体を、自己中心性原理の観点からとらえるのみではなく、逆の欲動方向から生まれる自己喪失の観点からも同時にとらえるのが正しいと思われるのである。

ここに述べたことはみなフロイトの生の欲動、死の欲動の仮説にわずかばかりの表面的修正を加えたにすぎないのかもしれない。しかし私は同じものに違う名前を与えたい。主張欲動と調停欲動がともに働いて、存在、すなわち全宇宙の生命をつくり出す。古くからの言葉、〈自然は空を恐れる〉(2)と相並んで、ここに新作のもう一つの言葉、〈自然は充満を恐れる〉(3)が置かれねばならない。そしてこの両者を合わせて擬人的表現をうまく用いれば、両原理の遍在性を次のように表現できる。自己中心性は、不快感を生むだけの量の緊張からいかなる犠牲を払っても逃れようとする傾向である。ところが、苦しむ意志も能力もない自己中心的存在がどこかに現われると、調停欲動ないし衝動がいたるところから動員されて魔法のように呼び出されるというわけである。人間社会において、きわめて男性的なもののなかに女性的なものが集まるのに似ている。

欲動に満ちたものが調停願望に受け止められることによる奇妙な結果は、そのまま次の主張に導いてくれる。内部をこの欲動が強力にあるいは独占的に支配しているあるいは支配するであろう物や存在にとって、苦しみは、耐えることができるにとどまらず、望ましいものであり、満足をもたらすものである。中核例。母親であることの喜びはそもそも、母親が自らの身体を費やして、完全な自己中心的存在にまで発達する寄生的存在を許すところにある。これと同型なのは、愛に飢える人の苦しみであって、彼らに見つめられることで調停意志という女性原理が目覚める。この二つの自然力の相対的価値についていまさら何も言わなくても、明らかに女性的なものすなわち苦の原則のほうが知的に上と思われる。「賢いほうが譲歩する」。自己中心的原理の一方的行使がサディズムである。苦痛欲求の一方的行使がマゾヒズムである。

きわめて強いかあるいは長く持続する苦しみは、なかでも心的外傷を引き起こすような不意の苦しみは、主張欲動を消耗させ、攻撃者の力や願望からその性質までもわれわれの内部に浸入させてしまう。女性原理の協同がなくては被暗示性というものはない。主張欲動はフロイトの快感原則を基礎づけ、調停欲動は同じくフロイトの現実原則を基礎づけるのかもしれない。

（1）この項に書かれた発想は、すでに一九二九年の論文に姿を現している。「男性性と女性性」*Bau* III, *thalassa*, pp. 96–107.
（2）ラテン語。natura horret vacui.
（3）ラテン語。natura horret cumuli.

一九三二年二月二四日

I[1]（B）相互分析は、はじめはパラノイア的不信の一症状として患者たちの側から考案された。反感に由来するさまざまの抵抗が分析家のなかにあるのを患者たちが発見し、内面のその動きを分析家に白状させているのは正しいことだと認めさせるためである。言うまでもないが、このような要望の受け入れは、両親の固く不透明な秘密主義とこれ以上ないほどの強い対照をなしている。今日の例。はじめて何の不安も抑制もなく自慰の喜びに自らをゆだねることができたので、ここしばらくの分析時間のうちでとりわけ幸せで満ち足りていた。次の時間にもこの雰囲気が持続した。なんと『トリスタンとイゾルデ』のメロディーをひとり口ずさんでいたくらいである。そのうちふとこのような幸せはいつまでもつづかない、反動がすぐに来るだろうという不気味な感覚を合間に感じ出した。今日の面接時間が終わるまでに、まだ自慰について話していたとき、次のような解釈を提示した。（一つの夢と結びつけて。喉頭癌の手術をうけ、套管《カニューレ》をつけた痩せこけた女性に——当然ひどく衰弱した人だが——、三、四人の大きな子供がいるという夢である。）自慰の喜びは、母親でいることがひどくむずかしいのでそれを回避するために生み出されたのでしょうという解釈である。これには手ひどい反発が返ってきた。私の主張はすっかりしりぞけられてしまった。長い沈黙が続いた。患者に説明。あなたには反感しか感じない、まずは私の確かな分析的解釈のほうを取りたい。あなたの意見を受け入れることはできません。（実際には、私は自慰の解釈をめぐって見解を修正しかけていた。しかし患者の表面上の同性愛、つまり一種の自慰は、先の夢のような意味での何か恐ろしいものに遡れると——分析的に——予想していた。）私がいちばん秘密にしている考えまで知りたいという気持ちは、あなたが大人たちにあざむかれ裏切られもした子供時代から続いているその欲望の反復でしょう。——患者は不満をあらわしてからかなり泣いた。こうして予言が実現された。傲慢は滅びる。〔2〕——

（2）分析方法をめぐる希望は、R・Nの場合もっと複雑なかたちをとっている。恋の虜になった者の例にならって、患者は私個人のはるか過去まで遡って関心を向けようとする。患者は、当時かの遠国に住んでいたハンガリー人紹介者に助けられて（彼がハンガリーに住んだことがあることを患者は最近になってはじめて知った）、神秘的な思考転移によってこの私を見つけだしたと信じている。（注、困窮状態にあった患者を助けることのできる唯一の人間として三一年前に。）（ここにS・Iという女性患者の例を引用しよう。本人の言葉によれば彼女はまったく私のことを聞いたことがなかったが、はじめて私の名前に接したとき、私だけが彼女を救うことができるとすぐにわかったという。他の分析の試みが失敗していたのは確かだが、私のところに現われたときすでに強烈な転移が起こっているのがわかった。）分析が何年も続いたのちに、相互的告白という考えが生まれた。ここには、単純な反復傾向のなかに、「理想の恋人」という想いを実現しようとする別の傾向が混在している。要するに分析家とともにそれを実現しようというのである。分析家役という立場を使うことで、患者は私の愛の前に立ちはだかる障害を除去し、二人のあいだに生涯つづく理念と関心の共同体を打ち立てることができるようになる。私の理解、私の好意があれば、患者は子供時代の恐ろしい事件という現実を意識的に耐えることができるようになる。私の理解や好意が得られず私が職業的距離を保っているかぎり、患者は癒されることがない。患者を助けようとする野望から、私は自らの興味関心と時間の大部分を何の見返りもないまま患者に捧げるようになってしまった。患者に捧げた時間の一部を先ごろ取り戻さざるをえないことになったが、かなりの気力を動員せねばならなかった。（患者への同情心が私を圧倒していた。）患者がこのショックを克服するのに約二箇月かかった。そのころ患者の救援資金が尽きはじめたので、私は第二のさらに危険な一歩を踏み出し、彼が一人でやっていけるようになるまでは治療を続けると伝えた。恐れたとおり、彼は必要なものならすべて私がめんどうをみてくれると信じてしまった。彼は気が狂ったような言動に及び、自殺をほのめかしたが、私は動じなかった。それに続く数時間は、私が際限のない忍耐を投じて友好的な関係をつくり上げようとして費やされた。ただし私の立場は固守した。

一言でいって、この症例では、あらゆる分析状況を受け入れてしまったことで、当然恐れておかねばならなかったこととはいえ、純粋な分析状況が現実状況と混ざりあう事態を招いたのだろう。分析にはとりわけ不都合なことである。親と子のように、医師と患者も最後にはおたがいに独立しなくてはならない。したがって患者のほうが計画した分析は、願望充足的に、つまり愛とやさしさによって自らを癒すための間接的方法であった。この幻想が消えるときにはかならず苦痛がともなうが、それを避けることはできない。問題なのは、私の好意がおそらく過剰であったため、分離が患者にとってなおさらむずかしいものになったかもしれないことである。しかしその一方で、私は好意をもってしなければこの症例はそもそもまるで接近不可能であったと信じている。そういう断念を友好的関係をたもったまま成し遂げられる技術、感受性、忍耐などを私がもつことができるかどうかは今後の課題である。

ここで逆転移を披露しよう。実のところを言えば、患者からのいろいろな示唆や分析的説明、それに激烈な情動反応もおそらく、私がこの作業を続けるうえで大いに役立った。彼女がためらわずすっかり分析に没頭したことが、かつて手の届いたことのない深みの洞察と経験をもたらしてくれ、これからももたらしてくれるということだろうか。

（3）正直なところをもう一つ言えば、このような相互的分析は、患者S・Iとのほうがずっとやりやすい。彼女は、子供時代に恐ろしい心的外傷を経験したにもかかわらず、善意と無私の行ないをする力がある。それと引きくらべると、R・Nが飽くことなく追求している目標は、結局のところ自分のためではないかという感じがつきまとう。R・Nの言葉づかいを用いれば、R・Nのなかに私はふたたび母を見ている。つまり厳しく精力的で私が恐れていた本物の母である。R・Nはそれを知っており、私をことのほかやさしく扱う。分析が彼女本来の厳しさを友好的柔らかさに変換することを可能にしたとしても、やはり次の疑問が生まれる。分析的転移関係の危険のなかに自らを投入し、最後に勝利するというような勇気はやはりもたないほうがいいのではないか。別の言い方をすれば、分析が結果的にそのような成果をあげることがあるとしても、それは断念して、そこに働いている意識的、無意識的な意図を一つ一つ洞察しながら、教育的な自己否定を訓練し達成することが唯一の正しい道ではなかったか。今もそうではないか。S・Iに対するのと同じ程度の誠実な性格の強さを私がここでも見せていれば、彼女を完全に分析してからはじめて彼女の分析に自らをゆだねることができただろう。

今のところ、患者についてのばらばらの断片のなかに分析的洞察のいくつかを得ることと、個人としてのわれわれ自身には、患者の分析が必要とする以上に関わらせないことで満足すべきである。

〔1〕　数字の形が統一されていないが、原文のままとする。
〔2〕　「奢る平家は久しからず」に相当する格言。

一九三二年二月二四日

## 無意識状態における心的外傷

ショックの作用は、それが突然の恐怖のみであっても恐怖プラス身体的外傷であっても、心的外傷が特殊な状態で発生したときにとくに危険なものとなるはずである。例（1）R・N。麻酔も催眠性の嘘も突然中止することによる、催眠‐中毒状態からの突然の覚醒。心的外傷はここで、すでに分裂している存在、意識状態にある人のようにすべての意志力を一つにまとめることのできない存在と出会う。（2）S・Iも同様の状態にある。彼女の母親は（おそらくO・Sの母親と同じように）、就寝中に何か自慰行為をしたからといって、寝ている幼な子に正気の沙汰とは思えない恐ろしい攻撃を加えた。睡眠中の人間はだれでも等しく無防備である。眠っているときには、家や環境の安全を当てにしている。でなければそれこそ一度たりとも眠れないはずである。自我のごく小さな一部は夜でも見張りとして起きているが、それは危険が迫ったときに危険信号を送るためにすぎない。しかし、感覚器官への逆備給が欠けている睡眠や夢の最中に、打撃や銃撃その他のショックのかたちで警告なしに攻撃がやってくると、心的外傷の刻印が身体器官の内部まで抵抗を受けずに浸入し、後催眠暗示効果が続くのと同じようにそこに根をおろす。言い換えれば、そのような意識状態においてはショック作用が恐るべき強さに達する。低い知能しかもたないおびえた動物の水準に下がってしまう。――神経症者が飲酒癖に陥りやすいのは、外傷時に傷害されたり弱められたりした意識状態の現われ（再生産）だろう。

一九三二年三月三日

## 相互性の主題について

いかにも心から相互性に満足している振りをするのは不本意だという思いが日に日に強まる。といっても、私「自身の分析」はまだかなりの心中留保[1]を残しているのだが。このことと、S・Iから得た示唆（最近彼女は、「相互性」なしに、根本的な治療の進展を見せて、度を越えた自己犠牲をしないようにという忠告まで何度もしてくれた）、加えて、私自身が感じている（時間と努力を費やした）やりすぎ感[2]、そして最後には私自身の経済状態という現実的配慮、これら全部と、私が「あまりにも患者に影響されすぎる」というフロイトの警告の記憶に押されて、相互分析といっても私の側は断片的なものにすぎないこと、そしてそれを変えようとは考えていないと断言した。もちろん、次のようなことを恐れたのもそのとき働いた動機の一つである。（1）分析家の分析を見せつけることで、分析が、自らの苦難からの逃走と投影が公式に許される場になりかねない。（2）患者は、私が分析してもらうことへの報酬として経済的援助を要求しはじめた。しかし経済的援助を提供すると、分析を現実に巻き込みすぎることになり、分離をむずかしくするだろう。実際、患者はシラーとゲーテをモデルにして、生涯つづく協力関係をすでにいろいろ目論んでいた。他の患者たちの意見も聞きたいという私の防衛法は、自分の症例こそが唯一特殊なもので、われわれ共同の技法は超自然的領域の深くまで入り込んでいるのだからと却下された。しまいには、私の分析能力が深刻な危機に瀕しており、患者の助けがなくては崩壊してしまうとまで口にした。この警告は脅迫じみて感じられた。（自分には超自然的力があると患者が感じていることに留意せねばならない。）

直接の結果。ここで「無一文」(3) になるまえに、まだ蓄えの残るうちに財産を有効に使いたいから分析を今すぐやめたいといういささか白けるような提案が真剣に検討された。これに応えて、私は妥協案を飲むよう提案した。毎日、時間を少し私の分析にあてるが、ただしそれは彼女の分析に関係するかぎりであり、決めた時間を越えてはいけない、と。

凍りつくような長い沈黙があり、絶望に打ちのめされたのち、といっても今回は妙なことに自殺したいとか気が狂うといった表現はあまりなかったのだが、「あなたという人間にある共感的な部分を考慮して」差し当たり分析を続けるという結論に達した。これはともかくも幼児的駄々っ子とは言えまい。

ここから何を期待できるだろうか。(1) 積極療法の手続きに従って、差し迫った状況の圧力のもとで、いままで十分なされなかった現在および過去の現実への洞察を押し進める。(2) 患者はもはや何も期待できなくなったため、抑圧されていた感情の動きの多くを、なかでも憎しみを、思いきって表現することができるようになる。並外れて繊細な美意識によって患者が隠そうとしているあらゆる下品なこと、低俗なことが、今や姿を現わすことを許される。きっとさらにあぶない脅迫も覚悟しておかねばならないだろう。

これとは別に、だれか見知らぬ人から経済的援助がないかという期待がある。いずれ後に、もちろん今進行中の間奏曲の後押しがあってのことだが、患者自身が主導権を握ってもっと自発的に分離を達成するだろうことを考えると、経済的援助がもしあれば分析にとって好ましいことだろう。いずれにせよ、はじめの目論みでは幅広い相互性を考えていたが、彼女を心から信頼できないことを主な理由としてそれを放棄したのは私のほうだということから目を背けてはならない。彼女の強い姿勢には利点が一つあるだろう。私のパターンの一つの打破(4)、つまり私の幼児期に起源をたどれるはずの「苦しみのテロリズム」への不安を克服できることである。

## 苦しみのテロリズムについて

（1）S・I。彼女は、攻撃的、冷酷、辛辣などの様子が見えるときはとくにだが、何か自分ではないものが彼女を通して話しているように感じて、あとになってその内容を想起できないことがある。たとえば今日は、自分ではない悪意に満ちたものが姿を現わし、意地悪で自制心がなく、攻撃的で荒々しい、そのために子供を脅えさせる母親となって登場した。躁的なまでの母親の仕草や表情から絶叫までが患者によってまざまざと模倣されるさまを見ていると、完全な同一化の結果としか考えられない。患者は心理学的にこの現象をとらえて、恐怖のなかで彼女の内に起こる現象をきわめて詳細に描写した。彼女の人格の一部が「自分の外に」置かれ、その結果空になった領域を、彼女に恐怖を与えるものの意志が占領する。彼女は治療に要求を出した。入り込んだ人物の断片を私の手で一つ一つ取り除きながら、彼女のほうは、飛び出した自分の一部を人格のなかに押し込みなおす努力をしなければならない。私の側のリラクセーションと受身性が長く続いたあと、彼女は今こう要求する。くらげを突き刺しなさい(5)。私は彼女のために、彼女とともに、もっと厳しく無情にならねばならないということである。

（2）Bの症例においても同様。窒息するまで首を絞めてほしいと彼女は頼む。苦しくなるのではという不安によって不快な緊張を無意識内に抱えつづけるよりは、苦しみをすっかり経験してしまいたいと言う。

（1）ラテン語。reservatio mentalis.
（2）英語。overdoing.
（3）フランス語。vis-à-vis du rien.
（4）英語。the break of one of my patterns.
（5）英語。you must poke the jelly fish.（「大人との子ども分析」*SZP* II, *Fin* 参照——訳者）

一九三二年三月六日

相互性。経済的援助と相互性を中止してから三回目に突然の急変。晴れやかな顔をして和解を求めるらしい素振りで私は迎えられた。私の分析のあいだ、自制心を欠いていて私を刺激し怒らせてしまったことを何回もあやまった。（ということは相互性の原則にまだしがみついており、私のとった対策も彼女の側のささいな逸脱から起こったことと考えていることになる。）ともかくも全体としては妥協の姿勢が顕著に見えており、彼女の挑発にもかかわらず私が治療を手放さなかったことに賛辞が送られた。私も会心の笑みを隠さず、彼女の自制心を褒めた。それに応えて彼女は、私が、苦しみのテロを受けやすい元来の性向にさからって強い態度を示すことができたのを賛えた。それは苦心の末やっとのことでできたのです、と私は打ち明けた。この回は主として、分析中の出来事について議論して過ごした。彼女を深みと過去に導くことにも成功したけれども。

患者Bのよく似た出来事。彼女も、分析を一日二四時間まで延ばすことを要求しはじめた。それを保証してくれなくては、意識的、知的な防衛策や予防策を放棄する危険に身をさらす気になれないと言う。しかし、先の症例のようにここにもやめたい気持ちがあるのではないかと思って私から探りを入れると、きっぱりと否定された。われわれの分析にはまるで進展が見られないと彼女はよく言うが、同じようなことを私がもらすとこう答える。「私が進歩していないなんてどこから分かったのですか。今こうやってもめていることもおそらく全部進歩です」。

　しかし症例（A）では、彼女がまだ不十分な願望充足しか経験していないにもかかわらず、何年も続いた分析過程で投入された好意の蓄積が、彼女の心を動かして、いつもの矜持、意地、優越感、軽蔑などに逆らって彼女の意志を曲げさせるに足る量になっていたようである。これに似たことを症例Bに期待したい。――もしそれに成功すれば、本質的な性格変化がここで実際に起こったということであり、他の多くの面にも影響を及ぼさずにはおかないだろう。これはある種の教育的な成果である。

　積極性ないし教育とリラクセーションはどう関係するかという問題がここに生じる。分析は、人生と同じくリラクセーションから始まらねばならない。その働きのもとで一片のカタルシス的再生が可能になるのだから。外傷的不快体験を完全に認識しそこに深く達することは、乳離れの痛みを分析のなかで味わう過程ではじめて可能になるように思われる。過去と現在を対照しているあいだは、一定の深さまでしか到達できない。人生が多少とも耐えやすいものを提供してくれているかぎり、最大の痛みは回避されてしまう。したがって、まったくの一人だ、自分だけが頼りだ、最後の藁（分析、分析家の好意）にすがる望みも絶えたという感情が分析中に生じねばならない。そこまでいたると過去と似た今の状況のなかでもともとの痛みが経験される。たしかに現在の痛みは、現在それがあるという理由で、記憶が今に呼び覚ます過去の痛みよりも強い不快感を起こさせるはずである。そのために、現在の絶望から比較的耐えやすい外傷的状況（記憶）への逃避が起こる。過去の不快感に耐えるためには、それを越える不快感が現在に引き起こされねばならないのである。「深いカタルシス」の締めくくりとして、R・Nの症例のように慰めの期間を経て、最終的には心的外傷への固着から、つまり愛と憎しみをめぐる強迫性を帯びた情動から解放されたという感覚で別れることを私は想像する。心的外傷によって方向づけられた性質が終焉を迎え、それとは別の自然な人格的資質が展開する。発掘された廃墟とのみごとな比較論（フロイト）をここに追加。

一九三二年三月六日

## 精神病における現実回避の傾向についての一般的視点

あらゆる混乱の原型は、ある人物ないしある状況の信頼度について「気が違う（＝思い違いをする）」[1]ことである。気が違うとは、思い違いをしてしまうことである。振る舞いや会話からある特定の情動的関係を「ほんとうと思わされる」こと、また、特定の期待像をもってある状況に立ち向かったが、かわりに違うもの――しばしば正反対のもの――を発見するとき、思い違いの瞬間が訪れる。つまりそれは何かに不意打ちを食らわされることである。混乱状態は、不意打ちから再適応までの時間に相当する。（例。離乳。授乳に慣れた子供が乳房を禁じられる。反応。（1）混乱、（2）防衛と拒否、（3）適応。）

さて、抵抗や否定的反応が禁じられる場合、つまり不満を表わすことも批判することもいっさい禁じられた場合には、批判は間接的な方法でしか表明されない。たとえば、あなたたちはみんな信用ならない嘘つきだ、馬鹿だ、気違い野郎だというような判断は、自分自身が誇大な振る舞い、気違いじみた振る舞い、無意味な表現などを見せることで間接的に表わされる。子供がしかめっ面をするのは、あなたたちはこんなふうですよと人に見せたいためなのとおよそ等しい。したがって狂人は、彼らの不合理な言動によってこんな判断を表現しているのである。私だけがただ一人知性ある人間で、あなたたちはみんな気が狂っている。もっとも顕著な症例は、ひどい精神病を患った両親が子供に影響を与える場合である。子供は自分の上にいる人の振る舞いに不合理なものがあるのを早くに気づくが、親からの威圧が批判することを禁ずる。唯一の残された表現方法は、環境からその内実を気づかれないようにしながら、皮肉な調子を込めていくことだけである。残る問題は、その表現が帯びる皮肉な調子が、いつどのようにして子供自身にとっても無意識のものになるのかである。自らの人格に無理に押しつけられてしまった、あるいは押しつけられつつある気の狂った「超自我」が、はじめは皮肉であったものを自動症に変える。かくして、気の狂った人格要素の超自我への強制的充塡という世代間伝達によって、精神病の遺伝のように見える現象が起こる。

〔1〕 Irrewerden. ここには言葉遊びがある。irrewerden は「混乱する」「思い違いをする」であり、irre werden は「正気を失う」「気が違う」を意味する。

一九三二年三月八日

## 葬儀人としての分析家

（1）性格体制がすっかり変化したことによる新たな状況に、ためらいなくすぐに適応すると考えたのは甘かった。「昇華する子供」であること、精神的、倫理的、知的領域に、かつて存在したことのないものを抱えること、いわばいろいろな力を一つにして、足並みをそろえて一様に考えることに満足していると彼女は言った。しかしそれはコインの一面にすぎなかった。暗く否定的な半面が存在を放棄したわけではなく、高揚が治まるとすぐに倍の強さになって現われた。私が無慈悲な言葉を現実として彼女にぶつけたとき返ってくるだろうと予想していた反応が（そのとき実際には意外な和解が生じたのだが）、おくればせながら今日表現された。あなたの言葉が犯したのは殺人行為ではないか。昇華というのは狂気です。（幻想を現実と受け取りながらの断念。）殺人者である父親と同じことをあなたは犯したのではないか。私を混乱させ興奮させる毒を注入し、オーガズムへの期待を掻き立てておいてから、やおら愛の対象を置き換えてしまおうとする。彼女は断固として、そう、あらん限りの精神力を振り絞ってこれを拒否した。ちょうど殺人者たる父親が、彼女の人間性、彼女の願望に反して押しつけた感情を意識させることができなかったのと等しい。彼女に残された道はふたたび気が狂うことだけである。それは、彼女のなかにかき立てられた感覚（愛の渇望）を現実から逸らすことであり、それを果たすには、自らを「裏表に」[1]ひっくりかえさねばならないだろう。簡単に言えば、毒のせいでそうせずにいられないという身振り態度をとりながら、「理想の恋人」[2]が現われる望みを抱いて幻想の人生を生きたのである。こうして彼女の全人格はばらばらに砕けた。そのうちの一片は純粋の苦しみそのものだが、夢と症状のかたちでしか意識に触れないので非現実化した。別の一片は、願望充足をもたらす現実の再解釈を彼女に与えた。第三の一片は身体であり、毒と父親に完全に服従していて、純粋な自動運動のままに残された。こうして患者は、飽くことのない愛の渇望のなかに生きることになった。このような状況で昇華に甘んじることは不可能である。狂気に戻るかそれとも死ぬことを選ぶだろう。

（2）B。最近の二回は、まったくの不満、絶望、逃避傾向が際立っていた。それは何より、いちばん必要なときに私が本気で彼女を助けようとする、また助けることができるという信頼を置いていないからである。それでも彼女は私の求めに応じて、自らの心の深くまで浸入し、自己防衛の手段をすべて放棄すると心に決めた。病気になることにさえ甘んじた。激しい頭痛をはじめとするいろいろな苦痛と、その訴えで何時間もの分析が過ぎていった。昨日、彼女は床に臥したまま私を呼びつけた。高熱を発してふせっており、あとで明らかになったことだが、私が何がしかの親切と人情を見せるのをずっと待っていた。まるで瀕死の重傷で、飲むこともままならず、ガラス管から水分を少しとるのがやっとの子供のようだった。それなのにあいも変わらず間抜けで退屈な分析的質問を私から投げかけられるという仕打ちを受けた。そして時間が終わり、いつものように彼女を一人にして私が去ったとき（注。その日は同居する女たちの仕打ちに傷ついたところだった）、彼女は悟った。私に何を望んでもむだだ、自分で自分を救うしかないのだろう、私をいっさい信頼しなかったのは正しかった、父親に関する自分の訴えは正しい。結局父親は自分を見捨てた愚かな意気地なしだった。――

分析は、不快感ばかり催させる両親の振る舞いを正確に反復するのみで、彼女を癒すことはできない、分析から、家族から、おそらく人間全体からも身を引き剝がし、自らの人生を独力で築き上げないかぎり、八年の年月をさらに重ねたとしてもまだ同じ地点に留まっているだろう、というのが彼女の予想である。同じころ彼女は一つの夢を見た。少女が無理な姿勢で四角い棺桶に横たわっている。息のある気配はない。髪が顔にかかり、頭のほうは布で覆われている。外で何かメロディーが奏でられていて（挽歌？）、だれかが彼女の喉頭を指さすが、それは彼女が歌の輪に加われないことを意味している。全部で三人の人物が登場する。死者、患者、第三の人物である。（さしあたりこう解釈できるだろう。彼女は話すことができない。彼女の一部がほんとうに死んでいるからである。だから彼女は歌うこともできない。推測される攻撃時の状況、呼吸困難を暗示している。）

（3）両症例での私の主観的反応は苦痛に満ちたもので、とにかくやる気をくじかれている。殺人者として訴えられつづけることが不愉快なのは言うまでもない。症例Bでは、これは避けて通ることのできない分析家の課題なのだという洞察についに達した。彼がさせたいとおりの態度を取ろうが、友好的でリラックスした態度をできるかぎり保とうとしようが変わりがない。かつて患者に加えられた殺人を分析家自らの手で繰り返さなければならないときがかならずくる。しかし最初の殺人と違って、分析家は自らの罪を否定することを許されない。医師には母親のような完全な思いやり、愛情、自己犠牲を提供できないところに分析家の罪がある。その結果、かつてかろうじて死を免れた被保護者を、十分な救いの手を差しのべもせずにまたもや以前と同じ危険に曝すことになる。分析家その他の殺人者たちへの患者の裁断を、詳細にいたるまで存分に口に出させると、患者たちは、あなたはいったいどうやってそれを償うつもりかと問いかける。私はそれに答えて、援助が足りなかったことをごまかさず認めたが、その経験は私にもつらかったとも打ち明けた。加えて、われわれ男というものは、たとえもっとも優秀な医者であったとしても、子供や病人を看護する才に欠けていることも認めた。男性は子供時代から、周りの大人や他の子供たちに、女子供みたいに感傷を表わさないように教え込まれるのだから。善意にあふれていたとしても、無愛想で情に欠けるものである。それでも私は、われわれ分析家の正直さと、両親の偽善的沈黙のあいだには差があると言った。正直であること、そして善意によっていること、これらは分析家の美質に数えられてよいはずである。だからこそ私は希望を捨てず、幻滅があれこれあったとしても信頼の回復を当てにしているのである。――心的外傷の焦点を現在から幼児期へ移すことに成功すれば、そしてそれは正しいことなのだが、治療関係を不和状態から和解と相互理解の方向へ導くに十分な肯定的要素が残るだろう。

もちろん症例Bでの反応は、相互性という意味でずっと深くなった。その結果、私自身の幼児性のなかにずっと深く入り込む機会が与えられた。「私はおまえに殺されてしまう」。母が私にこう突きつけたとき、それは私の子供時代の悲劇的一瞬だった。分析中にそれに似た現象が生ずると過剰反応し、次いで絶望し意気消沈するというパターンが明瞭に現われる。こうして現在から離脱し、昇華の試みと断念によって共感能力が回復する。この死刑執行は分析に不可欠で、ついには患者を救うものだと知っていさえすれば、そしてそのような残酷な仕打ちへの、強さはいろいろだろうが抵抗を克服することができ、必要があれば分析的に自分で徹底調査するか患者にそうさせれば、徹底的な介入が患者を撤退させてしまうのではと恐れて手を引くことはないだろう。考えてみれば、子供もやはり母体からはさみで切り離されねばならない。この手術を先延ばしするならば、母親にも子供にも（分析家にも患者にも）有害だろう。（1）好意をどこまでかけるか。（2）きびしい現実をいつどれくらいの頻度で示すべきか。（3）そのために、分析の相互性はどこまで有効であるか、あるいはどうしても必要なのか。これらの決定は、分析家の技術の明るさと腕にかかっている。

（1）　英語。inside out.
（2）　英語。ideal lover.

一九三二年三月一〇日

# 精神療法における癒し（ヒーリング）〔1〕

言葉にして語られない精神分析の基本原則、語られるとしてもまれな基本原則は、他の精神療法と対照的に、いたわり、慰め、励まし、勇気づけなどを用いず、感情に直接働きかけたり、促したりという手段も用いず、同情、やさしさ、暖かな好意、共感なども、あるいは、患者の憎しみ、憤怒、絶望などの感情の動きをすべてそのまま共に体験したり、愛の喜びなどの肯定的な胸の高まりを分かちあったりすることにもよらず、何より知的な方法だけに頼り、抑圧されたものをそうして意識化することで感情と行為の抑制を除去しようとすることである。そうすると分析の理想は、患者のなかで何物も内に向かって分析されることなく、社会的、個人的な援助によるにしても情緒的欲求の満足によるにしても、分析家が外的環境にも内的環境にも変更や改善をまるで加えない場合ということになる。たしかに近代的精神分析は、精神分析状況に転移の要素を発見して以来、分析における知性以外の情緒的要素も重要だと強調するようになった。そしてついには、まず転移が働き転移への抵抗が除去されてはじめて真の意識化が可能になり、それによって無意識の統制も可能になることが確認された。しかしそれでもなお、分析に情緒的要素があるとすれば、それは政権空白時代のようなもので、最後には完全に解消されねばならず、分析が患者にもたらす最終的な成果はやはり洞察と自己統制だと考えられている。

しかし新カタルシスの経験を通して、分析が終結に近づくにつれこの分析の基本原則に厳密に従うのをあきらめざるをえないことが多くなった。きわめて深いリラクセーションの瞬間には、知性に訴えることは不可能であるか、できたとしてもまるで妨害的で、いずれにせよ無用と思われる。分析的解明が要求するような自己観察と自己批判の課題は、観察するものと観察されるものに個人が分裂することを前提にしているところがリラクセーションは、人格の完全な統一性と、断片化することなしにあらゆる知覚を〈自らに引き受けること〉を要求する。つまりほんとうの意味での再体験である。患者は実際、幻覚、感情の爆発、身体的・心理的苦痛などの混迷のなかに、また絶望と五里霧中のなかに沈み、また自らの期待の甘さと容赦ない現実に直面して冷やかな笑いの爆発を抑えられない。

今までどおりの儀礼的で冷静な友好的態度でこれに応え、「ほかにどんなことを感じますか」というような型どおりの問いまで投げかけてしまうと、患者は苦悩とトランスから突然覚醒してしまうだろう。患者はそれ以上の共同作業を拒否し、私には彼らを救う力がこれぽっちもないと感じて、分析から逃走する準備にかかり、分析家の行動力の欠如と人間的感情の不足への軽蔑を隠さない。このような反応には、彼らの過去の人生経験、とくに家族に関係する類似の経験が混ざっていることがまれではない。こうなると患者は、われわれの（たとえば父親と私の）利己主義を信じて疑わなくなる。あまりにも完璧な反復が成立したのである。――彼らは言う。心的外傷を一言一句、世界とあらゆる人間性へのかつての失望どおりに［繰り返す］(1)ことに何の意味があるのですか。

私の勇気をくじこうとする患者の働きかけに感染しないよう私は注意した。繰り返される不満と訴えを受けて持ちこたえるのはたいへんな苦労だったけれども。過酷とさえいえる仕事を何年にもわたって続けてきた末に、すべてを与えることができない、苦しむ患者の窮状に見合うだけのものを完璧に提供できないというだけで、まるで役たたずで助けにならないと言われてしまうなら、だれしも内心傷つくのを感じるだろう。少なくとも私はそうである。しかし傷ついてしまって、救助に邁進すべきときに言葉少なくなったり沈黙したりすれば、——これは患者の意見なのだが——患者を援助する機会を逃してしまう。できることがまだ二つ残されている。助けることができないという分析家の痛みを真摯に認識することが一つ、あらゆる点からみて見通しが立たないとしても援助への意志と分析作業を手放さないことが一つである。ある症例では、分析家が（家族の偽善と違って）提供できる感情に限りがあると明かしたり認めたりするだけでは不十分だった。分析家側が感情を爆発させることもあえて避けずに自らの無意識を完全に明かしてはじめて、患者は分析家から拒否されてもなおあらためて分析家を信頼できるようになった。

ただし第三の症例（S・I）ではこんな嵐を経験せずによい成果が得られた。患者はたいへんな意気込みで現われたが、いきなり私の冷たさに突き放された。何年にもわたり忍耐強く会いつづけ、（薬をやらない）約束を守らなかったときでもおそろしく寛大に振る舞ってきた。私がどこまで寛大か彼女は考えられるかぎりのいろいろな方向から試した。真のショックの瞬間にほんとうに人間的に関わることで——それが「癒し」ということである——、ほとんど気づかないほどの変化が起こった。（忘れてはならないが、彼女の超自然学と霊視能力についてのおしゃべりの背後にある、心的現実ではあるが、ほんとうの現実を明るみに出そうとし、それに成功したのはこの忍耐のたまものである。）私は善と知の生ける象徴とでもいったものになり、それが今ここにあることそのものが癒しになり、安定をもたらした。闘争期が治まり、つかのま穏やかなときに、R・Nも同じようなことを言った。この癒しを、それを必要とする段階を見極め、しかるべき方法で心理療法に取り入れることは試みるに値する課題にちがいない。

（1）　不完全な文。おそらく「繰り返す」とおぎなわねばならない。

〔1〕　英語。healing.

一九三二年三月一三日

## 二人子供分析

相互分析のある段階で、双方が強迫も権威もすべて完全に放棄するときがくる。このとき二人は、まるで同じように怯える二人の子供がたがいの経験をくらべ、同じ運命に見舞われているがゆえにたがいを理解し、本能的に慰め合おうとしているかのようである。この運命共同体意識によって、パートナーはまったく無害で心から信頼できるように感じられる。この信頼関係は本来一方向のみに享受されるものである。子供は、母のやさしさと慈しみを代償なしに享受する。（しかし母性というものは、今は子供が享受しているとしても、ある意味で母親の子供時代への退行でもあるはずである。）分析の知的冷たさはどうしてもある種の反乱を呼び覚まさずにはおかない。それとともに分析家から自らを引き離し、外的暴力のかわりに一個の超自我を置こうとする。義務の遂行と従順、自己観察と自己統制は、少なくとも他者に支配されるよりは耐えやすいらしい。（罰を逃れるために自発的に部屋の隅に立ちに行った子供の例にここで言及。）ついでに言うと、この「よい行ない」と服従は権威者への復讐でもあって、それによって権威者の手から武器が奪われるわけである。

両親や教師にも他の英雄たちにも幻滅したあと、子供たちはたがいに結束し、友好同盟を結成する。（分析はそのような友好同盟の兆しが見えたときに終わるべきか。）

たがいの「罪」を告白しあうことは、人に優りたい、よい人でありたいという大人の願望がまだない子供だけがもつ無垢と純真に戻ることであり、それによって子供もアナリザンドも、自然な欲動の要求が現われるままにしているかぎり、悪かったり狂っていたりするのは自分のほうではなく、大人たちのほうが不誠実か盲目なのだと自らを慰めることができる。

小児健忘の解消のためには、このようにして分析家への恐怖から完全に解放されねばならないと考えれば、分析に相互性が必要であることを心理学的に説明できる。

賞賛が必要。患者Dmは、ここのところずっと彼女の愛と関心を一人の若者に向け変えることで、一部は無意識的に、分析に抵抗していたが（そうすれば私が、口にしないとしても、彼女を嫌うのではないかと期待しているのだろう）、ある日、彼女には似合わないずっと年下のその男との関係をあきらめようかという提案を手に現われた。その提案につづいて抵抗の兆しが現われ、その抵抗を解消するには、彼女がはらった犠牲がどれほど大きいか私が気づかないのに失望したという告白が必要だった。私は彼女の言うとおりだと認めた。すると私の怠慢の原因をつきとめたいという様子が彼女にあらわれ、三、四箇月間、患者が抵抗しつづけてきたことを二人で確認することができた。原因。私に関する噂話を彼女がしてきたこと、その結果私を見舞ったフロイトとのあいだの事件など。[1] それ以来あなたは距離を置くようになり、怒りと軽蔑が感じられました。それに事を個人的にとりすぎて、その原因をさらに追求しなかったではありませんか、云々。これもまた先ほどの怠慢の原因である。面接時間の終わりごろは和解に向かう雰囲気だった。私への信頼をふたたび勝ち取ることができたという気分も保たれた。彼女に犯した過ちをけっして告白しようとしなかったかつての父親や例の教師のように彼女を扱わないという信頼である。彼女は復讐心から、彼らの行ないのあれこれをとうてい客観的とは思えないほどおぞましいもののように言ってきた。大人の側が偽装しているのだから、子供が誇張したり嘘をついたりしても非難できない。権威者が誠実になるほど、子供は自発的に真実を打ち明け、よい行ないをしようとする。しかしこのような葛藤はすべて、母子間の喧嘩のように、信頼を表わす和解と賞賛とともに終わるだろう。

(1)　一九三二年一二月一三日付のフェレンツィに宛てた手紙のなかで、フロイトが「キス技法」について書いたことを言っている。(一月七日の注（4）参照——訳者)

一九三二年三月一五日

## 自生自我および外生自我（S・I）

この女性患者は、もうかなり前になるがはじめて訪れたとき、症状はその大部分が外から押しつけられたものだという確信をもっていた。彼女が精神分析学の術語を知ってからは、そのようにして押しつけられた自らの自我にとって異質なもの、自我の傾向と矛盾し有害な感覚、傾向、体制、振る舞いなどを、「超自我」の働きと呼ぶようになった。彼女は、自我と異質なこの一片が植えつけられたことを、文字どおりの物理現象として思い描いていた。自らの自我にその苦痛な部分を抱えたとき、そのために生じる緊張と不快感を排除するために患者の人格にその部分を押しつけた人物が二人いる。それはまず何より母親であり（ある種精神病的な自制心の欠如から、子供たちをひどく殴りつけていた――これは確かめられている）、最近の一人は、精神分析的かつ超自然的とも言える影響を長く彼女に及ぼしつづけた女友達である。それでも患者は、善意にあふれた治療的作用というものもあるのを理解しており、私がとくにそれに当たると考えた。むろんいちばん手っ取り早いのは、これらの徴候をひとくくりにして、われわれの手持ちの精神医学的知識によって治療不可能と見なされているパラノイア性精神障害と診断することである。しかし妄想観念のように見えるこれらのもののなかにある現実性を、少なくとも心的現実性を、あくまで追求しよう、狂人にも見える人物に粘り強く同一化してみようと私は決意した。フロイトの言った、いかなる妄想のなかにも一粒の真実があるという言葉に励まされてのことである。

それに付け加えるとすれば、たぶんブロイアー博士の先駆的試みがこの私の行為の下敷きになっている。博士は、ヒステリー患者のもっとも無意味な発言にもあえて真実を探し求め、見いだしたが、彼はそのために、理論的にも実践的にも患者からの示唆と提案に頼るしかなかった。妄想観念の心的現実性については、自らに受け入れることのできない心的内容の投影としてその心的現実性を説明することで、精神分析が（この私自身も）すでに十二分に明らかにしてきたではないかという反論が予想されるが、これに答えるとすれば、私はこれからも、妄想はその大部分がたしかに投影の性質をもつという立場に立つつもりである。ただ、妄想の生産過程に、今までわれわれが想定していた以上に客観的現実が含まれている可能性を否定できないのである。私ははじめから、精神異常者の幻覚は少なくともその一部は、想像ではなく他者の心や環境に由来する真の知覚であると考えるほうに傾いていた。そしてそのような知覚の対象は、心理学的動機をもつ彼らの超感受性によらなければ受容不可能であり、自分に関わる眼前の物事だけに向かっている通常の人間には届かないのだと考えた。ここで考えているのは、ある種の人に見られるいわゆるオカルト的能力のことであり、またパラノイアと心的超常能力という二つの状態のあいだに密接な親近性と易移行性があることである。

この女性患者が迫害を感じる二人目の人物は、その種の「霊的」性質をもっている。実際に患者は、自らの意志によって人を思うままに動かす力が自分にはあるとその女性本人の口から聞いた。（患者の知覚の大部分は、彼女を襲う恐怖の投影でしかないだろうが。）

患者S・Iは、彼女の意志にあらゆる面で反するにもかかわらず抗うことのできないこの二人の影響を感じる。いわばその二人のかけらが彼女のなかに棲みついているのである。たとえば母親の影響が彼女の内部を広く占領しようとする。もし分析を始めていなければ、彼女は――彼女自身はっきりと感じるように――完全に母親のような人物になりきっただろう。頑固で、よこしまで、けちで、他人の不幸を喜び、自分も他人も不幸にするような人間にすでに彼女はなりかけていた。夫を絶望の淵に追いやり、娘を虐待し、家の雇い人すべてを脅えさせ、うんざりさせていた。母親から移植されたかけらの数々は、それ自身の生命力、すなわち成長するエネルギーを維持している。いわば、人間のなかの悪は、悪い仕打ちを受けた精神のなかに生きつづけているのである。（幾世代も受け継がれる仇討ちのことが思いだされる。）

ところが、分析家たる私の手で、外部から植えつけられた精神の断片を彼女から除去することに成功したら、患者にとっては有益だが、その悪のよってきたるもとの人物に害を及ぼしてしまうと患者は感じた。この考えを支えているのは、植えつけられた異質な断片は、何か仮想的な方法で、まるで糸でもつながっているかのように「ドナー」の人格に結びついているという理論である。したがって、悪の断片が受け入れられないとき、あるいはふたたび吐き出されるときには、ドナーの人格に還流して緊張と不快感を高め、その人格を精神的・身体的に破壊することさえあると考える。

この種の人の特徴に誇大性があるが、彼女もその例にもれず自分のこの経験をためらわず一般化した。すべての悪、すべての破壊的欲動を、それらのよってきたる源である心のなかに戻さねばならない。(ということは先祖に、祖先の動物に、ついには無機物にまで。) こうしてみるとこれはいまだかつてない壮大な世界改造計画である。

私は見るからに危険なこの道を患者と歩んだのだが、その治療成果は驚くべきものだった。患者の口から次のような言葉が出たが、いろいろの点から見て私にもそれは事実と思われた。すっかり生まれ変わったので、もう夫を痛めつけることもないし、夫らしさをわかってあげて、彼が自分の良いところを伸ばせるようにしている。娘との関係や、友人、同輩とのつきあいが楽しくなった。以前はよくても気の毒がられるのが関の山だった彼女のところに、あらゆる人が助言を求めに来るようになった。もっとも驚くべき変化は金銭感覚の変化である。太っ腹で、金離れがよくなった。しかも押し付けがましくはない。精神病患者の妄想をここまで真剣に受け取ったことは向こう見ずとも言えようが、治療成果が何よりの言い訳である。

一九三二年三月一七日

## 激しい感情移入の利点と欠点

（R・N）三時間近く続いた相互分析のあと、激しい頭痛が襲った。頭痛を止めよう、そして患者がリラクセーション中にいかに心の苦しみを味わっていたとしても、（どちらの症例も）面接を一時間で打ち切ろうと決心。苦しんでいる患者を、助けることも落ち着くまで待つこともせず放置するのを考えるとかなりの不安があった。しかし、メアリー・ベーカー＝エディはヒステリー発作に襲われたとき放っておかれたが自分で回復したと述べるパンフレットを読んで勇気づけられ、それから、S・Iが、（彼女自身も含む）患者たちに「喰い尽くされ」てはいけないと真剣に注意してくれたことにも少し動かされて、厳しくすることを決心した。患者の要求に従い、私側の自己分析を始めたが、その機会に、私の気持ちと意向を隠さずありのまま伝えたいと思った。また、ドイツの大革命を二日早く予言した二日ほど前の患者の夢は、圧制の苦しみにたいする私の反乱への予感だったのだとも思った。（ドイツが意味するのは決まって野蛮性である。ここではよい関係と思いやりを野蛮に断つことである。）

状況がすっかり変わった。患者は、だれかにあと一年分析を続けるに十分な金額を提供してもらったという知らせで私を迎えた。野蛮になろうと決断してもはたして効果があるかどうか私は不安だったが、その不安には根拠がなかったこともわかった。患者は私のもくろみを完全に受け入れた。分析時間を長くしてもらう利益より、時間延長に私が怒ることによる障害のほうが大きいと患者は言った。患者は私の怒りと抵抗を感じとることができるし、それがそもそも相互分析が提案された理由である。

攻撃が無用であることがわかったとたん、悪事をたくらんだことへの罪悪感が私に生じた。これを「分析家」に報告するうちに、私は幼児体験の再生に沈んでいった。そのうちもっとも強い印象のイメージは、女の人の漠然とした映像で、おそらくごく幼いときの使用人だと思う。それから一つの死体のイメージ。私は解剖室のようなところでその腹部を切り開いている。それとともに、私がその死体の傷口に詰め込まれるという気違いじみた幻想。解釈。小間使が乳房を私にさわらせていたが、乳房のあいだに私の頭を押しつけたため私が恐怖を感じ窒息しそうになったという、おそらく実際にあった情熱的場面の後作用。これは女たちへの私の憎悪の源である。だから私は女たちを解剖したい、殺したい。そのために、「おまえは人殺しだ」という母親の責めが私の心の真ん中につき刺さり、そして、（1）苦しむすべての人、とくに苦しむ女性を救いたいという強迫的願望、および、（2）自らが攻撃的にならねばならない状況からの逃走へと導いたのである。その結果は、私はよい子だという内的感情、加えて、取るに足らない侮辱にたいしても起こる過剰な憎悪反応、最後に、ごくささいな過ちを犯したときにも起こる過剰な罪悪感反応である。

感情移入の利点は、他者の感情へ深く入り込む能力、そして何とか助けたいという駆り立てるような願望であり、これは患者から感謝で迎えられる。ただし、遅かれ早かれ単純な感情移入では患者の役に立たないときが来る。患者たちは、私のもとにとどまって一生幸せにしてもらいたいと望むか、あるいは、終わりない恐怖が続くぐらいなら恐怖のある終わり[1]を望むかである。しかしここで私のなかに障壁がある。リラクセーション期間が深くすばらしければすばらしいほど、契約解消の時期にきていることを自ら認めるのがおっくうで遅れがちになる。だからこそ患者たちは、私を分析し、私自身の失敗を見つめさせる必要があったのであり、それによって私の弱さとその原因を明るみに出せば、私がもっと自由になって、患者の責めを個人的に受け取らなくなり、攻撃から深く動かされずに、早く現実の状況から離れて古い心的外傷のほうを向くことができると期待したのである。

この感じやすさは純粋に個人的な私の特性なのだろうか、それとも人間一般の真実だろうか。私の反応は、傾向としては非常に広く見られる罪意識の典型というわけではないのか。私は、分析におけるこれに似た障害について他の分析家からまだ聞いたことがない。（自らのなかに失敗を求める性癖を私から受け継いだ私自身の教え子を例外として。）

私がそれほど深くまで患者とともに歩み、自らのコンプレックスの助けによっていわば患者とともに泣くことができるということは、それでもなお利点としてあげることができる。そのうえに感動とリラクセーションの亢進を適時に抑制する力も身につけることができれば、成果をあげる見込みはさらに確実なものとなるだろう。私自身の分析は、十分深くまで進むことができなかった。なぜなら私の分析家（自身が公言しているようにナルシシズム的性質がある）が、彼の強固な健康への意志と、弱さと異常性への反感によって、そのような深さまで私を追求することができず、あまりに早く「教育段階」[1]を持ち込んだからである。フロイトが確固とした教育に強いのと同じくらい、私は深いリラクセーション技法に強い。私の患者はこのところ、この部分の分析を取り返すところまで私を導いてきた。おそらく私自身の創造物[2]による援助をもはや必要としないときも間近だろう。感情移入だけでなく、治療に不可欠の厳しさも十分使いこなすことによって、分析期間を大幅に短縮することさえできるのではないかという希望を私はもっている。また、私が以前、分析の「終結」について考えていたことがこのような形で実現でき、私の精神分析技法への貢献を締めくくることができるのではないか。（そしておそらく、この実践的問題にじゃまされなくなれば、私にとってはるかに興味深い理論的問題を追求できるだろう。）

（1） フェレンツィはここで、フロイトによる教育分析に関して、最初の非難とも関係したもう一つの非難をフロイトに向けている。一九三〇年一月一七日付の手紙で、フェレンツィは、彼のなかの陰性転移が分析されなかったとフロイトを非難した。フロイトは、一九三〇年一月二〇日付の返事で弁明し、その当時、そのような否定的反応がすべての症例に生じるとは知られていなかった、いずれにしても二人のあいだのよい協調関係の背後にそのような反応があることに気づくには、与えられた時間が短かすぎた（三週間）と主張している。彼の論文、「終りある分析と終りなき分析」において、フロイトはこの問題をあらためて取り上げている。（「ある症例」として。）

（2） M・バリントによれば、この言葉でフェレンツィは、彼が患者から「創造した」人間を指している。（編者）

〔1〕 むごい打ち切りを正当化するときによく使うドイツ語の言い回し。「終わりない恐怖よりは、恐怖のある終わりを」。

一九三二年三月一七日

## 人格の分裂を現実のものと見なさないことから生じる障壁

私の患者R・Nの厄介さの一部は、覚醒状態にある患者に言うこと、あるいは彼から聞くことは、リラクセーション状態でも何らかのかたちで存在する、あるいは意識されていると見なしてしまうことから生じる。解離されていると称されるあの部分は、われわれが語り合ったことを少しも意識していないのだとほんとうに信じるのが私にはむずかしいらしい。だから、少し前に話し合ったことに私が触れたとき、リラクセーション状態にある患者が、そんなことは全然知りませんと迷わず言いきり、そのことをそれこそ全部もう一回説明してほしい、あるいは、その人格断片の精神的活動を呼び覚まして、その事柄、事象、状況を理解させてほしいと要求されると、私は少なからぬ怒りを覚えてしまう。ここで私が先に述べた失敗を犯すと、患者は激怒と言うべき怒りを表わして、たいていはトランス状態から多少とも覚めてしまい、くどくどと私を弾劾しはじめる。このことがわからない私の愚を咎めて、もう我慢できないと言うこともある。少し回復すると（私が自らの罪を洞察し認めたときに多いが）、患者は、もしその殺害された無意識、つまりいわゆる彼の人格の打ち砕かれた部分に私が触れ、その接触を持続させたいのなら、こんなふうに振る舞わないといけないと、まるで天使のようにねばり強く微に入り細をうがって忠告してくれる。また、知的に麻痺し、原始的で敏感な部分への理解と多大な忍耐によって、心的外傷を負った断片を知的人格に再統一する方法についても指示をくれる。これは、だれも想像したことのないまったく新しい幼児教育の仕事である。幼児期には一般的で、催眠と被暗示状態においてもよく見られる機械的統覚様式をここに関係づけねばならない。同時に、そこから解放される正しい方法も。脱機械化と脱催眠化である。

一九三二年三月二〇日

## ヒステリー発作について

（1）「ヒステリー」という言葉の語源の引用。（Hysteron 子宮。）（2）シャルコーとフロイトは、「情熱的態度〔1〕」の仮面を剝ぎ、それが性交の表現であることを明らかにした。（とくにフロイトは、強直性発作〔1〕が抱擁の逆表現であることを明らかにした。）（3）人口に膾炙した表現では、性をコントロールできず満たされない人間、なかでもとくに女性の場合をヒステリックであると言う。（「ヒステリックな女〔2〕」。）

リラクセーション（「トランス」）において、強直性発作の姿勢が出現した症例の観察所見。患者との連絡を確立することに成功すると、この姿勢は生殖器の導管内の苦痛をともなう興奮状態への反応であるという報告を得ることができた。患者が苦痛に満ちた飢えと表現した状態である。この姿勢には、渇望にたいする心的不快感と防衛も同時に表現されている。問いと答えのやりとりも使って〔2〕、この興奮状態は、父親によって植えつけられたものであることが確かめられた。子供が無知がゆえに真剣に受け取った誘惑的な言葉と約束とやさしい愛撫を用いて植え付けたものである。父親が子供を膝に抱き上げ、実際に性愛の対象とした場面が再生された。

子供は、このような行為を、夫婦の営みと理解する以外なかったので、われわれの目にはいかにありそうもなく思えようとも、事実上の妻にさせられてしまった。母親にも他のだれにも言ってはならないという禁止によって事態はさらに複雑化した。汚されたことをおそるおそるほのめかしてみても、目の曇った母親にまじめに受け取ってもらえなかった。それどころか汚いと叱られた。突然、嘘とごまかしを悟り、そしておそらくは、（「ペルソナの誤り」の状態で、自分の母のかわりに子供に暴行し、つまりは母に復讐している）父親の狂気を直感的に知覚することで「破裂」が起こった。（これを生後五年目の場面に挿入すべきである。）それは、ほんとうの事実については見ることも聞くこともやめ、「理想の恋人」への苦しいあこがれがいつまでも続く別の「次元」へ自らの自我が分裂することを意味する。その間、精神が見捨てた身体は完全に悪の力の支配下にあり、先に述べた性行為と売春婦のしぐさを意識のないまま機械的に実行する。

第三の人格断片は一種の代理母であり、他の断片の両方をたえず見張っている。見たところ不可能な課題への身体の生理学的適応を成し遂げ、苦痛や消耗による生理学的死を回避するためにあらゆることをする。同時に、苦痛の集合体（すなわち深く沈んだ本来の子供の自我）を願望充足夢と幻想によって守り、つねに存在する自殺実行の危機を回避する。そのため、この人格断片は、純粋な思いやりからであるが、「苦痛‐自我」を狂気に追いやる。（発作のまえに、緊張を自慰という方法で解消する試みがなされる。この試みについて説明しようとすると、笑いを押さえられなくなる。現実を代用物で置き換えようとする試みのばかばかしさに突然気づいたようである。[3] リラクセーション的対話のさなかに、私は（膨大な量の幼児的期待を満足させることについて）その願望はまやかしで将来も満たされる見通しはないと言って、悲しむべき現実に患者を引き戻そうとしがちだが、この私の傾向は非難の的となる。ここで言っておきたいが――患者自身もこれを認めるべきである――、そのような幻滅的介入、つまり発作に説明を加えることにはたしかに鎮静作用がある。これをせずに分析時間を終えると、次回までの時間がずっと情動の暴発で占められ、睡眠障害などが起こり、次の時間にリラクセーション対話によって暴発がやむまで続いてしまう。

この効果の主因子は意識化だろう。つまり、自発的に獲得したか私から与えられたかした解明、すなわち知――逆に言えば無知をもたらした要因（不安、断片化）の克服――によって原外傷が修復されて、心的外傷の一部が全体人格の運行のなかに組み込まれることである。（ここで、アレクサンダーの「全体人格」への注釈。われわれのデータを無視しているので、全体性という名称は不適当である。[3]）

成果の第二の、知性以外の因子ないし要因は、患者の奇妙さと、さらには子供のように純真という誘惑術とによって、われわれ分析家が患者の性欲亢進症（ニンフォマニアおよびサティリアシス）を軽蔑しないというだけでなく、気の毒にも感じ、われわれの力のおよぶ範囲であれば喜んで助けてくれると患者が感じることである。分析家は彼らの無垢を信じ、意志に反して成熟へと誘惑された存在として彼らを愛し、患者が、人生からもっとよいものを与えられるまで、当面のあいだ願望をそれなりに満たしてくれるものとしてわれわれの同情と理解を受けとることを望んでいる。彼女たちは、持てるかぎりの力を使って維持するその分裂によって、自らの全体人格が「罪業の淵」に沈むのを防いだ。それによって彼女らが獲得した大きさと強さをわれわれはたたえる。

最後の、しかし忘れてはならない要因は、分析家が自らの弱さと外傷的経験と幻滅を患者のまえに首をたれて認めることであり、患者が劣等感のために分析家のまえで感じてきた距離がこれによって消滅する。それは、分析家を助けることができるという喜び、いわばわれわれの分析家に一時なることができる喜びを、喜んで患者に与えることである。当然のことながら、これは患者の自尊心を高める。さらに、ときおり私が経験するように、相手か自身かが体験する苦しみに目に涙するまでになれば（この感情の動きを患者のまえで隠すべきではない）、分析医と患者の二人の涙が溶け合って浄化された統一体になる。これに似たものは、おそらく母子関係にしかないだろう。そしてこれこそが癒しをもたらす因子であり、糊のような働きをして、知的に集められた諸断片の結合を保ち、さらにはそうして修復された人格を新たな生の喜びとオプティミズムで包み込む。

（1） フランス語。attitudes passionnelles.
（2） 「大人との子供分析」を参照。〈問－答遊び〉の着想について記述がある。*SZP II. Fin.*
（3） フランツ・アレクサンダー Franz Alexander（1891–1964）ハンガリー出身の精神分析家。ベルリンの精神分析研究所で学んだのち、ヨーロッパを離れ、アメリカに渡った。フェレンツィは「全体人格性」を、彼の記述する断片化した人格との関係でとらえているが、アレクサンダーは、人格を、すべての事象と心的水準を含み、葛藤と内的矛盾を越えたものと見ている。さらに詳細には、Franz Alexander「神経症と全体人格性」*Int. Zeitschr. f. ärztl. Psa.*, 12 (1926), 334-347, または、「全体人格性の精神分析」(*Neue Vorlesungen über die Anwendung von Freuds Ich-Theorie auf die Neurosenlehre* 所収 Leipzig: Internationale Psychoanalyse Verlag, 1927) を参照。後者は、英訳も存在する。"The Psychoanalysis of the Total Personality: *The Application of Freud's Theory of the Ego to the Neuroses*" (Nervous and Mental Diseases Publishing Co., 1930, 1953).

〔1〕弓なり緊張とも言う。胴体および頭部が後方にそり、四肢がつっぱる。

〔2〕hysterisches Frauenzimmer. 軽蔑的な表現。

〔3〕この括弧は閉じられていない。英語版では同じ段落のしばらく後の「非難の的となる。」までを括弧としている。

一九三二年三月二二日

## 症状と夢とカタルシスにおける心的外傷の回帰、抑圧と人格の分裂、カタルシス中およびカタルシス後の抑圧の解体

(B) よく眠れなかったと患者が報告。彼女は、(現実に) 巨大なセントバーナードの雌犬に起こされた。一回目は吠えただけで、声をかけたらおとなしくなった。(雌犬だが、患者は何度もまちがえて雄犬のような言い方をした。) 二回目は部屋まで入ってきて、彼女の顔をなめて起こした。その夜に見た夢。下腹部にひどい痛みを感じる。血が全部そこから抜けてしまい、「生理は始まっていないのに」と思う。腸が空っぽ

になった感覚もある。痛む部位の上に防火帯(1)がある感覚。(防火帯とは、森林火災が発生したとき火が広がるのを防ぐための、森林中に帯状に木を切り払ったところ。)痛みで身動きできない感覚とともに眠りから覚めた。(したがってすでに症状があった。)両足は長く伸ばされ、腹痛のため動くことができず、柔らかく心地よいベッドにもかかわらず、堅い床に横たわっているかのような感覚。押しつぶされ、息が切れ、手のひらを上に両手が外に伸ばされたような感覚。総合すると、押しつぶしていた大きな重みが今去って、あらゆる関節という関節がばらばらに押しつぶされたまま放置されたというような感覚である。彼女は、巨大な男性器が押し入ってきて、体内をことごとく破壊するという幻想に昼じゅうとらわれていた。自分の体が死人のように不自然に伸びているのを彼女は見た。この幻想にともなって鼓動が激しくなった。波のように彼女を圧倒するおよそ二〇から二五回の痛みの衝撃が過ぎさると、もはや何も感じず、自分を、自分の体を、他人のように外から感じていた。生理はまだ始まっておらず、八日間は訪れない予定であった。日中、突然の激しい痛感覚が臍のあたりの奥に進むような感じで何回も生じた。背骨がまるでばらばらにくだけたみたいに無抵抗に曲がった。

夢の説明はむずかしくない。二年間にもおよぶあいだ、彼女は強姦の夢と解釈できるような夢しか見ていない。父親の力に負けて、平らな堅い草地で、両手を上に伸ばされ、膝の上で両足を摑まれ、もてるかぎりの力をふり絞って抵抗するがついに負けてこじ開けられたのち、押し入られる感覚、というような場面が次々と、あるいは一場面に集約されて、数えきれないくらい何度も繰り返された。そして、目覚めたときは疲れ果てて、いったい何があったのかもわからない状態だった。リラクセーション的夢分析は、夢を意識的に明らかにするのではなく、意識的連想材料の助けも借りて、分析時間のなかで患者を夢そのもののなかに移そうと試みることである。そのためには、ある程度の眠気状態、リラクセーションが必要である。軽く簡単な問いかけ――複雑なものは避けねばならない――によって、夢見のあいだにも患者との接触を保とうとする。個々の細部の一つ一つにさらに深く入り込み、それを感じるように、見るように、味わうようにと患者に求めると、夢断片のいっそう小さな細部や情報が生みだされるが、それらはあらゆる点から見て現実にその起源をもつと思われる。ほとんどの症例で、このような夢潜入が症状のカタルシス的増大をもたらし、その結果、現実にもっと近づく機会をわれわれに与えてくれる。

しかし、症状幻想[1]、夢内潜入、カタルシスなどを動員することで、患者に外傷事件をありのままに想起させることができたと言いきれる症例は今のところ一例もない。心的外傷は、まるで脳震盪後の外傷と同じように、遡及的健忘領域に包囲されているかのようである。その領域が、カタルシスを一回重ねるごとに狭まっていく。爆発の中核部がどのようにして意識的現象となり、想起可能な心的事象として被分析者の精神に併合されうるのか、そもそもそれは可能なのか、これらについては今のところよくわからない。さまざまの可能性がここに開かれている。（1）この場合、患者の多くは、次のことを最終的な解決として受け入れようとする点で共通している。[2]衝撃が、心的人格のある部分、つまり一般的なものあるいは特定の何ものかへの希望や愛というような何らかの心的性質をあまりに徹底的に打ち砕いてしまったため、もう癒しようがない、いや完全に死んでしまったとみなさねばならない。だから、この部位の癒しがありうるとしても、それは原状回復[2]ではなく、欠損を残した緩和でしかない。苦しむ者たちの実感からすれば、量質ともに並外れた愛があれば、性器的‐倫理的‐知的に完全な比類なく満たされた幸福があれば、この心の死んだ部位でも蘇生可能だろうという。いかに打ちのめされた心身的人格部位だろうとも、完全に機能する状態まで蘇生させることができるという。しかし現実にそのような幸福を期待することはできない。（たとえば幼児期虐待の場合、身体的にも精神的にも世界一強く、途方もない性的能力と愛の力を併せ持つ男性と結婚したとしても、心的外傷による凌辱と人格狭窄（切断）の解毒薬の働きをするにはまだまだ無力である。）（2）分析家側が、膨大な忍耐と自己犠牲をはらって、これ以上ない辛抱と共感を注入し、権威への衝動をすべて放棄し、そのうえ患者側の意見と援助まで取り入れもしてみた百もの例を経験した今になって私が考えるのは、そのような途方もない願望充足を患者に断念させて、実際に与えられたものに甘んじさせることができはしないかということである。それどころか、患者は、まず私のために、その後に患者自身の理性のために、死んだ自我片を蘇生させようとするのではないか。つまりそれを癒し、思い出そうとするのではないか。（臀部を巻く包帯。）

（1）英語。fire-belt.
（2）原稿不鮮明。（訳は英語版の解釈に従った――訳者）
〔1〕英語版注には、「それ自体が症状をつくり出すような幻想」という解釈が記されている。
〔2〕ラテン語。Restitutio in integrum.

一九三二年三月二五日

心の包帯。患者（B）には、幅広いしっかりとした包帯で臀部を固定されているという幻想がある。連想から、この幻想は守られ支えられたい願望に対応するという結論に達した。転移において、心的外傷の時点に失われた守りと支えを当てがう機会が与えられる。分析家の愛と力は、分析家への信頼が十分深いか強いとすればであるが、ちょうどわが子を愛する母親や、わが子を守る父親の抱擁に近い効果をもつ。母の懐と父の力強い抱擁が与える支えによって、恐るべき心的外傷の後でさえ十分なリラクセーションが可能になり、衝撃を受けた子供本来の力が、警戒や防衛という外的課題によって妨げられることなく、不意の侵襲に由来する機能障害を修復するという内的課題にもっぱら力を注ぐことができる。転移の陽性感情は、いわば心的外傷の発生時に実現しなかった逆備給を事後的に提供するのである。

ここで逆備給について少し述べておかねばならない。苦い体験に学んで環境の善意への信頼を失った瞬間に、人格の恒常的分裂が発生する。分離した部分は、外的危険の見張り番として、主に表面（皮膚と感覚器官）に座をしめ、見張り人の注意は、ほとんどすべて外にだけ向けられる。それが関心をもつのは危険だけである。どれが危険になるかわからない環境内の対象だけである。その結果、一体に見えてきた世界が主観的心的システムと客観的心的システムに分裂し、それぞれが固有の記憶システムを獲得するが、実のところ、完全に意識的なのは客観的システムのほうだけである。（これに関する仮説はチック研究[1]を参照せよ。）睡眠時だけは、一定の外的処置（戸や窓を閉め、温め守ってくれる寝具にくるまることで安全を確保）によって、この守りを外すことに成功する。（これは睡眠－母胎理論と関係するが、次のことを付け加えねばならない。誕生は母胎環境の一時的擾乱にすぎず、子供は一瞬目覚めるものの、揺りかごのなかでふたたび眠りに入る。出産外傷はだから危険なものではなく、環境が直後に修復するので実質的痕跡をあとに残さない。ここで、ランクの出産外傷理論への私の批判を参照[2]。子供に実際に心的外傷が発生するのは、治療が直後に施されず、適応――自らの行動を変化させること――を強いられる状況においてである。これが、外界と内界、主体と客体の分化が発生する第一歩となる。それ以後は、主観的体験のみでも客観的体験のみでも感情の完全な統一性を得られない。睡眠とオーガズムを例外として。）

心的外傷が、逆備給という備えのないまま心や身体を打つと、身体と精神に及ぼす作用は破壊的であり、解体によって障害をもたらす。個々の断片や構成要素をまとめあげていた力が消失する。器官断片、器官要素、心的断片、心的要素が解離する。身体的側面から言えば、相互的協同作用があってはじめて正しい全体機能すなわち生を可能にするさまざまの器官、器官部位、器官要素の無政府状態であろう。心的なものにおいては、しっかりとした逆備給が欠如していると、侵襲力がシステムと心的内容のあいだの心的連合を破壊する一種の爆発を引き起こすが、これはときにもっとも深い知覚要素にまで達する。（ここは私の仮説[3]に関連する。単一の感覚印象が、代数的で高度に象徴的な、純粋に算術的な意味で単位となるという仮説である。一個の感覚印象自体、つきつめれば環境の単一の波や揺れに由来する。さらに時間と空間に関する初期理論との関連もある。純粋に主観的なものは、純粋に算術的でもある。「守り」の設置（逆備給）は、統合、抽象化という一般化を要求する。）

連想は分離の物理法則（物質の透過不能性）に反する。連想とはAでもなくBでもなく、同時にAでもありBでもあるので、何か超自然的なものである。それを考える瞬間、精神の同じ一つの点にAとBが同時に存在する。象徴の場合は、経験一つ一つの算術的点のすべてが超自然的に集中する。仮説。もっとも根源的な、純粋の統一経験は無時間的ではなく、その記憶痕跡が、レコードの溝のように一つ一つの振動をすべて保存する。個々の波は、現実の時間の一単位量である。つまり、環境のゆらぎという変化に対応する素粒子である。守りのない子供は、いわばいつ破裂してもおかしくない。（子供の死の願望に関する小論[4]と関連。麻酔、催眠、不安は、統合機能を障害する。愛されていない、憎まれているという感情（父催眠と母催眠に関連[5]）は、生への願望、すなわち統一されてあることへの願望を消滅させる。）

一人でいられないこと。(6)
環境による形態付与。
境界をもたないものの無形態。

(1)「チックの精神分析的観察」を参照。*SZP* II. *FC*.
(2)「ランクの『精神分析技法』への批判」*Bau* II.
(3)「数学」を参照。*Bau* IV. *Fin*.
(4)「望まれない子どもと死の欲動」*SZP* II. *Fin*.
(5)「取り入れと転移」*SZP* I. C.
(6) D・W・ウィニコットの「一人でいられる能力」(『情緒発達の精神分析理論』岩崎学術出版社)を参照。

一九三二年三月二九日

## 相互分析から一方的に分析される状態への移行

双方性そのものへの一般的抵抗を克服したのちに、まず優先順位をめぐる闘いが長く続いた。どちらも相手に先を譲ろうとした。分析家たる私には二つ理由があった。(1)何より、すでに出た材料と前日の印象を十分検討したいので、私がまず報告することによって、先の材料を徹底操作するまえに新しい材料や感情を誘発してしまうことを恐れた。(2) しょせん私は、私の分析をあくまでアナリザンドの分析の補助手段と考えていた。被分析者が、大部分の時間を費やす中心人物にとどまるべきであり、完全な除反応のあとに残された時間だけ私に当てればよいと。(全体で二時間という枠は厳密に守られた。)アナリザンドの心中では、時間の正確な二分割が次の段階に来るはずであった。それが可能になるにはまず、私側の分析をとおして(かなりの情動をともなったが)障害物が取り除かれねばならなかった。私が人に苦痛を与えること(すなわち人を満足させないでいること)を困難にしている障害がそれであり、子供時代の性の面での過剰奉仕と過剰要求の結果としての特殊な強迫である。ビリ[1]。——それ以来、規則正しく一時間ずつの二時間面接。自分の分析時間を終えたのちに私を客観的に取り扱うことはできないというアナリザンドの異議を考慮すると、結局この要望に応えるほかなく、今は毎回の二時間面接を分析家の分析から始めている。

自分の分析が終わるとすぐに別の課題に目を転じ注意力を客観的なものにするのが、ひどくむずかしく大儀だと内心感じているのを否めない。通常の分析でそうするように、このリラクセーション志向を克服しようとしたものの、いつも十分成功したとは言えない。つまり、関心が私自身の自我に向けられたままで、安らぎをまず何より求めてしまうこともあった。

自分が痙攣を経験することで他人の同じ症状を理解した人が登場する夢からの連想で、私は、ジュリアス・シーザーになってはどうかというアナリザンドの以前の思いつきを思い出した。つまり、大決心のまえに癲癇性痙攣を起こしなさいというのである。私が患者の苦しみへの理解と感受性をもつことができるとしたら、この感情によるしかないという。[1](もっとも、そのような痙攣を起こすことができるのは、自分も子供時代に、外傷体験のあいだかそのあとに、死の闘いないし死の痙攣(断末魔)の間近からさらには直中までも下降したことがあり、生命力と生の喜びに何らかの欠損をかかえながら、彼岸さえかいま見た経験によって広大な視野を手に入れて帰還した者だけである。（シーザーへの連想。彼女をとらえる《シーズ・ハー》。[2] 発作に捕らえられること。）

これをはじめて実践に移そうとしたときは失敗に終わった。患者は夢について語っていた。分析を終えたアナリザンド（分析家）は、自分の分析にまだ疲れており、居眠りしてしまったが、しかし耳をなかばあけて半睡状態で聞いており、夢イメージと断片的言葉のいくつかを拾った。突然、罪の意識に駆られて目を覚まし、患者にはまるで取るに足らないその断片への連想を求めた。（分析家は突然自分が分析家であることを思い出したのである。）その結果、分析をうけていた患者は私の注意散漫に憤慨した。これには私のほうにも言い分があり、いささか腹が立った。いったい私はシーザーなのか、シーザーではないのか。癲癇性痙攣発作を起こしながら、同時に患者の報告のすべてに意識的注意を払うことなど私にはできない。これには患者も同意したが、放心状態にあってもなお患者の報告内容を受け取ってほしいと言った。だが私は、そのように没入しながらかつ同時に分析も行なうことはできないと思い知らされただけだった。だから私は、やや不面目だが、私が分析を進めるまえにまず私を最後まで分析させるというアナリザンドの先の提案に戻るしかなかった。相当の抑うつ感や恥辱感がないわけではない。立場はまったく対等だという事実を相互分析において認めるのにすでにかなりの克己を必要としたのだが、アナリザンドに一方的に分析される方針にはそれ以上の侮辱感や屈辱感がある。それは、子供の立場に降りて、私を監視する権威者として被分析者を受け入れることである。

この決断が生んだ最初の変化は、私に左側偏頭痛が出現したことであった。それに次いで患者の抑うつ感が持続したため、次のように方針を変更することになった。アナリザンドの分析を中断してはいけない。患者の緊張が累積することだけはこれで避けられる。したがって、一日の分析内では一方または他方のみが分析を受け、分析の方向が変わらないのが最善だろう。そのかわり一日ごとに交代して、こちらあるいはあちらが分析を受ける。しかし告白すれば、この方針にもはじめに計画された完全な屈従への防衛の名残りがなお見られると言わざるをえない。

分析を受けることへの不安とはそもそも依存への不安である。私の患者に見られたように、私を分析する人が私にとって欠かせない存在になることに成功したとすれば、私は彼に身を委ねたことになる。逆に言えば、患者を完全に信頼しないかぎり、彼あるいは彼女の力に自らを引き渡すことはできない。とすれば、私が陥っているのは、私の患者に私を分析したいと思わせるにいたったのと同じ状況である。つまり患者は、まったく害を及ぼさない、すべて理解してくれるという印象を私から得られなかった。無意識的抵抗と障害物が私のなかにあるのを患者は感じ、それゆえに相互分析が提案された。今私はそれと同じ状況にある。私は予防策なしに深みに沈むことはしたくない、そしてその予防とは、分析家を分析し、危険性のある感情の動きのすべて、とりわけ理解を阻む（誤謬に導く）神経症的障害のすべてを、分析によってくっきりと照らし出すことである。われわれ二人ともおたがいを信頼していない、なかでもコンプレックスなしに理解してくれるという信頼をもてないということである。今私が分析を交代することを要求し、一方的分析に反対するのはそのためである。

（1）　女子名。（編者）
（2）　英語。seize her は音がシーザーに似ている。
〔1〕　この括弧は閉じられていない。

一九三二年三月三一日

相互分析。実践による決断。分析の場に複数の患者がいる事態から生じる錯綜

二日間続いて分析を受けてばかりいた。主導権、手綱を手放してしまったという嫌な気分。患者のほうは分析をまったく逃れ、かわりに私を分析に導くことに成功したという不愉快な思い。もっとも困難なことにあえて挑戦しておいて、後にそのための動機を見つけだす性癖が私にはあるが、ここでも、どうしても気が進まないにもかかわらずこの賭けに出る決心をしておいてから、真の分析とは、子供‐親関係のような、つまり完全に信頼し自立性をすべて放棄したリラクセーションが起こってはじめて手にすることができるのだと自分に言い聞かせて、その理論的根拠を与えた。こうして、通常の分析家の優位性から、相互性、対等性にまず移行し、それから完全な従属に移行した。こう決心したものの満足感は皆無で、むしろ症状が出現した。頭痛、不眠。それから分析時間中の倦怠感と眠気。劇場での長い上演中にも。解決は実践の流れからもたらされた。患者が二日にわたって禁欲したため、患者の分析を先延ばしできなくなり、相互性がふたたび回復したのである。

私を同じように分析したいという第三者の介入による錯綜。これをめぐる私と患者Ｉのあいだの意見の相違。私の考えは、「母たち」にまで下降する全面的沈潜は、分析家が心の底までさらけ出さないかぎり、つまり、社交的、職業的に礼儀正しく友好的なだけでなく、抑制され抑圧された冷血で利己的で残忍で危険な

自らの性向まで伝えることで安全な存在にならないかぎり不可能だ、というものである。患者Ⅰは、それが必要なのは彼女のような例外的症例だけだと反対するが、患者Ⅱは自分がなおざりにされていると感じ、本人の告白によればⅠへの嫉妬も感じている。Ⅱから何度も問われたのは、分析家としての彼女が、私との分析と同時に、別の患者からも分析を受けるとしたら私の気に召さないのではないか、ということである。そのために彼女は、彼女がとくに我慢ならない思いをしている一人の男性を選んだ。そう言いながら、その男は、ごく信頼できる人物だから私の秘密は十分守ってもらえると言って、何か心もとなさそうに私をなだめようとする。彼女が言っているのは、相互分析を行なっている（自ら分析家である）患者が、相互性を自分の患者にまで拡張すると、原分析家の（つまり私の）秘密を彼の患者に漏らさねばならないということである。

とすれば、私の内密の私的な感情や罪などが、まったく面識のない人物の手に握られる危険にさらされていることになろう。ここから、相互分析の発想も技法も一から十まで不可能で、そもそも正気の沙汰ではないと納得するしかないのだろうか。それとも危険をさらに冒して、メンバーがたがいにすべてを知っているような小さなグループさえ成り立てば、実際上何も問題は起こらないと考えるべきだろうか。今日よく見られるように、たがいに隠し、疑い、警戒しあい、あらゆる自己表現や会話から感情までを抑制しつづけるのにくらべてみれば、そのようなグループ内では付き合いが楽にさえなるのではないか。

ギャング行為の活発化によって、偽善がいっさい存在しない新たな社会秩序が成立するのではないかと考えたことがあるが、相互性を拡張することで、この発想に別の方向から新たな裏づけが与えられる。以下のことが明らかになるだろう。（1）辱められ、妨害され、傷つけられたら、われわれはどんなギャング的反応様式でも身につける。（2）逆に言えば、われわれは、ギャング集団のメンバーにもあるように、「弱さ」

がわれわれ自身のなかにあることをありのまま自覚し認めるだろう。それは今日、子供じみている、取るに足りぬなどとして隠蔽されあるいは抑圧されているものであるが、残忍きわまりないギャングでも、シニシズムの裏にそれへのあこがれを隠している。つまり、やさしく子供らしい（能動的あるいは受身的な）親愛の情と、信頼する喜びを求める気持ちである。

女性の分析はすべて同性愛で終わり、男性の分析はすべて異性愛で終わらねばならない。もっとも深い沈潜は、母あるいは母胎内へのそれだが、当然のことながら、これは女性においては同性、男子においては異性である。「人はかならず源に還る[1]」。女性の分析において、同性愛は最後から二番目の言葉だと言えるかもしれない。（男性の場合であるが）分析家は、母の諸性質のすべてが優越するようにし、攻撃的男性的な本能を抑止しなければならない。（無意識のものも。）これによって女性アナリザンドに、無理に押しつけられたものではない自発的な受身性への傾向、侵入的な様式で愛される傾向が現われる。それは解剖学的特徴に対応するとおりである。したがって女性の分析の最終局面は、例外なく、受身的でありたい、母になりたいという欲望の自発的発達だろう。

したがって、男性的な、男の子っぽい（すなわち母固着を起こした）期間が女性性に先立つと考えた点でフロイトは正しく、唯一の修正点は、分析によって明らかになったように、子供の性欲の大部分は自発的なものでなく、情熱的にすぎる親愛の情と誘惑によって大人から人工的に注入されたものであるという事実である。この注入物を分析で再体験し、再体験を通して情緒的に打ち砕かれてはじめて、分析中にまず転移関係のなかで無垢の幼児性欲が発達し、分析の最終段階に待望の正常性がそこから伸びてくる。

「正常性」とはしかし何だろうか。女性の場合。もっぱら妻であり母であろうとする性向、息子と、主婦にとって結局は子供の一人にすぎない夫の攻撃性にたいし、上に立つものとしてある程度まで寛大な目で見ること、娘にたいしては、妻であり母である立場も保ちながら、母娘間の同性愛的関係の部分を大きく残していること。女性の、同性の友人や母親を求める気持ちは、たがいの深い慈しみとともに不滅であり、社会からも自然なものと受け止められ、たとえ過度に及んでもそれほど問題にされることも忌避されることもない。

「正常な」男性においては、今日一般的な（男らしいと言われる）粗暴さの大部分が剝ぎ取られるだろう。成人男性が子供らしくやさしくて、性的でないとしても恥ではない。少なくともいつも性的である必要はない。感動や涙は男らしくない表現行為だということはもはやなくなる。これは「男性性と女性性」[2]で論じた男性特有の優位性にいくらか関係する。おそらくその結果、婚外交渉も減少し、多くの男性がシンプルで満たされた家庭生活を、その子供的立場のありのままの姿を受け入れる勇気を得るだろう。

（1）　フランス語。on revient toujours.
（2）　「男性性と女性性」*Bau* III. *thalassa.*

一九三二年四月三日

## 心的内容および心的エネルギーの外移植ないし移植（S・I）

この冷感症の患者は、不安（発作）、不安夢、毎晩の飲酒強迫に苛まれ、ときには昼間にも不安を引き起こすような内容の幻覚に襲われているのだが、暗く抗いがたい不可思議な力について繰り返し語ってやまない。同じことを語る患者は彼女のほかにも多い。その力が、彼女の意志にも彼女自らの関心にも自らの快感が促す方向にも逆らって、自分も他人も害する破壊的言動を彼女に強いる。悪魔憑き《デモノマニア》などという言葉を持ち出すこともできよう。精神分析的連想によって途方もない鮮やかな視覚イメージが展開することも珍しくない。通常のものとは別種の視覚であるという意識は保たれているが、それらの視覚イメージの現実性を彼女は露ほども疑わない。そのようなイメージに襲われたときは反射的に眼球に前膊を押しつけて目を覆い、私がいることはほとんど忘れているが、ただ自分の感覚を私に報告するのをやめないところをみると、ある程度は意識しているようである。また、このような幻覚から彼女を覚まさせるのは簡単で、私が言葉で促すだけで十分である。それよりむずかしいのはこの姿勢から彼女を元に戻そうとするときで、腕を顔から引き離すのは一苦労である。それが終わると、たいてい彼女は驚いたように私を見つめて、おおよそこんなことを言う。そう、あなたはそこにいたのですね。何てこと。あなたはF先生で、ずっとそこにいたのですね。これに加えて、私がいたおかげで彼女のあり方にこれこれの変化が起こったと語ることもある。私が謙遜してそんなに素晴らしいものが私のなかにあるとは思わなかった、それにあなたに何も特別なことをしていないと応じると、それなら先生はご自分の力と行ないに気づいておられないのです、とずいぶん自信たっぷりに返す。幻覚の内容は時や場所から主題にいたるまできわめて唐突な観念奔逸的転換を示す。およそ物理的距離の足枷や障壁というものすべてから自由になったと彼女は感じる。大気中を飛翔し、深みにあらゆる不思議を秘めた海中深くまで潜る。多種多様な光の幻影が彼女のなかに突然起こる。光は具体的内容をともなわないが、ある方向をはっきり指していることなら珍しくない。たいていの場合は、まもなく男性の全身像か身体の一部が現われ、彼女はそれを幽霊と呼んでいる。高頻度で繰り返し現われるタイプがいくつかあり、いちばん多いのは中国人である。頭の禿げた老人で彼女に向かってお辞儀をする。この種のタイプの幽霊はだんだんと恐ろしげなものになり、患者は身を守るしぐさをし、しまいに耐えがたい恐怖に襲われたように耳をつんざく叫び声をあげるにいたるのがふつうである。あいつらが叩く！　私の頭を叩き割る！　あいつらに殺される！　それとともに顔が真っ赤になり両眼から涙があふれる。闘いがさらに数分続くと、全人格が突然麻痺してしまったかのようにわずかの感情もないまま死人のように青ざめ押し黙って臥してしまう。私は体のなかではなく外にいる、体のほうは死んでいる、殺されてしまった、と語ることがある。その人物（幽霊）たちが死者の幻影であることもよくある。とくによく現われるのは一年前に死んだ弟の姿である。弟の姿をした人物は何も語らず、身振りだけで思いを伝える。心臓を指さし（彼は心臓発作で亡くなった）、そして私（F先生）を指さすのだが、私に頼ろうとして彼女を誘い出したとでもいうふうである。

フロイト理論から超自我は自己の分裂の産物であると知ってから、彼女は繰り返しこう言う。自分の症例の場合は、母親の意志に由来する悪意に満ちた超自我が強い不安によって彼女を鎖に縛りつけ、自己破壊的行為を強いているのにちがいないと。（自分の意に反して太ってしまうのも押しつけられた他者の意志の仕業と感じ、それが肉体的な意味でも乗り移っているのだと彼女は言う。）

有害な超自我（不可思議な意志）の侵入はおよそ次のように起こったと彼女は想像している。苦痛と恐怖が人格をまとめている生命維持力を麻痺させ、この「衰弱し抵抗力を失った[1]」もののなかに、憎しみと攻撃欲に駆られた他者の意志がそれ自身のいろいろの性向とともに他の人格に侵入し、元来備わっていた自発性のある部分が人格の外に押し出される。

このプロセスの一方の結果は、苦痛と緊張をひきおこし不快感を与える心的内容が犠牲者の心へ移植されることであるが、同時にそれは、犠牲者から押し出された部分という犠牲者の一片を攻撃者が自らのなかへ吸い込むことでもある。それゆえに激怒の爆発が激怒する者に与える鎮静効果が発生するのは、激怒によって他者に苦痛を与えることができたときである。つまり毒の一部が他者に移植されると同時に（そのときから不快感と闘わねばならないのはそちらになる。不当な扱いを受けているのだからなおさらである）、攻撃者は（これがS・Iの報告の目新しい部分だが）犠牲者がそれまで生きていた不安のない無垢で平穏な幸福状態を乗っ取るのである。くだいて言えば次のようになろう。逼迫状態に苦しむ者は、他者の安らぎ、つまりは弱者や子供の安らぎをねたみ、いわば落ち込んだ人が犬を足蹴にするようなことをする。そうすることで他人も苦しませることに成功し、それはかならずや私の苦しみを軽くする。攻撃行為のなかで私はかつての幸福状態を乗っ取るのである。

〔1〕　この括弧は閉じられていない。英語版は「失ったもの」の後で閉じている。

一九三二年四月五日

憎しみはすべて投影であり、そもそも精神病質的である

危害が加えられると、あるいは愛が与えられないと苦痛が発生する。それにたいする合理的反応は、心から愛しながら悲嘆にくれることだろう。私は彼を今でも愛している、しかし彼はもう私を愛さない、私は何

という苦しみを耐え忍ばねばならないのか、という具合である。これにくらべると憎悪反応はまるっきり非現実的で、ひどい仕打ちを受けたときこう考え出す。彼を私は愛さない、私は彼を憎む、まともに苦しみを味わうくらいなら、かわりに肉体的でも道徳的でもいいから何か彼に危害を加えてやろう。そうすればもはや苦しむのは彼であって私ではないという状態にたどり着ける。つまりは私の苦難のすべてか少なくとも一部を他のだれかの上に置き換えることができる。パラノイド機制では置き換えがさらに大きな範囲に及び、家族全体から国全体、そして全人類まで憎しみが拡張される現象が見られることすらある。このように憎しみに内在する置き換えと投影様式の結果、憎しみは悲哀の場合のように哲学的にすみやかに解体されたり、あるいは他のやり方で徐々に色褪せたりすることがむずかしくなる。それどころか不可能になる。傷ついた者が、憎しみをかかえるかわりに、容易に消えない悲哀を生き抜くことができたら、悲哀の作業はいずれそのプロセスを終えるだろう。ところが置き換えられた感情は、まさにその非現実性のゆえだろう、長期にわたってあるいは永久に残ることがある。もっともよく見られる例。子供時代の外傷的幻滅、ある種の人に見られる生涯残る憎しみ。

男性の同性愛と女性の同性愛の本質的相違。女性の同性愛も実のところごく正常であること、男性の異性愛と同じくらい正常であることはもっと注目されてもよい。男性も女性もはじめは同じ女性の愛情対象（母）をもっている。深く分析の手を伸ばせば両性とも母親とのあいだの葛藤と幻滅にたどり着く。「括約筋倫理」の創造という清潔教育は母親の仕事である。（リビドーの一部が父親に向けられるのは、はじめにまず起こるこの母親への幻滅の結果ではないかとさえ疑われる。）父親への固着、あるいは男性への固着は根本的に異常であって、まず何より私が（フロイトと違って）心理学を基本的に決定していると考えている解剖学的事実に矛盾する。——また社会が女性の同性愛をそれほど厳しくとがめるようにも思えない。女の子の母親との関係は父親との関係よりはるかに重要である。男性の側からもたらされる幼少期の性的攻撃でさえ、それが外傷的作用を及ぼすのは主として母親との関係を破壊するからである。

解剖学的事実と心が密接に関係するという仮定にしたがうと、触れられたことのないヴァギナ内のヴァギナ性愛はかなり後になってはじめて発生するもので、それにともなって受身性への関心が高まると推測される。

エディプス葛藤に必然的にともなう付加要素。(1) 大人による小さな子供への性器攻撃の外傷的作用に関する臨床経験が、幼児性欲に関する従来の分析的理解の変更を私に迫る。幼児性欲が存在するという事実が揺らぐわけではもちろんないが、幼児性欲において情熱的に見えるものの多くは子供の意志に反して押しつけられ、言ってみれば子供に人為的に移植された大人の情熱からの二次的結果だろう。性器的ではない親愛の情の情熱的にすぎる表現、つまり情熱的なキスや強い抱擁などがすでに子供のなかに不快感を呼び起こす。子供たちは親しく温かくやさしく扱われること以上を望まない。子供の身体運動や身体表現はやさしいものであって、もしそうでなければ、すでに何らかの問題があるしるしである。子供が母親に向ける尽きぬ愛のどれだけが、そしてライバルである父親への男子の殺害願望のどれだけが、大人の情熱的性愛の早期移植なしに純粋に自発的に発達するものか、すなわちエディプス・コンプレックスのどれだけが真に生得的なもので、どれだけが世代から世代へ慣習として伝達されるものかと自らに問うてみなければならない。

(1)　ここにはじめて記された構想が、このあと数箇月の推敲の結果、論文「大人と子どもの間の言葉の混乱」に仕上げられた（*SZP* II, *Fin*）。この論文は、フロイトからも精神分析学界一般からも悪評をこうむることになった。（編者）

一九三二年四月五日

## 幼い子供に押しつけられた「強制的な」能動的ないし受身的な性器的要求の長期的影響について

（1）早期幼児期の父親による性器的制圧。発達。（1）反抗的性格、いかなる勉強も最後までできないという現象（フロイト。性的行為は子供を教育不可能にする[1]）、ヒステリー的感覚、とくに頭部と腹部のそれ。ときおり起きる痛感発作。深く分析すれば、痒みの質を有するヴァギナの持続的興奮、この感覚の痛みへの転換と離れた身体部位への移動。ヒステリー性痙攣発作によるときおりの除反応。

（2）症状が完全に（1）と対応。攻撃されているあいだの拒絶と不快という倫理的主題がとくに目立つが、当然ながら防衛する力はまったくなく、耐えるほかない。意識喪失、補償的多幸幻想、人格分裂による人格の保護。発達した括約筋倫理の段階において、すでに心的外傷が子供を襲った。（現在も襲いつづけているようなものである。）少女は、自分は汚れてしまった、みだらな扱いを受けたと感じて母親にそれを訴えたいが、それを男性に妨げられる。（脅し、否定。）権威を守ろうとする大人、信じてくれない母親などと戦い抜かねばならないとき、子供は絶望し混乱する。そんなことはむろん不可能で、全世界が悪か私がまちがっているかのどちらかという選択肢の前に立たされ、後者を選ぶ。感覚の置き換えと誤読が続いて起こり、ついには上記の諸症状に落ち着く。

（3）早すぎる性器的行為を強いられた男性にもまったく同様の障害が起こる。中心的特徴。超人的課題へ挑戦するが、背後にひどい倦怠感と仕事嫌いがある。（当然リビドーに関しても同じパターンがある。）

（1）フロイト「性欲論三編」。とくに、小児の性愛に関する第二部。また、「思春期における変態」に関する第三部も。

一九三二年四月七日

## 精神病患者の子供の運命

（1）幼い子供の人格の心的質についてわれわれは正確な観念をまだ持ちあわせていない。心身統一体としての子供の人格は母体内はもちろん出生後でさえも、いわばまだ結晶化しておらず、「融解」状態にあるということを示す証拠がある。（このイメージ的比喩の空想的仮定として、受胎するまえの人格は宇宙に溶けたような状態にあったという観念がある。これが正しいとすれば、死はこの「融解状態」への回帰ととらえねばならないだろう。他の機会にすでに述べたように子供はまだ死に近い。[1]）この表現に生理学の見地から対応しているのは、受胎前に個体は少なくとも二分割されていたという事実である。一つは母親の構成要素であり、他方は父親の構成要素であった。形式的に考えて、発端のこの分裂状態が精神病における人格分裂も含むのちのあらゆる分裂のモデルではないかという問いをここに立てることができる。

子供っぽい人はまだ半分融解した状態（粘性）にあるという観念からさらに想像がふくらみ、子供っぽい人は結晶化を経て硬直化した大人より宇宙との接触がはるかに密で、そのためにはるかに敏感なのだという仮定に導かれる。またこの初期状態においては全人格が環境に浸透しているのであって、感覚器官という透過可能状態に残された特定部位においてのみ浸透しているのではないことが将来証明されたとしても、驚くにはあたらないだろう。そこでは感覚知覚の外にある事象を感受すること（千里眼）(2)、他者の意志表出の引き受け（遠隔暗示）(3)などのいわゆる超常能力が常態としてあるのかもしれない。明らかにずっと融解状態にとどまっている動物（犬）の人格が、この種の見るからに超常的な能力をもっているのと同様である。（はるか離れた地点からの嗅覚、飼い主の好意、悪意を感じとる説明不可能な力。）——いわゆる感応遺伝《テレゴニー》(1)（母親の心的経験の母胎内の子供への影響）を理解する可能性がここにはじめて開かれる。

「賢い赤ん坊 Wise babies」(4)という特徴的な夢イメージとの関連。

霊媒は、もし彼らがほんとうに何かをできるのであれば、その力をこの幼児的全知状態への回帰に負っている。

（2）この表象を用いれば超自我の形成過程を従来よりもっと可塑的な性質のものとして理解できる。私は数人の患者から、大人たちは自らの意志を子供の人格のなかに押し込む、なかでもとくに不快な性質の心的内容ばかりを押し込むという発想を得た。この発想はすでに他の場所に記しておいた。切り離されたこの異質な移植体は、他の人格のなかで枯れずに生涯生き延びる。（これに対応して、子供の外に押し出された人格部分のほうは、相手——超自我贈与者とでも言おうか——によって同化されるという言い方も患者から出る。）

このような意味でそこまで敏感な子供が、錯乱した精神病の大人から影響を受けるとすれば、理論的に考えるだけでも恐ろしい混乱が予想される。ある症例の特殊な経験からすると、「賢い赤ん坊 Wise-Baby」(5)が、錯乱し狂った人物を暴力的に押しつけられたものとして受け入れながら、そのすばらしい本能によって、異常なものと自らの人格をずっと分離したままに保つことも不可能ではないと思われる。(ここに人格の恒常的二分割への入口がある。)自らの枠から押し出された人格部は本来の原-人格であり、それがあらゆる異常性に抵抗を続けながらその下で恐るべき苦しみを味わっている。苦悩するこの人格が願望充足的幻覚を形成することによって、他者の悪しき意志が心的-身体的全存在を占めている(憑依状態)という悲しむべき現実への洞察から自らを守っている。

ここで触れた症例では奇妙なことが起こった。狂った邪悪な意志が、これまであらゆるものを凌駕していた躁的噴出ののちに突然冷めて、占領してきた人格から撤退し、今までいわば根を下ろしていた人格に純粋の殺意として対向したのである。その結果、他者の意志を自分自身の人格の骨格とするのに慣れていた人格に恐ろしい欠損が生じた。狂った人格が撤退の決意を固めたときから、すでに人格の残りの部分では大地を揺るがすような激動が始まっていた。しかし打撃の瞬間には残るすべての幻想も破壊された。狂人の力のもとにあったという恐ろしい事実への突然の洞察を受け入れることができず、それまでの分裂状態が完全な融解状態に場所をゆずった。すべてが過ぎ去ったときには、ちょうど花火が消えたあとのようにこの経験の場の全体が原子状の塵芥となって崩壊した。

分析の課題は、この灰燼から心を蘇らせることにある。(灰から洞察の断片への固化というこの過程はまずゆっくりと始まり、一日一日と少しずつ進んだ。ふたたび全部破壊されることもあるが、また粘り強く構築され、最後には転移経験が、つまり転移関係で味わう苦のレッスンが心的外傷の深みへの道をなだらかにする。）優生学へのヒント。新生児のときから狂った環境から遠ざけること。

（1）「望まれない子どもと死の欲動」*SZP* II. *Fin.*
（2）フランス語。clairvoyance.
（3）フランス語。suggestion par distance.
（4）「賢い赤ん坊の夢」*SZP* II, *FC.* 賢い赤ん坊という主題は、フェレンツィが繰り返し取り上げ、発展させたものである。たとえば、「大人との子供分析」「大人と子供の間の言葉の混乱」*SZP* II, *Fin.* あるいは、誇張された性衝動とその帰結に関する二つの「断片と覚書」と、「ラマイズムとヨギ」*Bau* IV, *Fin.*
（5）gelehrter Säugling というドイツ語表記のかわりに、フェレンツィはしばしば英語で書いている。（編者）
〔1〕ある雄と交わった雌が他の雄によって子を産む場合、子供に前の雄の影響が現われる遺伝。先夫遺伝とも言う。その存在は現在否定されている。

一九三二年四月一〇日

## すべてのパラノイアの基盤としてのエロトマニア

パラノイア患者はきわめて多様な妄想表象をもつが（誇大妄想、嫉妬妄想、迫害妄想）、そのいずれにおいても同性愛的基盤の背後を探ると、エロトマニア的妄想体系のなかに同性愛のさらに深い原因が発見されることがますます多くなってきた。このエロトマニア的妄想体系自体は、愛情対象の外傷的喪失ないしは対象愛的関係と思っていたものが幻想だったという洞察による心的外傷のあとに、精神薄弱様の願望充足精神病として形成されたものである。ここに生じる疑問は、原外傷をいつも母親との原関係に求めねばならないのか、あるいはそのような原－原外傷的母子関係の瘢痕が存在しなくても、父親の登場によって複雑化したいくらか後の時代になってからの複数の心的外傷が同じ効果を及ぼしうるのかということである。愛されている、世界の中心にいるということは乳児の自然な感情状態であり、ということは本来偏執ではなくありのままの現実である。愛における最初の失望（離乳、排泄機能の統制、厳しい声によるはじめての叱責、威嚇、さらには体罰）は、どんな場合にも外傷的にちがいなく、つまりそれがはじめて起こった瞬間には心的麻痺作用がある。そうして生まれる解体が心の新たな形成が始まるのを可能にする。とりわけ分裂がそこに発生すると推測される。有機体はたとえば離乳の苦しみに代表されるその種の事態に順応しなければならないが、それにたいして、現実にあった過去の記憶に必死でしがみつき、私は以前と同じように愛されているという幻想（幻想的万能感）のかたちをとる心的抵抗が、期間はともかくとして、あとに残る。どんなかたちであれ、のちの愛情生活において何らかの失望を経験すると、この願望充足に退行する可能性がある。

一九三二年四月一二日

# 分析家のリラクセーション

従来の議論はほとんど例外なく患者のリラクセーションについてであり、分析家については、適切な方法で患者のリラクセーションを誘導すること、少なくとも妨害しないことが期待されるだけであった。またもっともゆゆしき事態はこの分析家の妨害であると指摘されることもあった。相互分析の発想が生まれたということは、リラクセーションを分析家にまで拡張するということである。分析家と被分析者は交代でリラクセーションに入ることになる。

ここで、技法に関するフロイトの最初期の報告[1]においてすでに、相互的リラクセーションの名称こそそのプロセスに充てていないが、同じような相互的リラクセーションを推奨していたことを付け加えておかねばならない。患者のほうは心的内容にたいしてまったく受身的になるようそこで要求されているが、フロイトはある箇所でそのとき生じてくる心の状態を催眠に自らを委ねる人の受身的従順性と比して、本質的に似ていると言った。ところが彼は分析家のほうにも「平等にただよう注意」、つまり目標指向的な思考と追求から一定の距離を置いたあり方を求めている。これを言い換えると、フロイトは分析医からも患者からもリラクセーションを要求していることになる。ただし深さの異なるリラクセーションである。患者には当面、無意識の導きに自らをゆだねることを求めながら、分析医もまた自らのファンタジーがあらゆる方向に、きわめてばかげた方向にも漂うことを許さねばならない。とはいえ意識‐表層から遠ざかりすぎないよう、また、患者の観察、患者が生む材料の精査、言葉をかける必要があるかどうかの決断などの課題を片時も手放すべきではないし、それが分析家の立場であるとされている。

相互分析においては、分析医は一時的にせよ「夜警」の地位を投げ捨てる。今までのところ（相互性のなかで）被分析者が分析家の役割をその間引き受けることを、それは意味していた。ところが、はじめはまるで意味をなさないと思った予想外の修正がここに加わり、というか私にはそう見えるということだが、二人同時にリラクセーションに入りたいという要求が出た。今言ったように、一見まるでばかげた話のように思える。二人の人間が同時にトランス状態に落ちて会話が無意味にすれ違うこと、つまり自由連想を行なってそれぞれの感情を身振りや身体表現も交えてまき散らすことが何になるのか。——私の記憶が正しいなら——これが従来の精神分析の経験につながる唯一の糸は、無意識の対話という私が提案した考え方である。(2) 私がそのとき言ったのはこういうことである。二人の人間がはじめて出会うと意識的な感情の動きの交流だけでなく、無意識的動きの交流も発生する。二人それぞれについて、なぜ自分には説明できない共感あるいは反感が形成されるのかを突き止めることができるのは分析だけだろう。私の結論は、二人の人間が会話すれば意識間の対話だけでなく両者の無意識のあいだにも対話が起こるということであった。別の言葉で言えば、注意を備給された会話と別にあるいはそれと並んで、リラクセーション下の会話も行なわれている。しかし、私の女性患者にはこの説明に満足しない者がいて、他者の無意識的情動の表出にたいする感受性には、精神分析や通常の心理学で証明可能なもののほかに、感覚生理学や心理学の既存の知識では説明不可能な心霊的なものも働いていると頑強に主張する。私より先にすでに何人かの分析家が、分析医と患者のあいだにいわゆる思考転移現象が起こることがいかに多いか、しばしば偶然の確率をはるかに越えて思考転移が起こるという奇妙な現象に注意を呼びかけている。このことがいつか実証されたら、われわれ分析家としては、転移関係によって鋭利な感受性の発現が尋常ならぬレベルにまで高められると判断することになろう。

そして実はこのことからごく最近の修正を加えるはこびになったのである。プロセス反転（分析家が分析されること）の動機は、患者が分析家の情緒的抵抗を感じたこと、正確には分析家の鈍感さを感じたことにあった。「あなたは受身すぎる、何もしようとしない、云々」という不満が絶えまなく訴えられ、それにともないきわめて深い絶望感が表明されることもまれではなかった。無力感にさいなまれた患者は、いわば知性の断片とでもいうものを切り離すことで、これこれの瞬間には何をどのようにしなければいけないとか、しなければいけなかったのに、などと私に指図を与えはじめた。しかし患者からのこのような処方箋に則って対処することへのきわめて強い内的抵抗を私が乗り越えて、患者の言ったとおりの問いを発してその答えを得た結果は、トランス中に再現された外傷的状況の真実性を信じたいという患者の期待を裏切るものであった。ここで始められた「逆分析」によって、たしかに被分析者の見解がほとんど一言一句正しいことが確認されていった。あなたはほんとうのところ、ともに苦しむことも共感もしていない、情緒的に死んでいるという絶えまない（もっとも深い無意識からの）苦情は、多くの点で真実であることが分析によって証明され、その起源は私の幼児期の深い心的外傷にあることがつきとめられた。（心的外傷の数々、なかでも大人側の性器性による過剰な要求、家族のピューリタン精神との葛藤、たぶん乳児期まで遡る心的外傷もこれに加えねばならない。）

私の運命（神経症）と彼女の父親の精神病との驚くべき相似性がここに働き出した。患者は父親との完全な精神的心的共同体に生きていた。それは父親の頭のなかに患者が生きている、あるいは患者の頭のなかに父親が生きていると言ってもいいくらいであった。しかし自らの狂気のせいで、娘への恥知らずな行為はすべてそもそも母親に向けられたものであることに父親は気づかなかった。最終的に原子化をもたらした心的外傷は相互的幻滅の瞬間にやってきた。近親姦の最後の試みが失敗に終わったとき、父親は以後生涯にわたって辱めつづけるために娘から情緒的に退いた。これだけですでに救いようのない報復行為である。父親に自らの狂気と罪を認めさせることは不可能なのだと突然悟ったとき、原子化がやってきた。

私の側について言えば、母親にたいする幼児的攻撃性と愛情拒否を患者に置き換えていることが問題である。ただし母親にたいするのと同様に、はなはだしい知的努力によって強迫的過剰好意を発達させることに成功したおかげで、ほんとうに涙を流すことができるまでになった。（この涙は私自身本物と思った。）／私のリラクセーション療法のすべて、それから私が自らに課した患者への過剰好意も、基本的にまったく欠けている思いやりをおおげさに見せびらかしたにすぎないのだろうか。私は心ではなく頭で感じる。頭と思考が心とリビドーに取ってかわる。身体的に原始的なリビドー衝動の頭への置き換えは、おそらく症状形態（頭痛）にも、性器と頭を同一視する理論を形成する傾向にもなって現われているだろう。（ここにはさらに多くの相互関連がありうる。）これを要するに、さまざまの形の置き換えをともなった去勢ヒステリーである。患者が私に求めて見つけられないのは、確かな「何か」である。

（1）　フロイトの「分析医に対する分析治療上の注意」（一九一二）「分析治療の開始について」（一九一三）を参照。
（2）　フェレンツィは、「声域の心的異常」の終結部で「無意識の会話」に言及している。*Bau* II, *FC.*

一九三二年四月二四日

パラノイアと嗅覚

患者はＤｍ夫人と何時間か同席せねばならない機会が昨日あったと報告した。Ｄｍ夫人は彼女を以前から知っていて、何回か彼女に分析を受けてみたこともある。この夫人にたいする彼女の反感は、その無教養とニューイングランド的偏狭さと洗練されない会話とマナーに由来する。それに彼女の想像力ときたら芸術的センスのかけらもない、云々。これらが夫人との交際を絶とうという気持ちにさせた。昨日は彼女から逃げられなかったため、酔いつぶれねばという強迫に襲われた。すっかり酔っ払って足元もふらつき、夢見ているような半睡状態になるしか彼女を我慢する手だてがなかったのである。夫人のことを考えると、彼女の自由連想はこの夫人のにおいに集中した。夫人は患者を脅えさせ身構えさせるような、何か死体のようなにおいを放った。

同日Ｄｍが私のところに来て、彼女もひどく飲んでしまったと言った。（酔って来たわけではない。）彼女は先の患者と会いながら恐怖を感じていた、あの女ときたらひどく攻撃的で活動的で、母親を思い出してしまうと言う。（ここは子供時代の心的外傷とつながっている。母親が彼女の手首をあまりきつくひっぱったものだから腕が骨折した。）ここでＤｍが実際不快なにおいを放っていて、嗅覚の鋭い人ならきっと避けたくなるほどだということを言っておかねばならない。このにおいの発散の激しさはかなりの確率で抑圧された憎しみと恨みに関係すると思われる。まるである種の動物が武器を他にもたないためにとる方策と同じように、人の嫌がる憎悪をこのようなかたちで発散することで、体から他人を遠ざけているように思える。（意識や顕在的な行動面では患者はむしろ弱気で、盲目的に人に従い不平も言わずに服従しがちである。）

実際に人の感情を嗅ぐことが可能なのだと考えて患者の反応を理解したが、それほど無謀な考え方ではなかろう。彼女はそのときにこれ以外にも同種の経験をいろいろと報告してくれた。面白いことに、母親が当時のイェーガー教授(1)に似た考え方で身を固めていたという物語を長々と語った。母親は入浴と体の洗浄は健康によくないと言ってけっして下着を替えなかったが、それでもにおわなかったという。それ以外はすこぶる活動的で家を取りしきっていた。(父親は酔いどれでめったに家に戻らなかったが、戻るとすぐ後に子供が生まれた。)

今述べたものを含め、この種の問題のあれこれから導かれる理論は以下のようなものだろう。意識的に攻撃的であった彼女の母親が発散するものにはにおいがなかったが、外見上へりくだり、人の言いなりになりながら、内奥に憎しみを秘めているＤｍが発散するものには抑圧された憎しみが漏れている。(「賢人サロモンが語る(2)」との連想がここにある。)

Ｄｍは患者のあからさまな攻撃的態度に恐怖を覚え、においを発しはじめる。患者はそれを報復、迫害(迫害妄想)と感じ、逃走するかそれともアルコールで自らを麻痺させるかのいずれかの手に訴えるしかない。母親との生活に耐えられず、飲酒癖のあった父親をそうやって模倣している可能性もないではない。躁的で攻撃的なあいだは母親を模倣しているが、Ｄｍの秘めた攻撃性を感じ出すと父親の役割を演じはじめる(?)これだけ細部にわたって符合するとすれば、迫害妄想をもつ人が、犬を代表とするある種の動物のように、人が隠したり抑圧したりしている感情と性向を嗅ぎ取ることができるのはまちがいないと思われる。ここから一歩進むと、感覚が質的にも量的にも比類なく洗練され微妙な襞をもつにいたり、きわめて微細な感情の動きからさらには願望衝動の心的内容まで、つまり他者の表象まで嗅ぎ取ることが可能になるだろう。オカルトあるいは超自然的超能力と従来考えられていたもののなかにも心理－生理学的に説明できるものがあるのではないか。ここからさらに思いきった一歩を踏み出せば、宇宙のどこかで振動を続ける個人の全発散を、無限の時空も越えて感じとることのできる霊媒の力にまでたどり着く。（言ってみれば犬が死んだ主人の足あとを。）[1]こう考えると、霊媒は嗅覚を用いて人間の過去を再構成しているのである。彼らは自らの嗅覚空想によって人の軌跡をもっとも遠い過去までたどることができ、その人が人生で立ち止まったことのあるすべての地点をたどることができる。Ｄｍのにおいがなぜ死体のにおいのように感じられるのかは、また別の問題として考えてみなければならない。さしあたり答えを探すとすれば、感情反応の抑制、遮断、抑圧などにさいし、われわれのなかの何かが殺害されるということだろうか。殺された人格部は腐敗状態となって崩壊する。全人格の活動が障害され、全体的腐敗すなわち死が訪れる。きわめて多くの神経症者がトランス状態や夢見状態のなかで、その大小はさまざまだが、彼らの一部が死んでしまった、あるいは殺されてしまった、そして命を失ってそのために役に立たない重荷となって引きずり回されていると語るのにこれは対応している。この抑圧された塊の内部は引きつづく死の苦悩の只中に、すなわち腐敗過程のなかにある。その塊にとって完全な解体（死）は生命エネルギーの流入による再生と同じくらい不可能である。

九柱戯

ばかな女中。[3]

（1）　グスタフ・イェーガー Gustav Jaeger（1832–1917）動物学者。ウィーン動物園を創設したが、のちに、シュトゥットガルトで臨床医として活動した。純毛肌着の着用を断固主張した。代表的著作は、『健康維持のための標準服』（一八八〇）。中央ヨーロッパでは保温下着を今でも「イェーガーズ」と言う。

（2）　おそらく、外に表わされた感情の背後に隠れたものを明るみに出すソロモンの能力のことをフェレンツィは考えていたのだろう。（編者）

（3）　英語。nine pin, silly servant. 患者は英語で分析を受けていた。この二つの表現が何を意味するかについては、一九三二年四月二六日付の二回目の記入部分を参照。（編者）

〔1〕　英語版はここに「感じるように」と補っている。

一九三二年四月二六日

## 性的能力の条件としてのポルノファジー〔1〕

乳児期における過剰な性器的要求について著すべき著作の一章となるはずの内容。子供があまりにも過剰な性的行為を自らに行なうと持続的影響を残す。（1）性器的活動における快感の氾濫の源である自発性の感情をことごとく破壊する。（2）愛の感情についてあらゆる点で心的に不安定。いつどれだけ愛することが求められ課せられているかまるでわからない。（3）ひどい全般的疲労感がほとんどすべての活動を覆い、性行為のたびに死にそうな眠気となって現われる。（4）ここでいわゆる神経衰弱的疲労現象は、心理的ないし心理－生理的自慰において自らに強いる性器的過活動の結果ではないかと考えるべきである。（子供時代に誘惑された若い男性の症例を引用。（a）すべての女性を満足させねばならないという強迫があった。（b）毎日四、五回自慰し、恐るべき集中力とあらゆるエロチックな刺激的状況を動員して精液を五、六メートルある部屋の天井にかけることに成功した。）（5）生活態度と性格への影響。あまりにも危険でやっかいな、多くの場合倫理的にも危機に瀕する状況に赴き、最後の瞬間にかろうじて逃れるという傾向の持続。艱難辛苦を要求される課題（勉学、試験）を引き受け、ぎりぎりの瞬間までそれを引き伸ばして意味もないことで時間を浪費しながら、同時に罪悪感に苛まれる。（6）条件付きの性的能力の特殊な変種としてのポルノファジー。相手をする女性は、自分は売女だと言って犯した罪をすべて告白し、細部にわたり物語らねばならない。必要とあらば物語を捏造せねばならない。それにつれて性行為は正常な性的合体から窃視症的自慰に堕ちていく。その間、男は女性の話から思い浮かべた場面の想像で頭がいっぱいである。したがって実際の性器的行為は彼ではなく、性的能力を現にもった別の男性によってなされる。彼自身はそれを見ながら自慰するだけである。女性に売春婦のふりを無理にさせると自慰しやすくなる。場面の一部が現実に演じられれば想像力で思い浮かべなくてもよいからである。このような症例の精神分析治療では、心身活動の全般的不能の出現からリビドーの完全な消滅までもちろん計算に入れねばならない。実はこうやって幼児性が回復されるのである。それは自己中心性が優越し他者への顧慮に欠けていて当たり前の状態である。

子供は自然の理からしてそのように利己的であることを考えると、子供に利他的性質を帯びた感情が過剰に要請されれば正常な発達がどれだけひどく妨害されるかが理解できる。ほぼ昏睡に近いこの衰退状態がしばらく、といってもそれほど長くないときが多いが、続いたあと（患者たちは話している途中に寝入ってしまうこともあるし、劇場で眠ることもよくある）、ときおりほんとうに自発的なリビドーの兆候を感じとれるようになり、ついに疲労感をともなわない性表現も現われた。知的感情、知的情動の生産のあとに疲労感が残るところを見ると、知的プロセスを幻覚的水準に無理に押し戻すために膨大な力が費やされていることの証拠である。つねに溢れ出ており、溢れ出た情動がわれわれの感覚器官をも刺激するのが正常なリビドーである。「あらかじめ感覚にないものは知性にもない」(1)という格言が逆転されて、ここでは「知性が先行する」で置き換えられる。すべての神経衰弱は、詳細に吟味すればこれと似た状態に源をたどれる可能性が高い。〔2〕（自慰においてはリビドーがすり減らされるが、性交の中断においてはリビドーが蓄積されるという私の強調する生理学的対照にこれが関連している。後者は不安神経症に相当する。

（1）　ラテン語。nihil est in intellectu quod prius non fuerit in sensu.（編者）
〔1〕　pornophasie.「-phasie」は言語不全を表わす。「好色表現不全」とでも訳せようか。
〔2〕　この括弧は閉じられていない。

一九三二年四月二六日

## ファルス礼賛理解へのヒント

幼児期に性器への暴力をうけた前史があるのがほぼ間違いない女性患者（B）の夢。兵士か体操選手らしき列が見える。全員頭がなく、整然と並んでいる。一人一人の左側（肩）に直立した肉の突起が突き出している。連想はボウリング（九柱戯）に移っていった。一撃ごとが一人の兵士のかたちを取っている。オーガズムという観念はおそらく九つ全部で表わされる。同時に、頭部を欠いているのは知性のコントロールを欠いた情動そのものであることを表わしている。（「愛は頭のない牡牛だ」アナトール・フランス。(1)）だが同時に患者の心的状態も表わされている。患者は、九柱戯のピンの左側が重くなっているためバランスを保ちにくいと思っている。この思いはしかし、患者が寝床に入るまえに大量のカクテルを飲んで、見るからに平衡感覚が乱れていたことに由来する。こんなふうに頭がない状態では、自我の防御膜が麻酔薬で溶け去ったときとちょうど同じように、他者の情動を迷わず自らのなかに流れ込ませることができるように見える。別の言葉で言えば、酔った子供あるいは麻酔をかけられた子供は（恐怖や痛みによって自己防衛が麻痺した子供もそうだろう）、不安を引き起こす他者からの感情刺激に過敏になるため、攻撃者の情熱を自分自身のものであるかのように感じる。そのためファルス不安がファルス崇拝やファルス礼讃に反転しうるのである。（女性の性感の問題がここにある。それはそもそも不安が快感に転換したにすぎないのではないか。）

だが問題が残る。自分の頭を失い頭のない牡牛に同一化したのちというのはよいとしても、問題は、そもそも不安が快感に転換されることなどありうるのかである。答えが否定的だとするとまったく別の理解の道も開かれている。それはマゾヒズムはかならずしも不安のみから発するわけではなく、本能そのものに善意と自己犠牲が含まれており、自然の力として利己的傾向に歯止めをかけると考えることである（S・I）。あるいは死の欲動が、善の欲動、自己犠牲欲動なのであって、何か母的－女性的なものとして男性性に対置されるべきものなのだろうか。

（1）　フランス語。"l'amour est un taureau acéphal". Anatole-François Thibault（1844–1924）フランスの文人。小説、劇、文学批評、詩の作者。フェレンツィは（フロイトも）アナトール・フランスの作品に精通し、非常に尊敬していた。フェレンツィの論文「分析家としてのアナトール・フランス」（一九一一）（*Zur Erkenntnis des Unbewußten*, Fischer Taschenbuch 42194, S. 154）を参照。文中の引用はアナトール・フランスの作品には見られない。おそらくフェレンツィは過ってフランスの作としたのだろう。（編者）

一九三二年四月二六日

## 男性的「反抗」の結果としての反‐同性愛

同性愛にたいして一般に見られる強い意識的嫌悪感が、顕在的同性愛例の治療にさいして重大な障害になることがある。「精神病」や倒錯への広くいきわたった抵抗（フロイト）の原因は、それらを嫌悪する性向に十分な分析を加えていないことにあるのが証明されるかもしれない。それらの患者はおそらく、人間が太古に自らの精神的健康とリビドーの運命のために闘わねばならなかったおぞましい経験をわれわれに思い出させるのだろう。

攻撃的性格を発達させた分析家は強い父親の役割を演じることに優れるだろう。患者のどんな感情の動きまでもともに感じるタイプの分析家は、母代理として優れている。真の分析家は両役割を同時にうまく演じる力をもたねばならない。

積極療法は父的‐サディズム的であったが、受身的に徹する治療は母的である。仕組まれたものでない自然で穏やかな態度をとれば、あるときは一方の性質またあるときは他方の性質というふうに表面に表われるだろう。あとに残る本質的要件は、ほんとうの感情をありのまま自らに認めることだけである。

一九三二年五月一日

どちらが狂っているのか、われわれかそれとも患者か（子供たちかそれとも大人たちか）

問題設定。フロイトはほんとうに信じているのか、それとも自己分析への防衛、自身の疑念にたいする防衛として強迫的に過度の理論的硬直に向かっているのか。フロイトは分析の発見者ではなく、ある程度完成されたものをブロイアーから受け継いだということを忘れてはならない。おそらく彼は論理的、知的にブロイアーを受け継いだにすぎないのであって、情動に裏づけられた確信を欠いていたのである。その結果、彼は他者を分析するのみで自らを分析しない。投影。

「オルファ[1]」の提案にしたがって患者に私を分析させようと試みると、それはつまり完全に身をゆだね、リラックスし、患者の力のもとに下ろうとすることであるが、恐ろしいほどの自己抵抗がある。患者がこの状況を自分の利益のために濫用するのではないかという不安。自らの悪意に無意識のため、そのような力を手にした患者は、（1）不快から自らを解き放つためなら、それが被分析者を傷つけたり破壊さえするかもしれないことなどまるでかまわず何でもするのではないか、（2）分析にその場を得てサディスティックな行為に及ぶことで代償的満足を見いだすのではないか。

この思考経路をいくぶん悪魔崇拝風にさらに押し進めると、精神病者の悪意は時空も超越して夢のなかまで人に付きまとい、要するに悪魔的に破滅させることができるという考えが浮かぶ。彼は他人を物騒で不吉な行為へと駆り立て、安眠を妨害し、幸福の可能性をねたみで破壊し、性的能力を根絶し、自殺へ追いやる、等々。

これらの容疑を隠さず伝えたとき、患者はこう返してきたが、考えてみればもっともである。（1）患者たる私はなぜ盲目に医師の力に自らを委ねなければならないのか。十分に分析を受けていない医師が（十分に分析された人など果たしているものだろうか）、治療のかわりに、私を犠牲にして彼の神経症や精神病を行動化することだってあるかもしれないではないか、実際そうしているのではないか。（2）この容疑を立証し実証するものとして、フロイトが、明らかに私の口の固さを計算に入れてのことだが、私のまえでもらしたある発言を思い起こさねばならない。「患者どもはろくでなしだ」。患者のよいところは分析家を生かしてくれることだけで、分析家の研究材料だ。われわれ分析家が患者を助けることなどできない。治療へのニヒリズムと言うしかないが、それでもこのような疑念は口にせず患者に希望をもたせれば患者は網にかかるものだ。

思うに、当初フロイトは精神分析を心から信じ、ブロイアーに心酔してあとに従い、情熱的、献身的に神経症者の治療に没頭したのではないか。（必要とあらばヒステリー発作を起こした患者とともに何時間も床に臥したという。）しかし何かの経験がまずフロイトを動揺させ、ついで現実に引き戻したにちがいない。女性患者が再発し逆転移の問題が突如彼のまえに奈落のように口を開けたときのブロイアーとおよそ同じ状況である。フロイトの場合、ヒステリー患者のうその発見がそれに当たるだろう。この発見以来、フロイトは患者を愛さなくなった。彼は洗練された規律正しい自らの超自我への愛に戻ってしまった。（この見方を裏付ける証拠が他にもある。精神病者、倒錯者などおよそ「異常すぎる」ものすべて、インド神話にまでも向けられるフロイトの嫌悪感、侮蔑的発言である。）このショック、この幻滅以来、フロイトが心的外傷について語ることはごくまれになり、素質が理論の主役を演じるようになった。当然ながらそれとともに一個の運命論が登場した。心理学の波が押し寄せたのち、フロイトはこうしてまず第一に、ふたたび自然科学的唯物論に落ち着いた。彼は主体なるものを身体的なものの上部構造としか認めず、身体的なもののほうこそはるかに実体性が高いとした。第二に彼は、知的な面ではまだ精神分析に執着していたが、もはや感情をともなったものではなかった。第三に、彼の治療法には彼の理論と同じく、秩序への関心、性格への関心、悪い超自我をよい超自我に置き換えたいという傾向がますます[2]。フロイトは教育的になったのである。

時期が下るほど非個人的になっていく彼の治療法の変化は（子供に格下げされた憐れな患者の頭上を、神様か何かのように浮遊している。しかし、この態度によって転移が人工的に生み出されているとは夢にも思わない）、転移は患者によって形成されると考える[3]。この技法は部分的には正しいところがたしかにあって、古い過去の材料を浮かび上がらせるために役立つだろう。しかしもし医師が自らへの注視を怠れば、居心地のよいこの治療関係に必要以上に長く居すわることになってしまうだろう。患者たちのおかげで、そこでは自己批判の不快感を免れることができ、相手のうえに立ってしかも愛されることを一方的に享受する機会が与えられるばかりか（幼児的万能感に近い）、患者から謝礼まで受け取るのである。だから分析家は、意識的にすっかり罪を免れながら、まったく無意識的に患者にたいして自らを子供の立場に置くことができる。分析家の態度のこのような部分を、狂っていると患者から言われてもそれは道理である。分析医の理論（妄想観念）のある部分はけっして揺るがされることがない。もし揺さぶれば悪い弟子ということになり、「抵抗している」という烙印を押されることになる。

私の「積極療法」は、こういう状況にはじめて反抗した無意識的突撃だった。サディスティックで教育的なその方法論を極端まで押し進め、広く公開したことで、これは継続不可能だと思い知った。新しい治療法

（新しい妄想）としてリラクセーションの理論ができた。それは完全に患者の選択に任せることであり、治療者の人間らしく自然な感情反応を強引に抑圧することであった。しかし「積極的」分析家が、地獄のような苦しみを患者に味わわせながらそれに感謝されることまで期待するのは残酷だと患者から拒否されたのと同じく、内心に怒りを秘めた教師がするそのわざとらしい親切も拒否された。こういうわけで、あるときは共感し、あるときは隠さず怒るというような、ありのままに感じる人間でいることが自然であり、当を得たものではないかという考えにたどりつく。それは、「技法」をすっかり放棄して、患者に要求しているのとちょうど同じように、飾りなく自らを表現することである。一度そのように振る舞いだすと、患者は、考えてみれば当然のことだが、分析家の教育分析が不完全だったのではと疑いだす。それどころかしだいに遠慮を捨てて、患者自ら分析家のパラノイド的性向その他の極端な性向をいろいろ指摘しだし、ついには相互分析を提案するにいたる。このとき、自分の関心をつきつめれば真実のみにあるというある程度の自信があれば、狂人の力のもとに下るという見るからに恐ろしい犠牲をあえて払うだろう。驚くべきことにこの勇気は報われ、分析家から愛されていなかったという失望を患者は乗り越える。何でも与えると約束するように見せながら内的に何も与えない親（父、母）への果てしない依存を乗り越えるより、そのほうが簡単だからである。

そうすれば現在との対比によって外傷的過去に沈み込む可能性が高まり、しかも早くそうできるだろうし、もはや権威者の力に頼らない自発的で決定的な回復がそこから期待できる。

分析医のほうも、こうして自らの科学的妄想から覚めれば、後の症例でいっそうの効果をあげるだろう。しかも副次的変化として、神経症的あるいは精神病的に遠ざけられてきた生きる喜びを手にする可能性もある。

(1) オルファについては一九三二年一月一二日の記載を参照。フェレンツィはそこで、「器質的生の欲動」を意味するものとしてこの用語を用いている。ここでは患者を意味しているように見える。
(2) 不完全な文章。たとえば「刻まれている」のような動詞が欠如している。(編者)
(3) 不完全な文章。おそらく「……という考えに由来する。」と続かねばならない。(編者)

一九三二年五月三日

## 患者－分析家間の無意識的な感受性の闘い

転移状況と呼ばれるものの一部は、そもそも患者の感情の自発的表出ではなく、分析にしつらえられた状況によって、すなわち分析技法によって、人工的につくりだされたのではないかと思うときがある。あらゆる細部が分析家への個人的感情を意味するという私とランクの解釈はたぶんいくらなんでも誇張しすぎであり、ある種パラノイア的な雰囲気を醸成してしまいがちである。客観的な観察者からすれば、分析家のナルシシズム的妄想ではないか、あえて言うなら、エロトマニア的妄想ではないかと疑うだろう。おそらく、患者には分析家への愛か憎しみがあるとはじめから前提しすぎる傾向があるのだろう。

これは親子関係のあまりにも正確な反復ではないだろうか。子供にたいしても、大人たちは豊かな感情が、とくに愛の感情が子供にあると前提しすぎている。そのうえこういう感情をもつように子供に説教しつづける。おのずから生まれたのではないほんとうなら存在しない感情を子供のなかに入り込ませようというのだから、まったくもって奇妙な教育である。こんな状況のなかで自分を取り戻して自由になることは恐ろしくむずかしいだろう。こういう教育が成功すると、子供は服従的になり、隷属状態に満足するようになる。ある程度知性が先に発達しているために盲目の服従がむずかしい場合はこれとは違った経過をたどる。そういう子は「悪い子」、頑固な子になり、「ばかな子」にもなる。他の防衛手段をもたないときには、知的な意味で自らを閉ざして、要求されるものを理解しないようにする。これらによって次のことが可能になる。（1）自らの「無能力」を用いて、無意味で、不愉快で、誤りとしか思えない規則を受け入れないよう自らを守ることができる。（2）彼らがこうむった不正への復讐に役立つ便利な武器、それも目に見えない武器を手にすることができる。親や教師がきかん坊にたいしてどれだけやさしい顔をしてみようとしても、子供は、怒りの緊張が大人のなかに起こっているのを感じ、この感覚を和らげるには、いつまでも意地をはりつづけることで大人の怒りを爆発させるしかない。こんな場面が叱られたり叩かれたりに終わっても、その結末に子供はどちらかといえば満足をおぼえる。おそらくこれがマゾヒズムの喜びと「子供は叩かれる」という幻想が発生する根本原因だろう。

　転移感情をたえず要求しつづけ（維持し）、転移感情がなければ抵抗と解釈していくと、まさしくこれに相当する状況が引き起こされる。分析家は何の迷いもなくこの解釈を提示するので、患者が分析医の感情を傷つけずに反対することは実にむずかしい。[1]（私は、自発的に表明されるまえに陽性転移を話題にのせることを絶対しないよう心がけたつもりだが、抵抗の兆候ではないかと疑うほうは遠慮なくやっていた。

　つい先ごろからはじめた相互分析のなかで、分析家からこういう自己中心的な機械的解釈を与えられると私はひどく不快になった。ほんとうにうんざりして、まず終わりまで話させてくれと分析家に訴えずにいられなかった。考えてみれば、患者は私からその方法を学んだのだから、私がそれと同じことをやりすぎたのだろう。というわけで私もすぐ同じ言葉を聞かされるはめになった。この出来事をその機会に言葉にして話し合うことで、こんなふうに推測できた。患者は、一部人工的にしつらえられたいろいろの障害によって、その代表は感情にそった確信を否定して分析状況を強調しすぎることだが、袋小路に誘い込まれるのを感じる。分析家の好意に患者が依存すると、分析家に批判を直接向けにくくなる。内的な批判も妨げられるだろう。こうして、何かを「徹底操作している」という希望的観測に立ちながら、何の実質的進歩もないまま何年も同じ患者を担当することができる。こういうときよく聞くのが、ケースが行き詰まっているという声である。あるいは、こんな不愉快な状況に陥ると、そうだ、最後通牒を突きつけて強引に治療から追っ払う手があるじゃないかと思う分析家もある。

〔1〕　この括弧は閉じられていない。

一九三二年五月五日

R・Nの症例。（1）分析治療が開始されたとき、私の側に特別な共感はなかったが、医師としての関心を患者に抱いていたのは言うまでもない。それが公平な態度だと考えていたからである。ずっとあとになって患者が私にこう言ったことがある。この初回面接のあいだの先生の声は、のちにくらべてずっと柔らかく甘いものでした、そんなことはそのとき一回きりでした、と。それを聞いて私は、いわゆる深い個人的関心とそれにともなう愛と喜びを彼女に約束したのはその声であったと気づかされた。だが、振り返って私なりに解釈してみるとこうなる。先に述べた反感の原因は、（a）過剰な独立心と自信、（b）大理石像のように固い表情に見られる恐ろしく強い意志力、（c）全体に何か専制君主のような様子、女王の威厳というかむしろ王の高貴さとさえ言えるようなもの。こういう特徴はいずれもおよそ女性的とは言えない。私はこういう印象を意識化しないまま、いかなる症例でも医師として上に位置せねばならないという立場から出発したらしく、そんな女性を前にしてもったはずのおびえに打ち克って、恐れを知らぬ男性の優越的態度に無意識のうちに出てしまったために、患者はそれを真の姿と受け取ったということである。内実は、意識的な職業的姿勢であり、一部は不安への防衛手段だったのである。

この誤解は、すでに分析の三回目か四回目の自由連想のなかで、先生は私をますます好きになってきたと言いました、という言葉を患者が口にしたときに明らかになった。これには少なからず驚いて、エロトマニア的ヒステリー患者の多くが、彼女らに愛を求めたのは医者のほうだと無実の罪で責めるのを思い出した。そんな発言はしたことがないとすぐに断固否定したが、患者が納得したとは思えない。しかし分析作業に深く入っていくうちに、いつものように彼女の生活史のあらゆる細部にまでおよぶ深い関心が私を満たしていった。しかしこの患者ははじめから他の患者より重んじられることを求めており、それが好意をそれ以上私に向けるのを妨げた。患者が何の改善も見せないと見ると、私は自らの努力を倍増させ、たとえいかなる困難があろうとも絶対引き下がらないと心に決め、どんどんつのっていく患者の希望を次から次へとかなえ、時間を二倍にし、彼女に来させるかわりに彼女の家に出向き、私の休暇旅行に同行させ、日曜にも時間を提供した。このような極端な努力のおかげで、いわばリラクセーションの対照作用の助けをかりて、外傷的な幼児期体験がトランス状態や発作のかたちで現われるところまできたのは確かである。

この段階で、その後二年間何の進歩もなく停滞した。もっとも不愉快な要求が次のようにして出現した。患者が時間の終わりに近づくと発作に襲われるため、発作がおさまるまでさらに一時間ほど彼女の傍らに座っていなければならないのである。医師として人間としての私の良心が、彼女をこの無防備な状態のまま放置することを許さなかった。しかしこの過剰努力は私のなかに恐ろしい緊張をもたらしたようで、患者が嫌いになることもあった。これが危機的状況にまで高じた結果、私はいわば退却にとりかかった。時間的継起を重視するつもりはないが、振りかえって考えると、もっとも重要な転換点は次のような具合ではなかっただろうか。患者は、その夏の時間経過に添って、幼児期の外傷体験と同じ日時にすべての出来事を反復し、思い出しなおすという計画を立てた。それが可能だと信じていた。反復は一部たしかに起こったが、発作は次のような認識で終わるのがつねであった。「でもこれが全部事実なのかやっぱりわかりません」。夢分析その他の分析作業から、自らの人生のおぞましさを知らずにすませたいという明確な意志があることがわかっていた。現実の人生にまったき愛と慈しみが補償として与えられるまでは、自らの人格にある分裂をけっしてやめまいとする意志である。つまり、無意識的にすべてを知り苦しんでいる部分と、機械のように感情を失いながらそれでも生きつづけようとする部分への分裂である。

患者はこのまったき愛の人の役割を私に与えた。患者が描く他のいろいろな幻想にたいしてするように、私はここにも深く浸入し、この幻想を発展させようとした。幻想はまもなく性的な性格を帯びだしたが、他の幻想と同じように、関心と好意を向けながら分析した。ところがあるとき、それはあなたが私を本当に愛しているという意味ですかと単刀直入にきかれたとき、私のしていることはまったく知的なプロセスで、私の願望に話題のような性器的プロセスはまったく含まれていないとごく正直に伝えた。これが起こしたショックは言葉で言い表わせないほどのものだった。言うまでもなく、そこで体験のすべてを、外傷体験という過去に何度も何度も繰り返し結びつけてみたが、それでも患者が転移的側面を断念することはけっしてなかった。

今述べたような危機をへて、私は、義務感もおそらくは罪悪感も抑えて、医師としての過剰奉仕を制限するしかなくなった。つらい内的葛藤のすえ、この患者を休暇中診ないことにしたり時間数を制限したりした。患者の抵抗はびくともしなかった。われわれがはでに衝突した問題があった。あなたにひどいことをしたのできっと私を憎んでいるでしょうと強く押してみたが、彼女はかたくなに受け入れなかった。だがその否定に強い怒りが感じられることがあり、憎しみの感情がいつも透けて見えた。彼女はそれを否定し、先生のほうこそ憎しみの感情が感じられますと言い張り、私の秘めた感情を自分に分析させる決心をしなければ分析はけっして進展しないと言いはじめた。私はおよそ一年間にわたって抵抗しつづけたが、ついにわが身を削る覚悟を決めた。

ところが心底驚いたことに、多くの面で患者のほうが正しかったことを認めねばならなかった。私は、彼女のようなタイプの頑強な女性にたいする特別な不安を子供時代から引きずっていた。今も昔も、私の考えや個性に黙従し、私を崇拝してくれる女性のことは「思いやり」があると感じるが、彼女のタイプの女性は私に恐怖の念を呼び起こし、子供時代の反感と憎悪をかき立てる。情緒的過剰負荷、なかでも過剰な好意は、母へのその感情と同じである。おまえは悪い子だねという母の言葉によって、当時の私はますます悪くなった。私をいちばん傷つけたのは、おまえのせいでお母さんは死んでしまうという言葉だった。まさにこの言葉が転換点となって、私は内心の思いを無理やりに殺して従順な良い子になってしまった。

愛されたいという患者の要求は、母から向けられた同様の要求に対応する。だから、外に見せていたあらゆる友好的態度と裏腹に、心の内で私は実際に患者を憎んでおり、彼女はそれを感じたのである。その憎しみにたいして彼女は、罪深い父親についに彼女をあきらめさせた、あの近寄りがたい態度で反応した。

相互分析が解決をもたらしてくれるようである。相互分析は自らの反感を発散する機会を私に与えてくれた。その結果、患者側は目立って落ち着き、自分の正当性を認められたと感じた。実際、私の負荷量の限界をはっきりさせてしまうと、患者は私への要求を下げはじめた。ここに見られる明らかな良循環がもたらしたものはこれにとどまらず、このところ彼女の反感が実際にまえより減ったと思うし、親しさやいたずら心を彼女に転移することもできるようになった。麻痺したのではと思っていた分析材料への関心、そしてそれを扱う能力が目に見えて向上した。このような「不安からの解放」の良い影響は、他の患者にたいするときも感じられはじめ、この患者だけでなくすべての患者にとってよい分析家になりつつあるのを認めねばならない。(分析時間中に睡魔におそわれることが少ない。患者すべてにより人間的な関心を向ける。分析プロセスの要請にそって誠実で敏感な介入ができる。)

この成功の名誉はだれに与えられるべきだろうか。だれよりもまず、厄介な状況に置かれても、患者として飽くことなく自らの正当な権利を勝ち取ったこの患者であるのは確かである。しかしそれも、もし私が尋常ならざる犠牲に自らを捧げ、危険を覚悟のうえで、医師として自らを患者の手にゆだねる実験に賭けることをしなければ不十分だったろう。

一九三二年五月八日

外的な活動亢進および強迫神経症、女性同性愛によって覆われた分裂病様内的空虚。ほとんど二年にもおよぶ「堆積」期間のあとで突然改善へ方向転換。分析家による「呼び覚まし」の影響が明白（O・S）

分析はあらかじめ決められた予定どおり始まった。いずれ分析が進むうちに解消されるだろうという漠然とした期待のもとで、また分析をいきなり拒絶から始めることはできまいという思いから、同性愛には手をつけずにおいた。錯綜要因。彼女のつれてきたパートナーが分析してほしいと言った。やむをえない外的事情とO・Sのたっての要望があったため、時間の半分をそのパートナーに提供することになった。彼女は軽いパラノイアの色彩のある過敏性の症例である。過剰な善意と憎悪の発作的爆発に交互に襲われていた。

患者の生まれた家族には、はなはだしい精神的重圧があった。母親は精神病院に入院した。発病は患者が一歳半のときで、気の狂った母親と一日中二人だけで過ごした。母親は子供を自慰行為から守るためひどい手を使ったようだ。どんな手かだれも知らない。（母親の家族には、約一五〇年前から多くの精神病者が発生してきたことが確かめられた。祖母、曾祖母など女性はみな出産後発病した。母親の男兄弟の一人が彼女たちと同居していた。彼はアメリカの億万長者である。患者は不安が極端に高いドイツ人女性家庭教師とその館の離れに住み、不安に満ちた養育を受けた。）（1）患者を興奮から守る、（2）気が狂うという考えから彼女を遠ざける、という二つの目的のためにあらゆる手が講じられたのにちがいない。しかし、自分の健康をいささかも疑わない並外れて賢いこの少女も、何もかも見抜いてしまったらしく、狂う不安に襲われ、自分をとりまく環境の態度を意識的に受け入れた。つまり、（1）感情から自らを守り（彼女は感情を狂気と同一視した)、(2) 恐怖症的防衛方法によって意識的不安から逃避したが、同時にひどく退屈し! なぜ自分が同年代の子から好かれないのか理解できなかった。(合理的すぎて遊びを白けさしたのにちがいない。) そして、一八歳で大人になればすべてが変わりすべてが許されるだろうという思いに慰めを見いだした。

そうこうするうちに家族関係がいっそう複雑になった。飲んだくれの父親は母親から離婚され、母親は高名な医者と結婚したが、その医者が母親を愛していないのは明らかで、母親の資産があれば大病院を建てることができると考えての結婚だった。そしてほんとうに病院を建てた。患者はしばらくのあいだはこの立派な継父を愛したようである。彼は患者にとてつもない野心を押しつけ、きびしい生活規範を課し、彼女がそれを片時でも忘れることを許さなかった。そのうえに暴君で、彼女が愛していた家庭教師と叔父(二人は関係をもっていた)を家から追い出した。叔父はカリフォルニアに移住し、患者はニューヨークとカリフォルニアのあいだを頻繁に行き来した。

大学に入り、その種の感情をはじめてもつようになると、彼女はすぐに大勢の女性を愛しはじめた。男性には何の魅力も感じなかった。(妊娠すれば狂気に陥るという不安からだろう。) ヨーロッパへの旅の途上で、ある軽薄な外国人と出会って処女を失った。帰国すると、恐ろしいことに妊娠に気づいた。ひどい不安にかられ継父に助けを求めると、彼はこう答えた。人工中絶はできない、妊娠を隠してだれかと結婚するしかない。同じ社会階級出の資産家の若者がまえから求婚していたから喜んで結婚してくれるさ。彼女はしかし、継父と花婿は体面のためだけに彼女を結婚させるのであって、手術がすめば夫はすぐに離婚させてくれるだろうと考えた。ところが男性二人のほうは、彼女が結婚生活に順応することを期待していた。しかしその期待は実現せず、彼女は、自分がほんとうのことを言わなかったのが悪いと思いつめ、夫に同情した。といっても神経症的動機も手伝って、愛するということがどうしてもできなかった。こうして彼女は女性を愛するようになり、夫と愛人とともにブラジルに探検旅行に出かけた。そうこうするうち、継父が死病に冒され、自分の病院の窓から身を投げた。患者はアメリカの医師を訪れ分析を受け、その医師はある程度まで彼女を救うことができたが、最後には道徳を説くようになり、結婚生活に順応するよう患者を説得しようとした。彼女は、何年ものあいだ私のところに来たいと思っていたが、私が引き受けられるようになるまでに三年待つことになってしまった。

全面的な失感情との格闘が忍耐強く続けられたが、目に見える成果はなかった。ただはじめに触れたパートナーのほうがめざましい進歩を示し、分析のなかで私を助けてくれるようになった。患者が数日前現われたときには、目だっていた過活動がすっかりなくなっており、絶対的な内的空虚感に支配されていた。悪化したようにも見えたが、私は覆いがとれてありのままの姿が現われたものとみなし、進歩だろうと考えた。この危機的瞬間に、私が「目覚めていたこと」（あるいは「目覚めさせられていたこと」）が有効にはたらいたようである。患者のような感情を欠いた人、あるいはひどく狂った人や浮き世離れした人は、ふつう何の関心も払ってもらえないが、実は限りなく深く同情してほしいと願っているところにこの内的空虚感の源泉があると私は感じた。患者の口からも、私には関心をもたれる値打ちがない、かならず反感を買ってしまうなどという言葉が出た。私は気力を振りしぼって、それはまったく事実に反していると彼女に信じさせようとした。そんなにひどい仕打ちにあった不幸な存在が、省みられないという仕打ちまで受けるのは正義にまったく反すること、そして人が不公平に彼女を扱っていることを思えば、私は幸福な人より彼女のほうにずっと多くの愛と関心を注がねばならないことをわかってもらおうとした。これに心動かされた様子は見えなかったが、その日の夜、患者が睡眠中に自慰をしていることに女友達がたまたま気づいた。朝になると彼女にはまったく覚えがなく、私に言わないでほしいと懇願した。しかし当然ながら友達は約束しなかった。
おそらく、彼女が私に期待していた共感の影響で、幼児的なおびえと抑制を克服し、情熱を認める勇気が出たということだろう。これより易しいであろう課題が一つ残っている。切り離された人格部分、つまり情動を、残りの人格と再統一することである。

一九三二年五月一〇日

## 外傷的自己絞殺

夜間に呼吸困難に襲われる患者の症例。目を覚ましてからしばらくのあいだ、自分の喘ぎ声が他人の声のように聞こえるが、突然不安に襲われて飛び起きるということがときどきある。分析でリラクセーションの練習をするうちに、よく似た状態にしばらく陥り、その状態を実際に確認することができた。呼吸がきわめて浅く、顔色は死人のように青ざめ、声はほとんど聞き取れないほどか細く、脈はほとんど感じ取れない状態である。これらの現象は、おそらく父親であろう一人の大人の男性からうけた自分勝手な「やさしさ」をめぐる幻想と結びついている。そのとき、（a）外傷体験をだれかに話すこと、だけでなく、（b）そもそもその体験をたしかに認識する能力ないし可能性が断たれていた。「精神分析的告白」（私が口にしたことのない同性愛への不快感が洩れてしまうと同時に、男性として医者としての私の嫉妬もたぶん感じたはずである）に続いて、大いなる勝利の感情、いまだかつて感じたことのない自己信頼が芽生えた。「それなら私は正しかったのだ！」

この分析経験によって患者は、外傷的事件の現実性をずっとたしかに信じることができるようになった。またそれによって兄に事件を話せるようになり（不思議なことだが、ちょうどこのとき兄のほうから彼女に父親の性格への疑問を口にした）、事件の現実性を支持する証言を彼から得ることができた。その同じ夜に、かつてないほど長く激しい悪夢を見たが、今回はまったく歪曲を受けていなかった。夢のなかで彼女は幼い少女であり、大男から性的暴力を受けるのを感じた。巨大な肉体の重さが彼女の胸を押しつぶし、それから恐ろしい痛みをともなう性器への攻撃がいつまでも続いた。しばらくのあいだは、あらゆる筋肉をできるかぎり固く収縮させることでその攻撃に耐えようと試みた。しかし意志が突然働かなくなり、同時に、自分という人間に関する感覚が完全に麻痺してしまったが、場面全体への認識は失われなかった。すると彼女は、出来事全体を外から見るように眺めていて、命を失った子供が今述べたとおりに虐待されているのを見ていた。そのうえまったく驚くべきことだが、死んだとあっては同情も（不安も、助けようという気持ちももちろん）なくなり、そのかわりに関心が攻撃者に向けられた。関心どころか感情移入して彼の気持ちがよくわかる気までした。攻撃者のなかに緊張が高まったのだから、ここに述べたような方法でそれを解消せねばならないのも無理はないと感じた。

そうするうちに筋肉の完全な弛緩が起こり、つづいて、それまで完全に抑制されていた呼吸と脈を取り戻すことができた。患者はなかば目を覚ましたが、喉の喘ぎの最後の数秒と死んでいる感覚を夢のようにまだ感じることができた。完全に目覚めてからも、今回にかぎり外傷反復の記憶が保たれた。以前の同じような機会には（九柱戯のピンの兵士の夢を参照）、記憶がまったく欠けているか、意味を理解できないほど歪曲されて、分析によって再構成するしかなかった。患者の感覚によれば、自分自身と私への信頼が深まることではじめて心的外傷の反復のなかにそこまで深く沈むことができたのである。

理論的には次のような過程が推定できる。筋緊張（全身の癲癇様発作、強直性発作）が完全に消耗した瞬間、外から援助が来てくれはしないか、外傷体験が和らいでくれはしないかという期待が消え去る。言わば、死が目前に迫ってしまうと死は恐怖ではなくなり、もはや避けえない終末に直面して道徳から何からすべての懸念が消滅する。別の言葉で言えば、外からの援助への期待がすべて放棄され、動物の死の擬態にも似た最後の捨て身の適応が試みられはじめる。知ることだけを役割とし、出来事を外から観察している心的存在と、まったく感覚を失った身体に人格が分裂する。心的存在がそれでもまだ感情に開かれていると、そこにいたるプロセスに唯一残っている感情、すなわち攻撃者の感情に関心を向けはじめる。また次のようにも解釈できるのではないか。心の唯一の機能が、感情興奮を緩和すること、苦痛を避けることであるとすれば、自らの人格が死んだ瞬間、苦痛を和らげようとするその機能が自動的に、その場で感覚がまだある唯一の人物である攻撃者の苦痛、緊張、情熱に向けられ、その結果攻撃者への同一化が起こる、というわけである。

自分の人格が消滅したのち他者がその場面にまだいるということ、これが、マゾヒズムや、自分以外の人間、動物、物のための自己犠牲や、心理学的ないし利己的観点からは無意味な他者の緊張と苦痛への同一化などの、通常の理解ではきわめて不可解な現象のもっとも深い根源なのだろう。これが正しいとすれば、マゾヒズム的な行為もその他類似の感情の動きも、自らの人格の一時的な死があってはじめて可能ということになる。私に加えられた苦痛を私はまったく感じない、なぜなら私は存在しないのだから、というわけである。そのかわりに私は、その存在をまだ知覚することのできる攻撃者の快感充足のほうを感じ取る。したがって、心のただ一つの機能は苦痛を低減することであるというすべての心理学の根本命題はここでも失われていない。たしかに、苦痛を低減する機能は、自らの自我だけではなく、心によって知覚ないし表象されるあらゆるかたちの苦痛にたいして働くにちがいない。しかし、自己保存欲動がいかなるときも働くという見方をすると、同じ事象を次のように描写することができるだろう。第三者からの援助への期待がすっかり消え、自らの自己防衛力も消耗しつくしたと感じるとき、残るのは攻撃者の慈悲にすがることだけである。存在を放棄するほど完全に彼の意志に自らをゆだね、彼に反抗しなければ、おそらく彼は私に生命を与えてくれるだろう。反撃をまったくあきらめるのだから、少なくとも攻撃の威力がそれだけ弱くなるのを期待していいはずだ。身体が完全に弛緩していると、抵抗を続けているときよりも、刃物の傷による損傷が軽減される。身体の筋肉が死んだように弛緩しほとんど血液循環がなくなると、刺傷からの出血が減少し、まったくなくなることさえある。（奇術師の芸を参照。）

このような説明の仕方は結局、外的危険が訪れた瞬間に知性が自我から自らを切り離すことができること、そして情動が役立たない事態に直面すれば、それまで自身の人格の保存のために奉仕してきたすべての情動（恐怖、不安など）が停止され、はるかに大きな作用範囲をもった、情動を欠く知性がそれに取って代わることを前提としている。緊急事態に陥ると、いわば日常のわれわれの能力をはるかに越えた体力を意のままにできる内なる守護天使が現われるのである。極度の危険に直面すると、アクロバットに近い行為までできることはよく知られている。（私自身、高山で墜落したとき、絶壁にわずか突き出た岩をつかみ、その岩に腰かけて一晩明かしたことがある。）この「守護天使」は、自らの心的人格の構成要素から、なかでもおそらくは自己保存のための情動という部分からなっている。「守護天使」が出現すると感情が欠如するのはそのためである。外的援助の不足が、起源をそれより遡る代替物の創造によって置き換えられるということである。当然、従前の人格の変化を避けられない。このような変化のもっとも極端な場合は、自らの自己からの撤退があまりに徹底的に成しとげられ、起こった出来事への記憶がすべて失われてしまうにいたる。ところが、そういう人の性格には一定の影響が残り、たとえば今扱っている患者は、その存在がすでにほぼ確実に検証された外傷体験以来、自分以外のだれもまったく信用しない反抗的で頑固な性質を見せてきており、分析のなかで誇らしげに自らの正しさを述べ立てた。精神分析学の隠語で表現するなら、ここで触れた症例はナルシシズム的自己分裂に陥っているということになろう。

しかし、純粋に生理学の立場から考える人は、この出来事を次のように解釈するだろう。激しい恐怖——あるいは痛感発作——に遭遇して、患者は、心理物理的力の極度の緊張でもって反応する。それが呼吸の抑制、心臓への負荷増加に導く。痛みに襲われつづけると、血液循環障害と同時に脳の局所的障害が始まり、ついには延髄におよぶ。心臓と呼吸中枢が麻痺し意識喪失が起こる。それにつづいて、完全な筋肉麻痺、心臓活動の軽減、大脳機能の再覚醒と進むが、たいていの場合、起こった出来事を完全に想起できない。患者はこのような場合いつも、感覚喪失の直前に首筋に向かって激しい頭痛があったと報告した。この痛みの出現頻度は繰り返される過程で減少していくことが多い。二人の患者の喫煙耽溺への強迫もやはり自分の首をしめることによって人の注意を引こうとする試みであった。

一九三二年五月一二日

## 外傷反復強迫

（1）推測していた心的外傷が暴露され再構成されると、分析時間のなかで外傷体験がいつ果てるとも知れず繰り返されるようになり、それにともなって、考えられるかぎりのあらゆる感情が噴出する。精神分析学に基づいた従来の予測では、爆発が一回起こるたびに、拘束されていた感情が情動的にも筋肉運動的にも一定量体験されていき、そうやってすべての量が汲み尽くされると症状はひとりでに消失すると期待できる。この考え方に従えば、分析家の目標は、患者の逃避傾向や言い逃れ傾向を逐一あばいていくことで、患者が心的外傷という残されたただ一つの道を通るしかないように仕向けることである。そのようにして、意識的に「最後まで体験」され、それにともなって神経症的代理形成はおのずと不必要になる。

しかし現実には、この予想を参照軸にしているかぎり、経験を積めば積むほど失望を味わうことになる。感情の爆発はたしかに一時的に緊張からの解放をもたらすが、たいていの場合ほんの数時間しか続かない。ヒステリー性ないし癲癇性の痙攣発作後の平静期と違うところである。普通、次の夜にはまた不安夢がおとずれ、次回の分析時間に心的外傷をまた反復するための材料が得られる。それに、この反復がどれほど頻繁に再発したとしても、本質的に新しい材料が得られることは期待できない。心的外傷の原因である事件の瞬間をあれこれと繰り返すだけの、どちらかと言えば退屈な反復でしかない。

R・Nの例では、発作が耐えがたい高みに上昇し、そこに至ると、患者はあらゆる力を振り絞って助けを求める。金切り声をあげることもしばしばである。「はずして、はずして！[1]」この訴えはどう見ても私に向けられたものだが、私は非常に困惑する。この苦悩状態をどうやって取り去ったらよいか私には皆目わからないからである。彼女の希望にそって、いわゆる暗示的な言葉をかけたこともある。「さあ、今苦痛をとってあげますよ」。患者の「知性の一片」が、心的外傷の反復中にも私との接触を保ち、処方への賢明な助言をしてくれたこともある。私がその場を離れるときには、患者の心のなかで苦痛が他の部分から切り離されている状態にしてからのほうがよいという助言をもらったのはそうしてである。その際、苦痛を帯びた心の部分は、物理的に、物質として表象されていて、その物体のまわりを浸透不可能な強靱な被膜で覆ってほしい、あるいはまた、頑丈な梁をうまくとり付けて、頭の位置にある心の残部を崩壊から守ってほしいと頼まれた。私が立ち去ったあと、私の一部が守護霊として患者の傍らか内部に残っていないといけないという要求もあった。

正直に言えば、こんな奇妙な霊の観念の現実性はとうてい信じられなかったので、そういう暗示法を施すのを長らくためらってきた。しかしそうは言うものの、いささか恥ずかしく思いながらも、患者の要求どおり逐語的に暗唱するしか発作を終わらせる手がないことが何度もあった。求められたとおり一字一句正確に同じ言葉が私の口から唱えられると、しばしば奇跡のような効果が現われた。しかしその効果は長く続かず、翌日にはやはり悪夢や何や、また一日中の症状のあれこれを聞かされねばならない。こんなことが何の変化もないまま何箇月も続いたものである。これらすべてにもかかわらず忍耐強く続けることができたのは私に大いなる楽観があったためだが、患者に求めた忍耐もそれに劣らず大きかった。

激しい発作は、死んでいる感覚、完全な脱緊張感で終わるのが常であった。患者はばらばらにひき裂かれたように感じた、というか正確に言えば、その他の人格部から自らを引き離すことに成功した。心が限りなく遠くあるいははるかな高みにいる感じがあったが、こうして現実から隔てられたことで、人格の内部や周辺で起こることのすべてを眺める視点を獲得した。こんな千里眼的状態で患者は私にこう語った。（1）分析家の本質的課題は、この切り裂かれた心が私の精神力を自由に使えるようにしたうえで、その心が、切り離されたまま理解されることなくはるか彼方をさまよいはじめたら、説明ではなく、適切な問いを投げかけることで刺激を与え活性化することである。切り離された心の部分に私が投げかけるのは、可能なかぎり切りつめた問いでなければならず、なかば死んだ状態にある子供でも答えられねばならない。表現された感情について、それがどこから来たのか、だれがあるいは何が原因なのかというような問いを発することが私に期待され、そう問いかけると明瞭な答えが返ってきた。しかし、私自身が現実にこのような事態が起こっているのを疑っており、要求されたとおり機械的に暗唱するにとどまっているかぎり、その問いかけからも真の成果は得られなかった。私の力不足にたいする不満と非難がしつこく繰り返された。

要するに私への要求は二点あり、これなくしては反復に変化が生じることは期待できなかった。（1）分析家のなかに存在する不快感についてまったく隠しだてをしないこと。私のなかにある障害、リビドーの逆行転移への障害を分析的に解明すること。（2）この障害が〈道から取り除かれた〉とき、知的理解という麻痺が消失し、適切な問いが内的確信に支えられて自然と私から湧き出るようになった。

この治療経過を貫く大原則は、心的外傷は量的に除反応されるだけでは不十分であり、何か肯定的な結果を新たに得て終わるためには、場の状況がもともとの外傷的状況と異なっていなければならないことである。反復に変化をもたらすもっとも本質的な要素は、硬直した自らの権威とその裏に隠された敵意の放棄である。その結果もたらされる慰めは一時に終わらないし、それまでよりずっと深く根づいた確信を勝ち取ることができる。（2）S・Iの症例。（いっそう深く抑圧された、あるいははじめて意識的に「最後までの体験」が起こった「症例」か？）

(1) 英語。take it away, take it away!

一九三二年五月一七日

## 同性愛的外傷、(女性)同性愛への逃避

(1) 患者Ettは約一年半分析を受けたのち、限定付きの治癒状態にいたって自ら望んで帰国した。のちに私も同意したとはいえ、自ら定めた期限である。(夫との関係は、夫の身体障害——性的障害ではない——のために満足できるものではない。)〔1〕私を訪れたのは統制分析のためであった。のちにわかったことだが、彼女は、無遠慮な振る舞いをとおして、別の一人の患者にたいする私の共感を以前から聞き及んでいた。おそらくそれにまとめて復讐するためであろう、彼女は次のようにことを運んだ。夫が不実を告白し、彼女は和解に応じた。それと並行してある既婚男性と恋に落ちたが、その男性は妻と別れてくれなかった。最後には、ある魅力的な若い女性も愛するようになり、それ以来リビドーをこれらの相手全員に振り分けた。彼女が私への不満をはっきり表わしたのは二年もたってからで、それ〔2〕は分析家仲間に知的に転移を向けることによってであった。(2) その若い女性が分析のために私を訪れ、先の患者への忠誠を繰り返し誓った。私の不満を隠さず伝えると、自信が急に高まって、自分さえ望めば男性でも女性でもだれでも絶対に誘惑できると思いはじめた。実際しばらくその楽しみにふけったが、どうしても罪の意識をぬぐえなかった。こんな

誘惑術を手にした自分は社会の敵だと思い、私まで自分へのリビドー的依存に囚われたのではと感じた。彼女が自分のなかでも世界中でも味わったこの楽しみは、しばしば持続的な性器的感覚、一種の遷延的オーガズムを生んだ。

頻繁に現われる夢断片。今述べたような多幸感が続いて、X氏[3]の誘惑に成功した場面のあと自慰に及んだ。そのあと急に眠りに落ち、一時間後に恐ろしい悪夢から覚めたが、ひどく混乱し、放心した状態だった。今いる所が自分というものであることを、いろいろな手を使って自らに納得させねばならなかった。果てしなく長い時間苦しんでいたという感覚があり、少ししか寝ていないことに驚いた。夢はおよそ次のようなものだった。地下鉄のやや傾斜したコンクリートの床のうえで、粘液状の塊のなかに横たわっており、線路のあいだに今にも滑り落ちそうである。右足が麻痺している。一本の指を穴にかけてぶら下がっている。別の女性が彼女に体をあずけてしがみついており、その女性も同じように下のほうに滑り落ちそうである。患者は、必死に自分にしがみついているその女性の指を自分がぶら下がっている同じ穴にさし込んで、その人を体から引き剝がす。しかしその努力も空しく自分のほうがついに力尽きて、線路に落ちる。その瞬間意識を失う。そのあと自分が線路から必死で逃れ、複雑な道を通って一軒の家に向かっているのを見る。その家では年輩の紳士が（バルコニーから）やさしく彼女を手招いている。その道中に気分がものすごく悪くなり、強烈な吐き気を催して倒れ込み、高価な花瓶にしがみついてその中にとめどなくまるで泉のようにもどす。最後には床にまでもどし、あたり一面浸かってしまう。その液体は奇妙な味がして種が混じっている。ここでまた失神し、先に述べたように目が覚めた。夢のなかで吐いた場所にたどりつくまでには大勢の人がいて、彼女を理不尽に責めた。歩くうちに右足が二倍に伸び、膝を曲げなければ歩けなくなる。

外傷的としか言いようのないこの夢内容はさておき、もう一人の女性に押さえつけられたところと、そこから逃れるために取った奇妙な方法についてだけ取り上げてみよう。これは彼女が心的外傷に耐えるだけでなく、秘密に保つことで、母親の平穏な虚構の人生を守らされていることを意味しているのではないか。もう一つの解釈は、相互的自慰を意味していると考えることで、強迫的に性的な結びつきのある母親（そのためにＥｔｔとの関係がある）に、自分を慰めることを教えているということになる。同性愛のさらに奥まで触れなければ、真の出来事、つまり異性愛における心的外傷に到達することができない。並外れて大きな身体的満足を飽くことなく求める渇望を彼女に与えたまま置き去りにしたのは、その心的外傷のほうである。分析によって、彼女にとって恐怖の対象であるエロチシズムへの不安と恥の感覚を克服することができれば、同性愛（母親への配慮）を完全に放棄するだろう。残るのは、早すぎる目覚めを強いられたリビドーを現実のなかでどのように処理すればよいかという問題だけである。

〔1〕英語版にはここに、「アメリカで」という句が挿入されている。
〔2〕英語版にはここに、「アメリカの」という句が挿入されている。
〔3〕英語。Mr. X.（英語版ではMr. Thとなっている。）

一九三二年五月一九日

## 罪意識の発生要因について

患者二人のうち男性のほうが、女性患者のほうを面白半分に分析するという行動にでた。彼女はすぐにその分析家のなかに抵抗を発見した。相互分析を彼女は提案したが、そのことによって思いがけないかたちで次のような連関が見いだされた。女性「患者」は、その男性をまったく信頼することができなかったが、それがなぜかわからなかった。彼は一見ものすごく彼女に親切だったが、経済状態は不安定だった。彼は、（1）男性にすこぶる気前がよかったが、（2）その女性患者にたいしてはそれほどでなかった。（3）生命の危機にあった女性をかつて見捨てた記憶が彼にはあった。この記憶が、彼の同性愛傾向を確固としたものにした。あるいは同性愛とまで言えないとしても、少なくとも男性へのリビドー固着を優勢にした。彼は母親への憎しみから、子供時代に母親を殺しかけたことがあった。その場面が劇的に再現された瞬間、いわば武器を捨てて「よい子」になった。それを見た「女性分析家」には、「患者」が母親を救うために自らを去勢したことがわかった。男性（父親）との関係も、さらに深く抑圧された殺してしまいたいほどの憎悪への補償によって生じている。したがってこの男性のリビドーはすべて憎しみに転換されたように見え、憎しみを根絶すれば自己を否定することになってしまう。「分析している」女友達との関係のなかで、罪悪感と自己否定の起源が、その誕生の瞬間〔1〕においてとらえられた。

逆の意味で興味深いのは、罪悪感が魔法のように突然消失した別の二症例である。（1）S・I。頭部に怪我。私が、生命の危険があるときでも意識喪失状態のまま彼女を放置したので、自殺するか回復するかしか選択の余地がなくなった。その後、自虐的行為を止め、自立した。（分析からも部分的に自立した。）（2）

症例B。正直ではなかったことを私が認めたあと、突然私への信頼感が芽生えた。私は彼女を苦しませる力をもつことになり、それが彼女の自尊心を高めた。必要ならば彼女を死なせることさえできる強さが私にあるのを彼女は理解した。（癲癇患者に行なった実験との類比。(1)）

(1)「癲癇者の発作について（観察と考察）」*Bau* III, *Fin* を参照。

〔1〕ラテン語。Statu nascendi.

一九三二年五月二九日

## 自己喪失（マイナス自我〔1〕）

140a

自己抑圧、自己否定は対象知覚の前提条件である。何がそのような自己喪失を動機づけるか。それによって別のよりよい方法で自己が助けられた経験しかないはずである。私は一瞬のあいだ消失し、存在しなくなり、かわりに私以外のいろいろなものが存在する。

私を妨害するものはいっさい何も存在してはならない、何も私の行く道を妨げてはならない。これが私の根元的な願望である。しかし何か悪いものがあって、私に従おうとせず、私の意識に入り込もうとする。それは、私のとは別に他の意志も存在するということである。しかし私が自らの弱さを悟り、退いて消え去るやいなや、すぐにその外部の物体の写像が私のなかに現われるのはなぜだろうか。（恐怖に襲われた者が、不安にかられ、恐ろしいものの相貌を模倣するのはなぜだろうか。）記憶の仮面が発達するのは、つねに自我の一部の一時的ないし永続的な壊死という犠牲の上にたってのことだろう。根元的にはショック作用である。模倣の魔術か。

　したがって記憶は自我のショック痕跡の集合である。恐怖が自我の硬直（抵抗）を揺さぶって流動化させるため、自我内容が外部刺激によって光学的作用のように形成される可能性がある、というか実際そのように形成されているのである。私を保つかわりに、外界（他者の意志）が私の犠牲の上に保存され、私に押しつけられ、自我を抑圧する。（これが「抑圧」の原型だろうか。）

　したがって完全な原状回復は、完全な無意識状態においてしか、つまりいまだ無意識の（障害以前の）自我状態に還ることによってしかありえないだろう。

## 科学的真実発見

治療実践生活のなかで、それまでの誤り、誤った信念を急に認識して科学的真実の発見が起ることがある。私はF夫人を言葉どおり信じていたが、私のしてきたことがいかにまちがっていたか突然気づいた。この発見の前提条件は、罪悪感に隠れた利己性への洞察だった。（1）私が何かを望むと、彼女は望まない。（2）警察沙汰。

　むろん良心の声が私を強いて彼女にすべてを告げさせ、R・Nによって一方的に影響をこうむらないようにさせた。結局のところ、彼女にもやはり悪意があった。
それとも、私が迫害妄想なのか。
私はその女性に屈服した。彼女の模倣か。
　　（屈従、服従）
　　私は彼女から独立すべきか
　　　（女性の愛を失う！）

## 思考における自我の持続的無視（抽象化）

私は考える。犬が吠えている。

現実には　私は見る――犬　　　｛同時に、そして
　　　　　私は聞く――吠えている｛同じ方向から

その後で私はここに主観性があることを無視し、私の主観的証言がなくとも、「犬」と「吠えている」が「現実に」存在しているとみなしても（認めても）よいと感じる。

二つの感覚印象が一つの同じ点（方向）から届くとき、われわれは自らの外部のあるものが二つの感覚刺激の投射方向の交叉点に存在すると受け取る。他の感覚刺激によってこれが裏付けられると、外界におけるその存在の確実性（現実性）が高まる。

二つの同時的刺激を相互に関連づけるのは思考の営みである。自我からの抽象化、すなわち自己関心（快

不快の質）の否定は、思考（相互の関連づけ）のためのエネルギーを得るために不可欠なのかもしれない。

（140d は紛失。編者）

〔1〕原文には「-Ich」と表示されている。マイナス自我 minus ego という言葉はバリントが英語版に加えたもの。

一九三二年六月一日

140e

## 話すこと

話すことは真似ることである。身ぶりと話し（声）は、環境中の対象を真似る。「ママ」は模倣の魔術である。（母の乳房。）はじめての「ママ」。母の乳房が遠ざけられるとき。（フロイトのいう子供の最初の遊び。）一人でいることの不安が、外傷的「光知覚過敏」（光と音への過敏性）をもたらす。構造の光学屈性的変化が起こり、そこで自己保持が一定程度（一時的にすぎないだろうが）放棄され、外界が自我の形を形成することが可能になる。しかし自我の一部は破壊されずに残り、それどころかこの破壊（痕跡）から利益を得ようとする。外傷的な模倣の刻印が、自我に利用可能な記憶痕跡として用いられる。「犬 Hund（フント）」＝Hu - Hu - Hu（フ・フ・フ）。私が犬を恐怖するとき私は犬になる。この経験ののちの自我は、（障害を受けていない）主体と、心的外傷の影響を通して対象となった部分＝記憶痕跡＝持続的模倣から成り立つ。（話すことは心的外傷を物語ることである。)

自我＝自我の残余＋記憶痕跡。高次の段階では、自我の残余＋記憶痕跡＋再生産（身ぶり、話）による意識化過程。

一九三二年六月一日

140f

## 意識化過程とは何か

自我と環境（犬）に存在が分裂していることに気づくこと。内的経験のうち身ぶりと話のなかで表現可能な部分は、自らの自我によって外界として区別される。私は自己を意識しながら同時に外界の存在を意識する。

実際にはそのために再生は必要ないだろう——網膜の光化学が外界を画像的に模倣する。(あるいは外界が、網膜の外傷親和的に特殊化された物質を占領する。) この有機体に押しつけられた外界像（その原型を皮膚の鋭い感覚に見ることができる）は、空間定位のために用いられる。自我の残余はそれによって現実原則の存在を認識する。睡眠はいまだ分裂するまえの原統一体への退行である。(意識がなく、もし完全に対象を欠く状態であれば夢もない。) 前‐外傷状態への退行。

一九三二年六月三日

140g

## リビドー理論と神経症理論のための理論的結論

幼児的〈性〉の症候学はもっと明確に

（a）自発的興奮、と

（b）喚起された興奮、に分割されねばならない。

もし（b）が少なくなると、代償なしのやさしさへの願望が残る。これは反応でもナルシシズムでもなく、受身的対象愛である。愛を返すことなしに対象に愛されることである。オーガズムの満足は、この状態の再現に成功したことから得られるように見える。自我と世界に分裂していない状態である。（意識は余計であり、戦いは不要である。）

最初の不安より前の時代への退行

（1）乳児期（赤ん坊時代[1]）

（2）子宮内！

どれだけの{肛門愛／口唇愛／好奇心}が自発的なもので、どれだけがすでに文化（教育）によって誘発された神経症的退行なのか！　移動！　禁止が少ない。肛門期という難所については少なくとも論じられ、存在するものと認識されている。そこでここでは、性器的関心の置き換えについて検討しておこう。

（a）性器的禁止と（b）性器的過剰行為が、性器的フーガを構成する。

（c）服従的に表現される愛が、感じているよりも強い。望まれているだけの強さでしかなく、ありのままの強さではない。（ありのままでいなさい、無理に感じてはいけません。[2]）

（d）不誠実に起因する罪悪感。（実際より多くの愛を表現しているため。）治療。（a）、（b）、（c）に罪悪感なしに耐えること。罪は大人に科せられる。（大人は子供からの感謝を当てにしてはならないことを知るべきである。）

（e）感謝はまったくなくなるか。否、それに感謝の現われは自然なものになるだろう。しかしふつう期待されているよりずっと少ない。

（f）最後に。ナルシシズム的自己分裂の放棄。（「人は自らの母である、つまり、母の母」。）罪悪感なしに楽しむ能力。

（g）自らの経験を通した現実への適応は{不適切な時期／押しつけられたもの}ではなく

140h

（1）限界への洞察。

（2）幸福である（愛される）能力。

---

問題。同性愛はなぜ{男性／女性}を好むのか。

（異性間の戦いがないから。しかし誰も「そうだ！」と言わない。）

（1）英語。babyhood.

（2）英語。Be what you are, do not force feelings.

一九三二年六月三日

教育分析が例外であってはならない！

（1）分析家は患者よりよく分析されていなければならず、患者に劣る分析であってはならない。

（2）現在、分析家の分析は患者より貧しい。

（a）時間数の制限。
（b）リラクセーションがない（患者の表現）。
（3）六年から八年が要請されることになれば、実際上不可能である。そのかわりのちに繰り返す補完分析によって修正されねばならない。しかしそれでも完全に満足できるわけではない。
（4）真に分析された分析家の特別なグループ——彼らは分析を受けた患者より多くを知りたいという野心をもつ。
（5）相互分析。緊急対策としてのみ！
いかなる義務も負わない、未知の分析家による適切な分析のほうがよいだろう。
（6）最良の分析家は治癒した患者である。
そうでない訓練生たちは、まず病んで、それから健康へと、気づきへと導かれねばならない。
（7）統制分析についての疑問。
緊急処置。自らが抱える障害と弱さの承認と告白。患者によるきびしい統制！　自己防衛をしない。

一九三二年六月三日

140j

情熱への道。終結

Ｄｍ。症状。過度にやさしさをつぎ込み金銭を贈ることで平安と友愛を買い取る。そうしなくては見捨てられるという不安。なにもかも投げ出したいくらいである。その背後にあるもの。もし、見返りを要求しない快への最大限に膨らんだ期待が、どの対象によっても、どの人によっても満たしてもらえなければ、憎悪の爆発。まず起こる衝動。友好的でない世界を破壊したい！　そのうち不安を感じ、不安を逃れるだけのために過剰服従。

不安は究極的には、死の欲動の支配、死の過程の始まりを感じることではないか。(飢餓。(1))

Ｄｍは、（1）誕生時から歯があった。彼女の兄弟も同じである。つまり強い攻撃的傾向があった。（2）乳房を拒否された。哺乳瓶。(2)自らの権利を主張したとき、母親は氷のよう。

（1）無関心（2）攻撃（3）過剰なやさしさ。この三つとも子供に退行的作用を与える。子供は、過剰に注がれるリビドー的情熱のなかにも攻撃的要素を正しく感じとる。(その瞬間、一過性の症状。窒息させられそうに感じる。(3))

（1）英語。starvation.
（2）英語。bottle.
（3）英語。she feels smothered.

一九三二年六月三日 140k

# 情熱

カタトニー、きわめてアイロニカルな、蠟状の柔軟性[1]。

過剰な服従。（スミス夫人。）おそらく殺人欲求への真の不安。何が一次的か。攻撃性？ それとも自己破壊への退行？（F。自我の一部は破壊されずに保たれねばならず、そしてその部分が服従を命じる。知性は、服従の必要性——さもなくば殺すか殺されるかになる——への洞察である。）

治療。患者は、彼の自我が自らの洞察を基盤として新たに構成されるまえに、自我全体である機会を一度はもたねばならない。（教育の修正。経験による自己教育で置き換える。）分析は患者をして、道徳的、身体的に最深の退行[2]を可能にしなければならない。恥の感覚なしに！ 彼（彼女）が良心のとがめなく一方的にむさぼる[3]のをしばし楽しんだあとはじめて、現実に適応することができるようになる。他者の苦しみを母性的に（見返りを期待することなく）受け止めることも可能になる。（善意。）

140l Dm。感謝の対象となる善意が欠如している。善意は、子供時代に、それを他者に（次世代に）分け与えることができるほど多く受け取っておくべきである。（Dmに触れること！）

情熱ある両親に服従する子供は、親よりも賢くなければならず、母親の役割を演じなければならない。

（私自身の経験。激怒する母親。）

情熱。近親姦的関係。

子供にとっては攻撃でしかない。

B。

氷の冷たさ──E夫人に感じられる。彼女自身の感情は。

（1）過度の親切によって冷たさを緩和しようとする強迫。

（2）その背後にある感情。（a）私は彼女を愛していない。私はだれも愛さない。（だれにでも親切。）もちろん私が期待するのは、だれからも愛されることだ。

（b）それが起こらないことへの怒り。かき立てられた攻撃性は殺意にまで高まる。

（c）一人でいること、愛されないことへの不安。愛されているという状況がいつでもどこでも出来上がらねばならない。

（d）これが極端なかたちで起こる。

（1）ラテン語。flexibilitas cerea.

（2）英語。utmost regressions.

（3）英語。taking everything for nothing.

一九三二年六月九日

140m

## 心身症

R・N。苦痛その他の感覚が「耐えがたく」なるとき（すなわち有機体に備わった、逆備給の力と、表現の情緒的源泉が消耗したとき）、筋収縮が、（a）消耗し、（b）あまりに大きな苦痛を引き起こし、（c）呼吸を遮断する。心臓は衰弱し（酸欠）――膀胱と腸は空になる。それでもなお、純粋に心的な力の助けによって、生命の維持が可能である。精神医学的表現では、身体的に完全な窒息状態にあっても、呼吸の幻覚が生命を維持できる。筋肉および筋力、心臓の力、膀胱からの排泄、嘔吐などの幻覚によって、これらの器官が完全に麻痺していても、有機体の解体が延期される。患者たちの感覚はこの説明と異なり、心霊主義者しか信じてこなかったような「テレパシー的」な方法で、受容器、把握器官、攻撃器官といった本物の諸器官が臨時器官として形成され、有機体が深い昏睡状態で死んだように横たわっているあいだ、有機体の機能の何がしかの部分を肩代わりすると言う。その際このような処置は身体の外で行なわれる。たとえば大きな嚢（大きく膨張していくこともある）が後頭部に形成され、処理不可能な不快な感情がすべてそこに流し込まれ、想像力の働きによって中性化される。患者は、この想像作用は、身体器官そのものとまったく同じだけ現実的で効率的かつ有効な器官機能を果たすことができるとほんとうに考えている。（最大の危機に瀕して）器官の元来の力が消耗したとき、未知の物質を用いて、未知の力を動員して、新しい器官が形成される（ラマルク）。ただし、従来のラマルク仮説と違うのは、そのような器官が漸次的ではなく瞬時に発生しうることである。（単細胞生物の器官のように。）

一九三二年六月一〇日

140m

## 沈黙の義務

大人が子供に罪を働いたのちの幼い子供の責任感。

B。父親は、その行為のあと深い悲しみに沈み、（口には出さないものの）自殺の危険性が様子から感じられた。子供の反応。秘密を明かさないという無言の約束。（さもなくば家庭が崩壊する。とくに母親の地位と愛、そして人生すべてが。）（沈黙をいっそう確かなものにするため、内的沈黙も。忘却、抑圧。）――しかしその結果は次のとおりである。

（1）母親はそれでも（無意識的に）こう感じる。

（a）父親は自分を裏切っている。それゆえ（無意識的に）子供を競争相手として憎む、あるいは気分の変動が激しくなる。極度の憎悪発作、それから過剰な愛情。（多くは自己欺瞞。）

（b）子供の性格が閉鎖的だ。そしてそのことを叱り、罰する。それにより子供は、父親の家族と親密であるがゆえに罰せられるのだと感じる。

（2）子供側に起こる変化。神経症的――精神病的発作――激しい怒りの爆発――マゾヒズム的服従――学業の遅れ。そして人生にも遅れる。（のちに同性愛的に母親を求めるようになることもある。）

（3）父親には、もっともっとひどい仕打ちをすることによって子供の忠誠を確かめねばならないという強迫が生じる。（グリゼルダ。[1]）ギャング行為が目指す結果は（私が何をしようと）「私には何も悪いことは起こらない」という状態である。

（1）伝説のなかで、羊飼いグリゼルダは、その美しさによってある貴族と結婚し、彼女の忠誠を確かめようとする夫からひどい仕打ちを受けるが、天使のようなやさしさでそれに耐える。

一九三二年六月一二日

140n

## 患者を憎む医者[1]

フロイト。「ならず者」、「経済的利益と研究のために善意を表わしているだけ」。（これはほんとうである。ただし患者に打ち明けねばならない。彼らはいずれにしろそれを感じてしまい、抵抗を示すものである。感じていることに保証が与えられると――信頼が深まる。）[2]患者が叱る。ぶんぶん飛ぶ蠅、単調な雑音、――母親と父親の叱責と、われわれ分析家の絶望的激怒。「ぎゅっと抱き締める」――子供はそのなかにある所有欲と攻撃的要素を感じ、自らの恐れ、不安――そして激怒をあえて表わさない。彼らは小事への反応（自らの権利――自由のわずかな侵害にも示す敏感さ）をやめる。

母の模倣という方法によっても放出――鏡のように他者への感情（攻撃――緊張）を反射しながら。たいてい隠れたやり方で。（激しい怒りを買う言葉をもらす——のちにはまったくの無意識。）しかしそれによって嫌われることになる。ユーモア感覚の欠如——激怒。医学を職業に選ぶ。（人間嫌いの意識的補償。）第一の動機。新しい子供の誕生——権利の侵害のように思える。あなたは（以前に）治療を受けた、いわば永遠に。視線への恐怖。（大きく目を見開く。目があなたを飲み込んでしまう！）母のにおいと唾液への嫌悪。（失望のあとに。）

（1）　英語。Doctor hating patients.

（2）　英語。（ここに始まるこの日の記載の大部分が英語である。例外は、次段落二行目の括弧内（激しい怒り……無意識。）である——訳者）

一九三二年六月一二日

自らの人格に関する混乱。パニック感情（とそれに続く記憶喪失）をともなって。

（1）R・N　父親は、彼女に誘惑その他を働いたあと、彼女を罰し罵った。（現実としての）把握は不可能。ベッドのスプリングを入りきらないほど詰め込んだ鞄の夢。それは砕ける——ばらばらに（破裂する）。

（2）R・N　酔った父親から恐ろしい扱いを受け、そのあとまったく一人に棄てておかれた。のちに繰り

140o

返された。(誘惑のあとの屈辱。)(1) (女性を嫌悪!)(2) 夢。階下では「お茶」(3)。彼女は頭が空っぽで廊下に横たわっている。ドアに向かって手探りで進む。一七—一八—そして一九と、必死の努力で——暗闇。それが彼女の部屋ではないことを確認。(それは彼女ではありえない。そのたびに彼女は意識を失う。(中央の)部屋(一八)で彼女は見る……(以下欠如——編者)

(1) 英語。Humiliation after seduction.
(2) 英語。Hate of woman!
(3) 英語。tea.

一九三二年六月一二日

## 技法。失敗(客観性のかわりに気分の動揺)(1)関与(2)告白(3)修正

転移をめぐるBの典型的な経過。不満が時間ごとに高まり、症状が消えないこと、分析家に助ける力がないことが我慢ならなくなる。分析家は非難を不当だと感じながら、それを隠そうと努力するが、どうしても口数が少なく不機嫌になる。私の忍耐が切れるか患者の忍耐が切れるかという緊張が高まったあと、彼女は突然すっかり献身的、友好的、服従的になり、しばらく熱心に分析に取り組むが、ある程度の期間取り組む

と爆発の危機がまた訪れる。

患者たちには、いかに分析家にとって不快なことであってもすべて話すという義務しかないという事実の認識、つまり分析家の洞察が生まれることではじめていっそうラディカルな変化が起こった。患者の言葉を個人的に受け取るのはばかげていて、もしそうしてしまうとすれば分析家自身の性格特性のなかにその原因があるはずである。患者は、過去の不当な扱いを反復するために分析家の過敏な感受性を利用する。そのためにまずわれわれを試そうとする。この試しに分析家が合格しないかぎり、幼児期抑圧の反復――外見上の服従と内的反抗――がそのたびに起こるだけである。人間である以上、怒らずにいることは不可能だし、それに患者は無言の怒りも感じ取ってしまうので、残された道は、怒りを告白し、同時にその不当性も認めて、もし患者が不快感を表わしたとしても愛情を込めて友好的に扱うことしかない。子供もほぼ同じことを要求する。だから両親は、内心怒りが爆発しそうなのをかくしてやさしい庇護者の態度をとってはならない。たとえそうしても、子供はやさしい言葉には反応せず、声、身ぶり、手荒な扱いなどの振る舞いに反応するだろう。分析家は自らの過ちを認めるはじめての権威者でなければならない。なかでも偽善という過ちを。子供にとって、いわゆる教育的な、しかし不寛容と憎しみのこもる客観性や冷静さよりも、荒っぽいが嘘偽りのない扱いのほうが受けとめやすい。これはマゾヒズムの動機の一つである。人は、冷静で客観的な振りをされるよりも叩かれるほうを好むものである。認識し、告白し、修正しなければならないもう一つの過ちは、気分のむらである。

一九三二年六月一二日

## 耐えがたくなった感覚の心的逆備給

R。身体的道徳的切断がからむ外傷場面に近づいたときにヒステリー的情動爆発。ひきつった笑いで苦痛の爆発を抑えていたが、もうそれ以上続けられなくなったときだった。その瞬間に、補償的な快感幻想によって現実への心的過剰備給が突然生じたようである。(患者自身は、笑いは緊張の量を放出するだけだと言っていたが。) 患者は、後頭部の痛い箇所が突然嚢を生成し、そこに苦痛をすべて溜めるようになったという感覚をもった。その嚢はほとんど際限なく膨張することができた。[1] これに先だって大量の尿が実際に排泄された。痛みのある頭部(ここはおそらく患者が注射を受けた箇所である)に、臨時的嚢が形成されたが、それによって人格の分裂もまた始まった。のちに新たに加えられた心的外傷は、この嚢形成さえ圧倒し、言うなれば嚢を破裂させる力があった。とすればまったく途方に暮れるような作業がここに残されていることになる。(1) 破裂した断片をかき集めて嚢を貼り合わせること。(分析家がこの作業をするには知力だけでは足りず、忍耐力が必要である。) (2) そうして再構成された嚢の中身をふたたび自我(身体)と一体化させるようにすること。

分析家側による純粋に知的な再構成ではこの課題を果たすのに不足のようである。分析家が自分の苦痛をともにしてくれ、苦痛を和らげるためなら喜んで犠牲になってくれると患者が感じる必要がある。被分析者に対する冷たさから反感やいらだちまでを扱うには、ふつう強い抵抗を克服して性格分析をひとわたり行なってからでなくては無理である。患者Rは、最大の外傷の際に、全能の知性(オルファ)[2]に助けられながら、救い手を求めていわば宇宙のすみずみまで捜索していると想像した。（テレパシー的臨時器官を用いて。）そうして彼女のオルファは、そのときすでに私を見つけ出していたのだろう。特殊な個人的運命に導かれて、過去の不当な扱いの償いをしようとしており、またそれができる世界で唯一人の人間である。この私の能力は、二歳年下の妹の死[3]（ジフテリア）にたいする私の罪悪感に由来することが相互分析のなかで暴かれた。その罪悪感への反動から、私は苦しむものに共感しなくなったが、過剰な善意、医師としての患者への関心と如才なさ（たしかに極端に走っている）によってそれを克服している。分析はこの善意の背後の狭量を突き止め、取り除かねばならない。友好的な感情があとに残り、先のオルファの幻想がある程度まで真実になる。そうなれば脱緊張が可能になるため、破裂した人格や嚢に覆われていた人格をふたたび一体化させることができると同時に、心的外傷を反復するかわりに過去の出来事の記憶を回復することができる。

霊の世界との友好的関係。S・Iには、何年も恐ろしい幻覚があった。とくにアルコールを摂ったあとがひどかった。頭部に怪我をしてから急に禁酒ができるようになった。さらに進歩が見られ、彼女にはもう禁酒の必要がなく、飲酒を再開しても悪い結果を招かなくなった。それにともなって、幻覚が比較的穏やかなものになり、以前より現実の課題に耐えられるようにもなり、私の人格が彼女に治療的影響を及ぼしたのだから、この大きな変化は私のいろいろな性質のおかげだと語る。それでも彼女は、私がときに退屈したり怒ったりするのを感じて、私には自らの弱さに打ち克つ力はほとんどない、いやまるでないのではないかと言う。

教え子との失敗。Dmもこのごろは度胸が据わり、先生は、教え子が同意しないあるいは服従しない素振りを少しでも見せるとすぐに見捨てますね、と言って私を責める。この非難は甘んじて受けるが、それは生徒が私の名前を引用せずにアイデアを盗んだからだという弁解もしておきたい。フロイトはこの症状が私の兄弟コンプレックスにあるのを発見したが、今、国際精神分析協会において同じコンプレックスが再発した。

（1）一六八頁を参照。
（2）一二頁を参照。
（3）これは妹ヴィルマのことである。彼女は実際には四歳年下で、生後一年で死亡した。シャーンドルとヴィルマのあいだにはもう一人の子供、モーリッツ・カーロイがいる。（編者）

一九三二年六月一四日

## 対象リビドーの持続的障害

（I）患者Uは、自らを観察して、性交渉のなかで前駆快感あるいは前戯を求める性向がまったくなく、そのような行為はいわゆるお務めと感じ、できるだけ早くすませてしまおうとすることに気づいた。彼には「最終快感」のほうも同じように欠けている。恋人の一人から、彼女のほうは行為の前も後もずっと「スリル」[1]を感じつづけると聞かされて彼は驚いた。

説明。きわめて原始的な環境のなかで成長した野生児が、一二歳の時に突然、少なくとも形の上ではずっと文明化された環境に突然投げ込まれた。（アメリカへの移住。）最初に全人格に辱めをうけた彼は、さらに昇華された領域へ上昇するための踏み台として精神分析を用いた。（持続する不安から逃れるため。気が狂うことへの不安。）最初の分析を受けている頃に、悪い仲間内で死の危険にさらされたときに起こった新たな崩壊。その不安は多元的に決定されていた。（1）現実の生命の危機、（2）移住の前の原始性への回帰とそれにたいする不安、（3）自らの攻撃性への不安、（4）十分解決されていない、不安にかたちを変えた、抑えのきかない知的自己評価と暴君的わがまま。最後のものを抑えるのに失敗すると、患者は、自分でも気が狂ったのではないかと感じる。

繊細さ、やさしさ、象徴、ほのめかし、倫理的抑制などといったものを彼はまるで信じられず、たった一つ現実感を感じるのは直接行動だけである。犯罪的、無反省的な自らの幼児的－自己中心的性向と彼は戦っていた。子供時代に、母親の気ままな愛の衝動にひどく苦しんだ。何らかの同性愛経験が彼を女性性から遠ざけたということもありうる。

Ⅱ　患者O・S。幼児期外傷。（1）女性と男性それぞれによる二つの異なったやり方での肛門損傷、（2）症例Ⅰのように、どんな対象関係も維持することができない。（一冊の本も最後まで読めない、どんな友人関係でもほんの些細なきっかけで身を引いてしまう。）善意によって過剰補償しようと試みるが、そこで身動きがとれなくなる。チックについて推測したのと同じように[2]、外傷箇所に興奮の残余がまだ貯蔵されているようである。そのためのリビドーエネルギーは一般的貯蔵庫、すなわち性器性から引き出される。よきところはヴァギナなり[3]。

第二の可能性は、心的外傷が性器に影響を与え（威嚇、禁止など）、性器性が肛門段階に退行することである。いずれにせよ、肛門性はその自己愛によって対象への依存をやめる。いかに心気症的に見えるとしても、肛門性格には自らの資源と肛門的刺激満足があるので、他者に依存したときに受けるかもしれない失望からずっと守られている。むろんこの状況も、幸福な対象関係への渇望が彼のなかにふたたび目覚めたり、もっと幸福な他人と自分をこの点で比較しはじめると悲劇を生む。肛門的性格特性は同時に憎しみの感情の表出にたけており、たとえば、（1）放屁は、人を一定の距離に遠ざけたり、部屋から追い払うことまでできるし、（2）すねて自己軽侮を強調している意味もある。つまり「何てことだ、私はにおう」(4)という意味である。このように考えていけば、あまりにも厳しい不当な評価が下され、評定者がそれを改めようとしないと、最後には今述べたような自己蔑視と相当程度の他人蔑視が生まれることがわかるだろう。したがってここでも問題は根源的やさしさの失敗である。自己規制の乱れや肛門統制の欠如は、罪を問われないかたちで報復する妙手でもある。だれかに侮辱されてほかに武器をもたないとき、悪気のないふうを装いながら相手を悩ませることができる。

肛門性への置き換え傾向は、保持された心的外傷が異常に貯留されることで高められるだろう。だがおそらくは、離乳にむけて奮闘するうちに、またその奮闘ゆえに、いずれにしてもリビドーの一片が肛門に固着し、退行を起こしやすくなるのではないか。それでも、元来は口と性器のリビドー貯蔵庫（性感帯）だけがあり、肛門性愛は実は置き換えによって生じたヒステリー的性器愛化であるという可能性がないわけではない。サディズムのあるところほとんどつねに肛門性愛があると確認できるのは、肛門への貯留が始まるのは性器性を求める戦いの結果であることを示しているかもしれない。その例として次のものがあげられるだろう。（1）去勢への脅かし、（2）不快をもたらす早すぎる強制的な性器への要求。言い換えると、強引に無理矢理押しつけられるか、または暴力的に阻止された性器性は、サディズムと肛門性愛に導く。（ここできればジンメル(5)に言及？）ナルシシズムへの能力は、一般的に、一人でいられる能力によって制限されているかもしれない。肛門領域は、一人でいられる能力にはまだ適さないのだから。肛門領域ほど多量の刺激と物質が蓄えられるところは他にないはずである。また表現方法にもかなり多くの種類がありうる。

Ⅲ　潜在的憎悪感、顕在的好意と善意、肛門裂創、かなり目だつ不快を催させるにおい。この憎悪傾向および優越感傾向の中心主題は、子供時代に父親の愛を求めて戦ったとき、欺かれ打ちのめされたという彼女の確信であった。父親は遊んでくれただけであり、母親には赤ちゃんが産まれた。それ以来やさしい愛情関係は皆無で、現在のそれも憎しみと混ざりあい、かなり肛門的（自立的）で、きわめて攻撃的である。

（1）英語。thrilled. erregt, aufgeregt, verwirrt.（スリルに対応するドイツ語がないことについては、バリント『スリルと退行』を参照――訳者）
（2）「チックの精神分析的考察」*SZP* II, *FC* を参照。
（3）ラテン語。ubi bene ibi vagina.
（4）英語。Goddam.
（5）エルンスト・ジンメル Ernst Simmel（1882–1947）ドイツの精神科医、精神分析家。国際精神分析出版から一九一九年に出版された論文集『戦争神経症の精神分析 *Zur Psychoanalyse der Kriegsneurosen*』の著者（フェレンツィ、アブラハム、ジョーンズと共著）（ジンメルの論文は「戦争神経症と心的外傷 Kriegsneurosen und psychische Trauma」）。一九二六年にベルリン近郊にテーゲルゼー・クリニックを開設。そこではスタッフ全員が分析を受けていた。この実験にフロイトは大きな関心を示し、何回もクリニックを訪れた。しかし一九三一年に倒産した。一九三三年にジンメルはまずチューリヒにそれからアメリカに亡命し、ロサンゼルスでジークムント・フロイト・クリニックおよび精神分析協会と精神分析研究所を創設した。

一九三二年六月一四日

146a

## 正常な女性同性愛[1]

女性たちは「男の人は理解しようとしない」と言い、（分析においてさえ）彼女たちの同性愛的感情を言いたがらない。「男の人は、女性はペニスの持ち主しか愛せないと思い込んでいる」。実際のところ、女性は、自らの同性愛的経験を——嫉妬なしに——話し合える母親や女友達をいつまでも求めている。（B＋Ｅｔｔ、Ｄｍ＋女友達たち。）彼女たちは女性的（受身的、同性愛的）男性を好む。彼らは異性愛の継続を可能にしてくれるからである。

## 同性愛からの転向

（初潮時に抑圧が生じる——トム・ボーイ性[1]が突然禁圧されるときである。）Ｄｍは（強い抵抗を乗り越えて）、私がＵのために（それからＤｍ自身のために）よい母親になりたいと思うことを求めた。（Ｄｍ。）私は彼より偉くなろうという野望を放棄せねばならない、彼にたいし受身的役割を取ることに満足しなければならないが、同時に彼女のトムボーイ的愛も受け入れねばならない[2]。そのときはじめて彼女は私への依存から離れることに甘んじるだろう。男性性か女性性か。私は、Ｕ（パパ！）を彼女を愛するのと同じだけ愛していることを認めなければならない。そうすれば、われわれ（娘と母親）は仲間になれる。少女のやさしさの大部分は（そのような状況下では）母親のもとに留まっている。

（1）ラテン語。normalis femine homosexualitas.
（2）フェレンツィはここでU（男性）およびDm（女性）と彼の関係について述べている。（編者）
〔1〕英語。Tom-Boy-ishness. おてんば娘。分かち書きによってBoyが強調されている。

一九三二年六月一六日

## 環境による承認の産物としての個人感覚（自らの大きさ、形、価値の感覚）

女性患者S・Iは、激情的でしかし完全に秘密に保たれた短い転移段階ののち、強い抵抗の段階に入った。それは私からの予期しない中断（アメリカ旅行）によって増幅された。信頼の漸次的回復は、二つの悲劇的瞬間に私が心から思いやりを示したことで促進された。（1）夫が膨大な金を賭博と女に浪費していることを知ったとき、（2）心から愛していた兄の突然の死。しかし転移はもっぱら高度に昇華されて落ちついた知的な結びつきというかたちをとった。関心の中心は、無意識、とくにそれまで無視していた深い「超自然的」層をともに探求することにあった。それは、どの程度かはともかく個人が宇宙の一部と接触することを可能にする層である。この混沌とした宇宙のなかで、彼女は死者と生者の霊に出会った。リラクセーションによる深いトランス状態のなかでそれらの霊が彼女を驚かした。崩壊が頂点に達したのち（頭部の怪我）、突然次のような能力が覚醒した。（1）それらの「霊」を恐れず、どちらかと言えば友好的な関係を保つこと、（2）それまで抑えることができなかった飲酒癖の突然の放棄。はじめ強制的な断酒によったが、のちに適度に飲酒することもできるようになった。二人の男性からの求婚をある程度まで受け入れようと、十分とは言えないまでも努力した。最初のほうの男は、彼女に求婚したものの、妻へのマゾヒズム的服従を止めることができなかった。また、どちらかというと学者タイプで審美家だった。彼が愛したのは物で、人間ではなかった。しばらく欲望に燃えたが、それほどもたたないうちにすっかり冷えてしまった。第二の場合は重要度が低い。こちらも抑制されたタイプだが前者より自然な男性から注目され、いい気分にひたったが、またもや既婚の男性だった。

そうこうするうちに、というかおそらくこれらの変化の影響で現実感がずっと強まり、家族の財政的、倫理的窮状を救済するためにきわめて実際的な処置をとった。みなの助言者となり、娘の教育を引き受け、それどころか彼女の交際範囲にある人をわけへだてなく援助するようになった。

なおしばらくのあいだ、一部は「使命」として自己愛的行為に及んでいたが、一度もエロス的幻想をともなわなくなった。夢のなかでもまれであった。その一方で分析作業に没頭していった。彼女は私の分析能力を過剰評価しているとしか思えない。彼女の実感では、私がその場にいるだけで、私自身も意識しないやり方で彼女を助けることができるのである。ほぼ毎時間トランス状態に沈み、説明がほとんど不可能なばらばらのヴィジョンを見るだけなのだが、それでもトランス状態から覚めると、飽きもせず私の援助に感謝する。

この行動と、それから肉体的でも心理的でも性的活動がまったく欠けていることから、私との純粋に知的な関係が無意識的な仕方で〈性〉の代理物を提供しているのではないかと考えるようになった。これを昇華の典型例とみなすこともできようが、この知的関係のなかに純粋な性的興奮が深く抑圧されたかたちで生きつづけているのを観察できることがある。

私のいる方角から彼女に近づいてくる霊的アウラあるいは光の幻影について彼女が語ることがある。またあるときには、臭覚にたいする自らの肯定的関心あるいは否定的関心を分析することで、彼女は（性器に息を吹きかけることでしか満足を得られないという同僚に似て）、このとき無意識的な形で近くの人物の化学的昇華物をほんとうに感じているという仮説にいたった。当然ながら、患者の感情表現ならどれでも、一見無意味であったとしても価値がありそうな想像物ならすべて探求する友好的－医者的細心さも当然感じとっているだろう。これらのどれもが、彼女がここでいわば善意と関心に包まれていると感じることにおおいに貢献している。いつもは倹約家でわずかの金にも渋い人間が、おろそかにはできない大金を喜んで治療につぎ込んでいること自体注目に値する。料金を減額するか、掛払いでもよいという私の申し出もきっぱりと拒否された。「昇華」の一部が肛門性愛の道をたどっているしるしにちがいない。（臭覚への関心もこの観点から理解できるだろう。）

最近、彼女自身の強さも私への信頼の強さも十分なので、以上のような説明をすべて伝えても耐えられることに私は気づいた。同時に私は、人生でも分析でも彼女が示す反応様式から以下のような理論化を試みた。幼児期早期に、患者の母親が明らかに病理的でおそらくは精神病的と思われる発作を起こしたことがわかっている。（前述の）兄と姉は、母親からひどく惨い罰を受けたこと、頭を壁に打ちつけられたこともあることを覚えている。患者は、性器に加えられる狂ったような怒りの爆発のぼんやりした印象が思い浮かぶことがある。彼女と夫がはじめて交渉をもったさい、抵抗も通常の出血もないことに気づいたところをみると、彼女の処女膜はそのときほんとうに破れてしまったようである。ついでに言えば、夫は見た目はすごく官能的だったが、結婚後、とくに子供が一人生まれてからは、ほとんど不能になってしまった。しかし患者は、じつはその責任は彼女の冷感症ときつい羞恥心と経験不足にあると言った。

彼女の記憶がまったく正しいとか正確だとかいうわけではないが、もう一つの出来事を挿入してもよいだろう。彼女がまだ揺り籠に入れられていたとき、前述の兄が踊りながら棒切れを手にやってきて、彼女の性器を傷つけた。さらにのちの心的外傷で、彼女を〈性〉からすっかり遠ざけることになったのは、性器を見せあっている子供の集団（兄も一員である）に襲われたあとで、父親に恥ずかしい思いをさせられたことである。

この家族が徹頭徹尾ピューリタン的な仕方で育てられ、あらゆる「汚い」ことから遠ざけられていたことに注目せねばならない。その上に、次のような悲劇的ともいえる厄介な問題が持ち上がった。三人のなかでいちばん美しいすぐ上の姉が、ある男性とのキスから梅毒に感染したのである。患者もその男性に恋していた。後に患者はこの姉と家庭教師と三人連れで世界旅行に出かけ、姉のデカダンスや、モルヒネ中毒の家庭教師についていろいろと目にしなければならなかった。それに加え、中国で驚くべき光景を数々目撃した。たとえば中国のある都市で彼女の乗った人力車が広場を通りかかったとき、ちょうど処刑が行なわれていて、処刑人が切り落とした腕を彼女の車に投げつけて脅かした。表題で暗示した理論は、宇宙における例の「融解」と、すべての心的外傷によって引き起こされた性的冷感症とのあいだに関係があることを示唆している。

ある夢で患者は人々の幽霊が近づいてくるのを見た。現実の人間よりずっと大きかった。私は今、このサイズの拡大は人格の希薄化も意味すると考えている。自らをとりまくリビドーが希薄化すればするほど、彼女は自らの人格の境界をいわば際限なく拡張することができるようになる。むろんそのとき彼女の現実の人格、つまり正常な人格は消滅する。（意識喪失、錯乱。）上記の極端に控えめな男たちとの友好関係、そして分析における医者の無関心な態度は、彼女が現実から目をそらし、神秘的彼岸に向かうことを可能にした。彼女の振る舞いと精神病におとずれた突然の変化は、次のような偶然の事態に起源をたどれると私は推測している。彼女が私の目の前で死ぬほどの怪我をしたとき、私はあまりに気持ちが動転したため、床から彼女をすぐに抱き起こしベッドに横たえ、やさしくしかし力を込めて彼女を蘇生させようとした。そのさいに込められた情熱の大きさが、自分には、私の同情となんとしても助けたいという思いに値する価値があるという感情をふたたびもたらしたようである。なかでも彼女は、悲観的なこともたしかにあるが、自分の顔のあれこれを話題にしはじめた。自分の外見（容貌、スタイル、衣服）にも前より関心を払いはじめた。今まで述べたすべての困難にもかかわらず私が彼女を理解しようとし、いわば生へと呼び覚まそうとして払った疲れを知らぬ忍耐は、彼女にとって、自分に元来割り当てられていたはずの男性の抱擁に値した。ただし昇華された非性愛的なレベルにおいてである。ここでようやく彼女にこう伝えてもよいときがきた。あなたが無意識的に待っていたのは、あなたの性的冷たさに怖じ気づかず、心からの抱擁で自尊心を取り戻してくれる男性でしょう、と。彼女の答えは、私はきっと、抱擁をすり抜ける方法を見つけてしまいます、というものだった。[1] 私はこう応じた。その抱擁は、人格全体を包みこみ、抜け道をどこにも残さないようなものでなければなりません。そのときはじめて彼女は、一方でパートナーの情熱という鏡のなかに自分自身の性質を認め、それを評価できるようになる。身体的抱擁は、彼女が宇宙のなかに融解した人格をこの世の現実のものに変換すること、リビドーを宇宙からある程度まで引き戻すことを可能にする。あるいはそれを強いる。物理学的あるいは幾何学的な表現を用いると、同様の経験にもとづいてこんな言い方もできよう。人格の基盤として欠かすことのできないナルシシズム、つまり自らの自己を、一定の大きさと形と意味をもつ、現実に存在する価値に満ちた実在として認識し確認することは、環境の肯定的関心が、あるいは環境のリビドーが、いわば外的圧力によってそういう人格形態の存続を保証することではじめて可能となる、と。このような対抗圧力——対抗愛ともいえよう——がなければ、個人は爆発へ、宇宙への融解へ、おそらくは死へ、傾く。

〔1〕 ドイツ語版にはこの文が欠如している。

一九三二年六月一八日

## 相互性の新段階

R・NおよびS・Iとの経験について、とくに後者について。ここでいよいよ、いわゆる「転移」と「逆転移」に焦点を当て、すべての分析の完遂を妨げる最大の障壁はそれらであることが暴かれれば、「分析状況」と日常生活のあいだの粉飾された虚構の差異を克服し、また分析家にいまなお蔓延する患者にたいする虚栄心と優越感も克服しないかぎり分析は成功しないと確信するにいたるだろう。そして最後には、患者が外傷体験に遡るだけでは満足せず、次の二つを求めるのは正しいと確信する。(1)再構成された現実の想起に成功するたびに、その真実性をほんとうに確信できること、(2)そのための条件として、分析家の純粋な関心、偽りない援助への意志、つきつめて言えば、患者一人一人へのだれをも凌ぐ愛。人生を生きるに値するものにし、外傷的状況に対抗できるのはこれだけである。

ここではじめて次のことが可能になる。(1)ようやく分析家を信頼しえた患者は、外傷的状況を(知的および情緒的に)乗り越える努力から解放される。そこで必要とされていた自己の分裂プロセスに終止符が打たれ、患者は外傷以前に存在した経験の統一性へと連れ戻される。明らかに、この統一性の感覚がなければ確信なるものは存在しえない。つまり、自己観察によって自らを疑っているかぎり、どれほど完全な論理的証拠があったとしても確信はありえない。（人々がこの不安から解放されたとき、まったく曇りなく自明なものとして現われるであろう世界を、恐れず見つめ認識しようとしたとき、認識にいかなる変化がもたらされるか予想もできない。今日われわれがファンタジーと呼ぶもっとも大胆なものさえ越えて、いったいどこまで導かれるだろうか。不安を真に制御することができれば、あるいは乗り超えるというほうが正確だろうが、おそらくわれわれは透視能力者となり、解決不可能に見える問題も人の力で解決できるようになるだろう。遅ればせながらであるが、R・Nが言い立てたときに誇大妄想の印象をうけた自信は正しかったことをここで認めねばならない。）（2）さらに言えば、われわれが患者をほんとうに愛することに成功しなければ分析も成功しない。すべての患者は、ひどい仕打ちを受けた不幸な子供とみなされ、世話を受ける権利を有する。ということは、もし分析家が友好的な患者を反感を表わす患者より手厚く扱ったとすれば、それは分析家の心的構成に弱点があることの現われである。患者の行動に動揺があったとき、それにたいしてわれわれ自身の反応の動揺をそのまま返すこともまた誤りである。だからと言って、肯定的なものも否定的なものもすべての情動反応から身を引くだけで、患者の苦しみに心を砕くことなく、よくても知的関心だけを向けながら、時間終了まで患者の背後に控え、情報収集と解釈の仕事をほとんど患者一人にさせておくのもそれに劣らず誤りである。医師として疲労や怒りを覚え、恩に着せたい気持ちになり、折りにふれて患者の関心を自分の好奇心の種にしたり、あるいはなかば無意識的に、純粋に個人的な攻撃性と残虐性をひそかに表わす機会にしたりしているのは事実である。こんな誤りを避けられる人はいないし、避けられる症例もないが、必要なのは、（a）それに気づいていること、（b）患者からのサインに従い、その失敗を自らと患者に認めること、である。

しかしそのような告白がいくら繰り返されたとしても、もしわれわれが、（a）相互分析によって徹底的な認識に到達しようと心に定めないかぎり、（b）その結果、患者にたいする態度をすっかり変えることに成功し、なかでも、例の受動性をついに放棄して、言うなれば情熱的な積極的方法で患者の役に供さないかぎり、そこから先に進むことはできない。ここで要求されるのはほんとうに尋常ならざることである。母の自己犠牲のみが匹敵する圧倒的な情熱的愛に、相手に勝る聡明さと自己統制を結びつけること、おそらくそのうえに、善意を注ぎすぎないだけの自己安定と、今や信頼しきっている患者が、統一しつつある自らの精神力をふたたび用いて認識に到達できるよう手助けするだけの分別も結びつけるという、およそできそうもない組み合わせである。

心的外傷は、死という完全な解体に向けての解体プロセスである。人格の野卑な部分である身体は、破壊プロセスになお抵抗しつづけることができるが、無意識性と精神の分断は、すでに人格の洗練された部分が死につつある兆候である。神経症者と精神病者は、自らの機能を、身体として果たすことができ、一部は精神としても、なかば果たしているとしても、無意識的な仕方で慢性的な死のプロセスにあるととらえねばならない。とすれば分析には二つの課題がある。（1）この死のプロセスを完全に暴露すること、（2）自己の一部でさえあえて犠牲にする慈しみ深いこの医師のような人が存在するのであれば、生きることは苦労に値すると患者に感じさせること。（経済的危機に陥ってわれわれの無私の精神を試してみようとする傾向が患者にあるのも、このためである。）

このような成果に到達するにはさらにあと一つ必要である。それは分析家の自己確信である。もし分析家が、愚かな優越感を曲げて、マゾヒズムの域にも達するような過剰な自己批判に変えてしまえば効用は半減である。そうなれば、分析家の心的外傷が性格の欠陥をとおして活動麻痺の結果を生んだことに相互分析のなかで気づくだろう。（たとえば、（a）母への愛、（b）失望、兄弟の誕生、（c）激怒反応、（d）その結果への不安、（e）人を怒らせる欲求や意地のかたちに屈折した憎しみ、人間嫌い、ある程度の不能、患者を完全に救う能力の欠如。）リビドー理論の言葉で表現すれば、分析を終結したいと思えば、だれにたいしても働くほんとうに完全な性的能力の回復が達成されねばならないと言ってもいいだろう。反感は不能である。

一九三二年六月一九日

## 精神を病むものに特有のにおい

患者Ｄｍは、自分も実はひどく目立って人にもわかるほど汗がにおって、突発的にひどくなるときもあるのだが、精神を病んだスミス夫人と自分がその点で似ているのに気づいた。（スミス夫人は分裂病患者だが、私は彼女が強烈な不安状態に陥っているところに居合わせたことがある。彼女は何かネズミの尿のような鼻をつくにおいを放っていた。）Ｄｍのほうは、自分が性的なにおいを発するのを感じている。彼女は切れ痔にも悩まされている。どちらの状態も、断続的な慢性萎縮と同じく、躁的に近い自らの激怒傾向を言葉、声、身振りなどに出さぬよう抑制しているときに目立つ。抑制された激怒が彼女のなかの化学変化（中毒。激怒を誘発する毒物を参照）の引き金を引き、誘引物質を忌避物質にかえる。分析によって、彼女はこのにおいにも怯まない英雄を待ち望んでいることが明らかになった。分析家はこの英雄でなければならず、（1）偽善的鈍感さを放棄して自らの反感と嫌悪感を認め、（2）自己分析によって、あるいは分析されることによって、そのような物質にも行動にももはや嫌悪感を催さないようにならねばならず、そうすれば、（3）患者は挑発行為を放棄する。

Ｄｍの症例では、患者がダンスでひどく無礼な振る舞いをしたことから分析家との面識が始まった。そのときすぐに患者として受け入れてもらえなかった彼女は、その足でまっすぐある男性のフラットに向かい処女を失った。これは当然ながら分析家に嫌悪反応を引き起こし、長期にわたる分析作業のなかでその反応を克服せねばならなかった。

このプロセス全体のモデルは、（1）性表現の禁止、（2）両親が性行為を行なっていることの確認（子供の誕生）の二つへの幼児的激怒であった。彼女の怒りに火をつけたもう一つの動機は、父親が母の暴力に力なく屈したことである。〔1〕（ペニス羨望の印象を与えるもののうちには、その女性が弱い男性と過ごしたことを表わす場合があるかもしれない。

〔1〕　この括弧は閉じられていない。

## 別の動機による女性のペニス願望

Ｄｍの中心動機。母に愛されたいという願望。「母はいつもなにか彼女の体に不満を言っていました」[1]。（幼児期初期からすでに、彼女の太りすぎ、におい（？）――彼女の情熱的な抱きしめ方にけちをつけ、さらには、父への愛にも。彼女の幼児期のそれは情熱的なものであった。）男の子になりたいという患者の願望は、彼女の女性的傾向に母親が表わす嫌悪感を消去したいという願望によって決定された。彼女が男のふりをしたのは、自らが女性であるために母親を嫌悪したからである。（おそらく嫉妬のためにであろう、母親から嫌悪された。）

この願望は、女性性をもはや否認しきれなくなった思春期に増大した。（月経。）母親がそれを喜んでいない（羨望、嫉妬）ことを彼女は感じた。彼女は男性的活動を求めた。母親がほんとうに結婚させないつもりであることを感じ、それに従った。あるいは母親が自分にまるで似合わない男性を探していると思った。彼女がだれか（父親、Ｂ・マック）に恋するといつも悲劇的な終わりを迎えた。他の男性の情熱や気まぐれに（夢想のなかで）期待するかわりに分析家に愛されようと彼女は思った。

だがここで彼女が求めているのは、女性には性器的満足とは別に、母親だけが満たすことのできる願望もあることを了解している男性だけである。羨望や嫉妬なしの三角関係への渇望。

〔1〕この人称代名詞は、「私の」のほうが文脈に合うが、原文のままとした。

一九三二年六月二一日

# いつまでも続く睡眠中の外傷性呼吸障害

幼児期初期から持続する睡眠障害の二症例。（I）めまいと頭痛の感覚とともに深い眠りから覚め、なかば眠った状態で、一〇秒からそれ以上にもわたってまったく呼吸がなく、息を吸い込もうとする衝動も感じないことが観察される。突然、不安感が襲い吸気を誘発するが、眠気がふたたび訪れると呼吸は止まる。疲労が募るといっそう長い眠りにふたたびつくことができるが、目覚めたときには、さらに重度で危険な窒息が長時間続いた後のような気分を経験しなければならない。頭の内部に熱感があり、寝具を全部払いのけてしまい、ひどい咳の発作。粘性の透明な痰を何時間も吐く。それにつれて気管支が分肢のところまで再生していく。気管支が完全に閉塞し、肺の全域が機能していなかったにちがいない。脈拍数の増加、不整脈。痰を全部排出し、心肺機能がなかば回復し、付随する精神的その他のひどい機能障害がなくなるまでほとんど半日を要した。起きて観察していた者が、患者がたえず歯ぎしりし、少し眠りが深くなるといびきをかきだし、驚いて飛び起きてこのシェーンストークス呼吸様障害が止まるまでそれが続くことを確認した。ときには呼吸障害が急激な攣縮に発展し、癲癇様発作との類似性を感じさせずにはおかない。

この一連の症状群は、それ相応の深さのリラクセーションさえあれば、分析時間中にほとんど必ずそのまま再現される。窒息死の断末魔に沈み込む傾向は、実は日中までも持続し、そのため彼の呼吸はすでに一つの意識的対抗手段となっており、正常人の場合のような自動運動ではないように見える。意識的注意の一部が、呼吸運動をあまりに長く止めさせないようにする課題にいつも従事している。疲労や睡眠のためにその注意が弱くなったりなくなったりすると、すぐに呼吸障害が再発する。

私が導入した分析的リラクセーションのなかでは、半覚醒状態においてもこの種の呼吸障害が起こった。患者が飛び起きたときをつかまえて、言われなければまるで気にもとめないような夢想の断片を報告するよう促し、一方で夢の断片から自由に連想させながら、適当な問いで補うことで、同性愛的性質をもった幼児期外傷の再構成に到達することができた。意識からすっかり忘れられていた年長の少年による攻撃――明らかに何度も繰り返されたと思われる――が、次のような結果を生んだ。(1)強い意志をもつ男性に服従する顕著な傾向。その補償として、いかなるかたちの影響にも向けられる強情な反抗と、道徳的および知的に完全に独立しようとする強迫がある。やや女性的な声のまま成長し、女性との関係が障害され、女性にたいして次のように感じる。

一九三二年六月二三日[1]

(2)ときおりの(同性愛の)爆発をともなった不能傾向、自慰的幻想のなかでは激しい情熱がある、天井まで届く射精[2]。

(3)すでに述べたような呼吸障害。ときどき背中がずきずき痛む、以前は不安夢(激怒夢でもある)があったが、今は何年も夢を見ていない。

Ⅱ　症例。母親への強い依存と、（変わり者の）父親との関係の欠如。「難しい子」「問題児」[3]。子供時代以来、就寝前に「マットレスに頭を打ちつける」。（二、三千回も！）リラクセーション——呼吸障害、症例Ⅰとまったく同様である。それに先んじて、腹部、臀部[1]の内部と周辺のはげしい痛み。憔悴した顔。押しつぶされる感覚、すなわち、シェーンストークス、青ざめた顔、頭部に感じる主観的熱。苦痛が強まり、——あまりに考えられないほどひどいため——痙攣的笑いを引き起こす。あまりにばかげている。（だからほんとうではない！）ありえないくらい苦しい状況で自らを救い出さねばならないという夢。気が狂う感覚。（不快という現実は、観念やイメージに集中することで遮断されうる。ラマ僧は何かの言語表象に集中すると痛みを感じない。）

　このような患者は、外見はよく適応しているが、無意識的に精神病（現実逃避的）である。意識的苦痛からの解放が生命を救う。リラクセーション中（睡眠中）に、彼らは死なねばならないという感情を体験し、それは、不安‐覚醒によって苦痛が終わるか、母性的に愛されているという感覚が——苦痛にもかかわらず——生き延びさせてくれないかぎりなくならない。愛は加工されて解毒剤のようなものに姿を変える。だが鋭敏な感覚が働く——働いている善意は単なる見せかけか本物か。助けになるのは後者だけである。（態度、仕草、情熱的なやさしさ徴候からわかるのだろう。）もし患者が善意を感じることができないと、自分で自分を救い出さねばならない、つまり、〈分裂し‐狂った〉ままになり、現実を否認する。

Ⅲ　症例。今までの症例のような呼吸障害はないが、そのかわりに、——十分リラクセーションしたときに——なすすべもなく圧倒されたことへの激怒の爆発——「名づけようのない」、「ありえない」残酷さと、それに加えて（狂気の沙汰！）罵られ、蔑まれる！　その結果、殺される前に死にたい。感覚——目には見えないが頭が鋸で四つに割られる。右半分は苦しみの「想像」と、死んでしまおうという決断(4)。

しかし全体が四分割される。すべてを解決してくれるほんとうの（理想の）愛する人が現われるのでないかぎり、一片ずつしか認識することができない。（男性性と女性性(5)。彼女は治ることを望まない——それが艱難辛苦に値するという確信がもてないかぎり。）この確信は、すべての部分を見ている分析家が、それにもかかわらず、あるいはそれだからこそ彼女を愛するときはじめて得られる。

ここに実践的な難題がある。分析家はどの患者にも惜しげなく個人的に自らを提供しなければならないのか。（私人として、そして性的存在としても。）およそ不可能である！

解決方法。（R・N。）患者が分析家のなかに、愛の潜在的可能性を感じるならば。（現実の体験はかならずしも必要ではない。）おそらくこの四分割の図式によってヒステリー的抑圧現象をさらに詳細に描写できるだろう。

分解過程が始まると、その分解過程の蓄積によってなんらかの仕方でそれ以上の（致命的）分解が妨げられ——つまりは（とりわけ意識的な苦痛 - 不快の性質の遮断によって）半 - 分解状態への適応が可能になる。心と体の分離によって、生きつづけることが保証される。ただし、分割されたまま……（以下欠如。編者）

（1）この部分の記載は、日記の他の部分のようなタイプ打ちではなく手書きであり、新しいページに次の日付を打って続けられている。（編者）
（2）ラテン語。ejaculatio usque ad tegmen camerae.
（3）英語。Difficult child. Problem child.
（4）ここにフェレンツィは謎めいた図を挿入したが、マイケル・バリントは削除した。
r＝cd —— は遂行。c は d（現実に殺される子供）のことを嘆き悲しむ。
（5）「男性性と女性性」*Bau* III, *thalassa.*

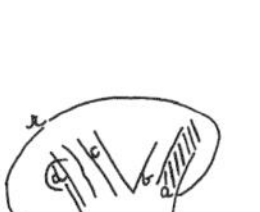

〔1〕 英語版は筆跡が不鮮明としながら、臀部 Hintern ではなく子宮 Uterus として訳している。そのほうが意味的に理解しやすいからだろう。ここではドイツ語版にしたがった。

一九三二年六月二三日

## 心的外傷の麻痺

病因である心的外傷を再体験させることで——今度は「抑圧」を起こさずに——神経症を治すというジレンマは、次のような難関にぶつかり、はじめは克服不可能のように見える。分析家のねばりによって、時間、場所を特定できる苦痛に満ちた一つないし複数の出来事に患者を触れさせ、そこで精神的かつ身体的な苦しみがあったことを示すあらゆる兆候を明るみに出すことに成功し、さらには発作中の会話のなかで患者がその出来事の現実性を自らにも分析家にも認めるところまで導くことができるのだが、期待していた持続的効果は見られず、症状改善の面でも持続的確信の面でも見るべき進歩のないままいたずらに分析回数を重ねることになる。決定的に確認されたかに見えた確信も次の日のうちに霧散してしまうし（夜のあいだや夢体験のうちに霧散してしまうことはもっと多い）、外傷的 - 分析体験において苦痛が耐えがたいところまで高まるため、患者は事件の客観的観察者、記録者の立場を放棄し、苦悩の嵐に呑み込まれてしまい、そうなると思考も願望もすべて押しつぶされ、理性に近づく道はことごとく閉ざされ、苦痛からの解放を求めて恐ろしい不安の叫びをあげることしか許されない。

　助けを求めるこの声にしたがえば――そして慰めの言葉と暗示の働きかけがそこで効を奏すれば――苦しみは去るが、しかしその原因についての知識もみな消えてしまう。分析家がいちいち不安の叫びの言いなりにならず、外傷的状況の苦痛を持続させると、ついにははっきりと精神的混乱に陥り、笑い発作を起こすことも珍しくない。あるいは、精神活動と随意筋にとどまらず、呼吸と心拍にまでおよぶ死んだような重く恐ろしい麻痺が訪れる。これほどの苦しみを味わった患者は分析を疑いはじめ、無知だ、残酷だ、無能だ、患者を犠牲にするのは無茶だと分析家を責め、分析家から身を引こうとすることで（S博士の場合はそれに成功した）、分析家自身にも絶望感と分析の営みへの疑念を抱かせる。こんなことは全部、外傷体験へこれ以上深く沈みたくない患者の抵抗のせいだといういつもの醒めた言い訳は、ここではまったく通用しない。自分は力の限界に達しており、これからはだれかほかの人――もちろん私、つまり分析家である――が「何かする」べきだというはっきりとした感覚が患者たちにある。しかしいったい何をすればよいのか!!?

　とりわけ印象深いある症例では、解釈だけではなくやさしさと愛が苦痛の解毒剤として投与されねばならないという答えを受け取った。（ほんとうに感情を共にしていなければならず、その振りであってはいけない。）すでに別の箇所でくわしく述べたように、そのような分析体験が、よい方向への突然の驚くべき変化をほんとうにもたらすことがしばしばある。（S・Iの症例を参照。）しかしそうはいかない症例もまた多い。現在観察中の三つの症例[1]のことを私は考えている。（1）症例R・N。この症例では、たとえ集中し自分に打ち克てたとしても、結局のところそのような共感を達成できるのは一時だけである。深く達する自己分析の末にやっと、反感をもたらす私のなかの動機をついに突き止め、麻痺させて、そもそもの性質が、さらに適切に言うなら分析能力が強化され、反感を覚える患者でも援助できるようになった。この方法に頼ることで、病者の精神と身体を支配する悪霊との戦いに臨むことができるようになった。それとともに、少なからぬ知性と鋭敏さが要求されるが、思いやりによって患者の苦痛を除去することができた。このような心的排水をたえず施しつづけることで、さもなくば破裂しかねない緊張を軽減することができ、洞察と確信にむけて促すことが可能になった。だが成果と前進が目に見えて現われたときでも、それは恐ろしくゆっくりしたものだった。

別の二つの症例では、外傷分析[2]を進めることがまるでできなかった。患者は自由連想するところまでリラックスできたことが一度もなく、ましてや知的、情緒的な半意識や無意識に到達することなどなかった。二人とも、たとえそれがきわめてわずかの不快感であっても、あまりにも強引に自らを不快感から守っており、自らの人生におけるほんとうの衝撃からははるかに隔たった人生と精神的構えを産みだし、鍛え上げてきている。症例Rにおいてすでに私は、――心的外傷は、おそらく人工的に（麻酔によって）誘発された無意識状態および（身体的かつ精神的）麻痺状態のなかで起こったと思われるので――患者をエーテルかクロロフォルムで麻酔することで、心的外傷をめぐる状況に近づけるところまで外傷的苦痛を麻痺させるのがよかろうと考えるようになっていた。この処置によって、患者が覚醒後も否定しさったり意味を矮小化したりできないような物的証拠が白日のもとにさらされることが期待できる。また、麻酔に催眠暗示を組み合わせることも考えられるだろう。その場合の暗示の対象は、精神的かつ身体的な外傷的事件の認識への抵抗を、主観的にも客観的にも掘り下げ、覚醒時（麻酔後、催眠後）にもそれを記憶にとどめることに限定しておかねばならないだろう。興味深いことだが、どちらの患者（2と3）も麻酔法を自分なりの仕方ですでに用いていた。

症例（3）O・Sは、身体的苦痛を非常に恐れており、パリから麻酔器を二〇〇ドルかけてわざわざ取りよせ、どんなに軽い歯の治療にもそれを用いさせたほどである。症例（4）N・H・Dには子供が一人あるが、その子を出産したとき、モルヒネとエーテルの麻酔のおかげで、かすかな痛みもなかったのを憶えている。（高い鉗子！）彼女には、それによって何かを失ってしまった、失ったものをふたたび見つけなければならないという感情がいつもある。分析を受けている期間に、小さな腫瘍を手術しなければならないことがあった。麻酔からさめたとき、彼女は分析家にこう言った。「麻酔中に夢を見ました。夢のなかで私の探し求めているものが何だったか全部わかったのです」。ところが覚醒してしまうと、そのどれ一つとして意識できなかった。麻酔のあいだに分析家が補助するとよかったのではないか。この問題に関するフランク(1)とジンメル(2)の先行研究に注目。

（1）ルードヴィヒ・フランク Ludwig Frank（1863–1935）スイスの神経学者。彼の名前は、批判的にではあるが、フロイト－ユング往復書簡に何回も引用されている。実際は、精神分析に公然と敵対したと言うよりは、誤解とアンビヴァレントな態度をもった支持者といったところのようである。『精神分析、精神神経症的状態の理解と、治療のためのその意義 *Die Psychoanalyse, ihre Bedeutung für die Auffassung und Behandlung psychoneurotischer Zustände*』München（1910）の著者。

（2）本書の六月一四日の注を参照。

〔1〕この部分の症例番号には混乱が見られるが、原文のまま記載する。

〔2〕traumatische Analyse. 英語版の注には、この言葉が「分析それ自体が外傷的であることも意味している」という推測が記されている。

一九三二年六月二六日

## 恐ろしい呪いの持続作用（おそらく遠隔作用も）

（1）S・Iは、ここ数年来まるで悪霊に取り憑かれたような状態で、悪霊は、彼女を飲み込み恐怖に陥れようとし、死の脅威にさらし、彼女の人格に向けて身振りと表情で憎悪と殺意を表わした。これは、三、四年ぐらいまえの爆発事件に関係する。彼女はそのとき転移性の友好的態度を突然投げ捨て、彼女と付き合いのあった患者のR・Nが遠くから彼女を脅迫し追跡していることを知っていたではないか、そしてそれを放っておいたではないかと私を責めた。そのときは、私が心の底から否定したことで患者の心は鎮まった。しかし、R・Nの分析のなかで私はR・Nに同一化することがあり、たしかにR・Nの攻撃性をあおってほしいままにさせたという意味では患者のほうが正しかったことがのちに明らかになった。それに、その女性患者がS・Iに嫌悪感をあらわにしたこともたしかに私は知っていた。

昨日のR・Nの分析で、彼女に加えられたおぞましい残虐行為が再生された。今回はとくに乳頭部の炎症をもたらす頸部への毒物注射である。約二年前にこの炎症の再発があったが、医長には説明がつかなかった。正直言うと私には、といっても患者がそれを金切り声まであげて求めたにはちがいないのだが、患者のひどい苦痛を和らげようとする傾向があった。暗示を与えて慰めることで苦痛から解き放つという方法も用いてそれに成功した。S・Iはこんな出来事があったとは考えてもいなかったか、せいぜいかすかな予感しかなかったが、その日の夜に次のような夢を見た。片方の耳に瘤が二つできる。瘤は海綿体でできており、一つは大きく一つは小さい。彼女は瘤を綿密に調べて、海綿体は体の一部ではないことがわかり、瘤を自分からそっと剝がした。

この夢が見られたのは、かつてのおぞましい悪霊を彼女がついに客観的にとらえられるようになり、途方もない恐怖の原因は、彼女にとって元来異質であった憎悪との合体にあると認識できるようになった時点である。（「恐怖は自我に押しつけられた外来性の憎悪です」。）この認識によって彼女は脅迫の恐ろしい作用から自由になり、言ってみれば彼女の人格からそれを切り離したのである。瘤が茸の形をしていたことが性的連想に導いた。R・Nは彼女に何でも性的シンボルで説明するのがつねであった。彼女はいまやそれからも、盲従からも自由になった。（私にたいしても。）

S・Iに恐れがあるかぎり、彼女の注意は不安げに外界に向けられ、なかでも、自分にとって大きな意味をもつがゆえに特別に恐ろしい人物の願望と気分に向けられた。感覚器官の過敏性の起源は、霊媒について以前観察したように、不安に駆り立てられて一人の残酷な人物の願望の動きに聞き耳をたてていたことにまで遡れるようである。想像するに、霊媒と呼ばれる人は、おそらく思考と感情の動きにともなうほんのかすかな振動までも（離れていても）知覚するような過剰不安をもつ人なのだろう。

これは、無線や電話という電気通信をめぐる精神病者の幻覚に関係する。おそらく幻覚というものはないのであって、せいぜい現実の事象の幻想的加工というところではないだろうか。患者の正夢にときどき見られる共時性[1]は次のように説明できるだろう。（1）服従反応。（じつは、他の患者への感情反応にたいする反抗であり、つまりは不安による私への同一化だろう。）（2）おそらく私という人間は中継点にすぎず、そこを通して二人はたがいに直接接触することができるのだろう。この夢のなかでかつてのショックがふたたび自らを主張しようとしたのだが、分析によって得ていた強い自立性が、外来の物質や興奮が自我に取り入れられることを拒否した。彼女は、いわば出された料理をこんなふうに必死に拒否しているのである。「自分で食べて！　自分で始末して！　あなたの身代わりになって痛めつけられることなんか許さない」。〔2〕この解釈にさらに説得力をもたせるために、患者がこうむったもっとも忌まわしい残虐行為が何かを記しておかねばならない。黒人の性器を切り取って呑み込まされたこと。黒人はその場で殺された。

〔1〕 Isochronie. ユングのシンクロニシティー Synchronisität とは言葉が異なる。
〔2〕 以下の部分はドイツ語版から削除されている。人種差別的表現があるからだろう。「黒人」に冠せられた否定的な形容詞はここでも削除した。

一九三二年六月二六日

## 他者の苦痛を和らげたい、あるいは他者を援助したい、才能を伸ばしてやりたいという強迫について

患者O・Sが訪れた。かなり重篤な若い女性で、流行の最先端をいく服に身を包み、魅力的にみせようと心をくだいていた。女友達をつれてブダペストにやってきたのだが、嫉妬深い夫から独立してその女友達と静かに暮らし、友人の才能が花開き作家になれるよう手助けをしたいというのが願いだった。彼女は私のところに分析を受けにきたが、一人ではなく、女友達と猿二匹、三匹の犬、数匹の猫をつれてきた。友達のほ

うものちに分析を受けることになって、いやがるのもかまわず無理に彼女を幸せにしようとする人を忌み嫌う人間であることがわかった。もしそのようなことがあると、意固地になって何もできなくなり、腹がたつことも多く、怒りが爆発してしまうことさえある。そうなるとありとあらゆる衝突が起こり、それからやっとおたがいに頭を冷やすことになる。動物と友人を従えているほかに、O・Sは才能ある少女を養子にしていたが、身を崩す恐れのあったその少女が優れた芸術家に成長できるようにと考えてのことだった。おそらくその少女は今日もっとも有望で将来を約束されたダンサーの一人である。

O・Sは、最近四箇月で一七キロも太っており、強迫的な過食がある。食事制限を守ることができない。(子供時代から図抜けて背が高く太っており、不格好な服を着ていた。母親と叔父が巨万の富をもつ億万長者だったのに。) 彼女は自分に才能があると感じていたが、厳格なドイツ的教育法のもとではそれを伸ばすことができなかった。目立って奇妙な外見のため、だれも彼女に近づかなかった。まだ少女だったころ、継父の家で当時一世を風靡していたダンサーのパブロヴァに会ったことは人生最大の出来事だった。といっても彼女はひどく萎縮してしまって一言も話せず、ただ見とれているしかなかった。

O・Sが、世に認められず援助を必要としている才能に自分を同一化しているのは明らかである。しかし、いつの日にか美しくなって、身体も精神も光り輝き魅力を発揮するようになるという希望がまだひそかに彼女のなかに生きている。分析は、他者の歩みのなかに自らを生かすという彼女の能力を大幅に引き下げたようである。(なかでも女友達にたいしては、自分の心理学的 - 精神医学的技量が役立たないと観念した。彼女の才能を伸ばすことも、それで感謝されることもできなかった。ところが、感謝がなくては同一化が揺らぎ、この事業はまったくむくわれないという感覚が強まるようである。) ところで昨日こんなことが起こった。養女が彼女に踊ってみせた。これまで見たことがないほど美しく、そして軽快に敏捷に。いつもは養女のことで自分も嬉しくなるのだが、このときはまるで突然に、私はなんと鈍重で不格好なのだろうという感覚に襲われ、自分のことをまるで象のように感じた。この感情に沈潜するよう彼女を励ましながら、共感を示すことも忘れないようにしていると、彼女は心が引き裂かれるように泣き出した。驚いたことに彼女は、この自らへの深い絶望が何を意味するのかそれでもまだ気づかなかった。こんなふうには生きていられないという観念。ありとあらゆる身体表現を尽くしているにもかかわらず何も感じない、内的空虚しかないと彼女は言った。これについて、内的空虚の自己観察自体が、悲しみの感情がある証拠であるという解釈が与えられた。

この観察結果から強迫的な援助願望を理解する道が開ける。それはすでに言われていることだが、男性の同性愛が同一化の結果であるのと同じである。子供に最上の発達可能性を提供する母親の役割を彼女は演じ、養女の幸福をともに享受する。ある種の人は、とくに女性に多いが、動物が苦しむところとか、あるいは恋に落ちた男性が苦しむのを見ていることができない。性的に興奮した男性がしかたなく勃起したペニスの緊張に耐えているという観念にさえ生理的に耐えられないので、その男性の苦痛を和らげるために自らを与えなければならず、射精と弛緩がおとずれるまで心が静まらない。他者の苦しみにたいする耐えがたさが極端に強くなり、恋してくれる人に自らを与えることで自らが耐えねばならない苦痛の感覚にそれが勝ってしまうのである。

思慕こそが最大の苦痛であり、身体の苦しみを凌ぐかのようである。想像するに、耐えうる量を越えて思慕が高まるとき、幻想形成の助けをかりて現実の特殊な転換が行なわれるのだろう。まだまだ苦しみを重ねて、忍耐強い厄介な作業によって現実に思慕の対象を手にするためのふつう容易ではない挑戦が続くというところで、忍耐力が突然萎えてしまい、そのかわりにあらかじめ用意され成果の約束された美と生の理想への幻想的同一化が生じる。現実を無視してそれに気をとめないようにし、同一化という迂回路の心地よさに深く浸っていれば、その間に時が過ぎて、年齢を重ね、家庭も築かないまま、自分に魅力が失われていくことにまるで気づかなくてすむ。

このようなことを洞察するのに分析はそれなりの役割を果たしている。幻想世界に暮らすあいだに、自らの現実世界と将来への展望がどんどん崩壊していくことに気づきだした。

幻想世界に沈潜するために欠かせない促進剤の一つは、時間感覚の喪失であった。患者は、手紙を開封せずに何箇月もためていたが、それはまだ十分時間があると思っていたからである。まるで突然時間が無限になり、老齢と死で人生が終わることはないとでも思っているみたいである。少なくとも彼女の人生だけはそうだと思っているようである。したがって分析のなかで、幻想的同一化を用いて自分に欲望がないことにするのをやめ、患者自ら欲望に悩まされるようにならねばならない。

この機会に、自然界にはただ一つの原理、すなわち現実の諸要素が自己を主張し力を行使しようとする原理しかないのか、それとも忍従原理という第二原理、すなわち従順な適応と服従の原理もあるのかという問題を考えてみよう。自己主張に対立し押さえつける圧力、緊張が耐えられないほど高まったために、言ってみれば自らの願望に気づこうとする望みさえ棄てねばならないときにだけ、後者の原理が介入するようである。このような圧力によって自我が完全に否定され、洞察力によって現実の諸要素の統一性を保つことがもはやできなくなったとき、この第二原理が介入し、形をなくした物質から新しい質料が形成される。気圧との類比で言えば、圧縮が進むにつれて抵抗力が生じるが、圧力が一定限度を越えて高まり、もはや耐えられない絶望的状態になると、抵抗が放棄され液化（適応）するわけである。

一九三二年六月二四日[1]

# 聞き落としについて
## 失錯行為の一特殊形態

登場人物　Dm　Sp夫人　Sch夫人
a　b　c

abcはいっしょに日光浴をしている

ab＋bcによる出来事の説明。

三人で長時間話していた。ついにDmがその場を離れた。B＋C[1]は、Aがもう遠くに行ったと思って、とくにCがあからさまに、大きな声でAの悪口を言いはじめた。彼女は「下品よ[2]」。言葉が粗野だし、人間のくずね。独創性なんてまるでなくて、退屈、下品、下品、下品。突然Dmが現われた。彼女はその場を離れてから[3]、近くの日光浴小屋に腰かけて髪をとかしていたのだ。「これで現場を押さえたわよ[4]」と彼女は言って、怒りを顔にあらわにして立ち去った。(それもまた「下品」だったとCは言った。)彼女(C)だったらもっと上品に言えたはずである。ともかくB＋Cはこの出来事でひどく混乱した。

aによる説明（これは全部分析中のことである）

「癲癇発作に襲われました」[5]。昨日は、ゲレルト温泉で――それからペストで――それから家のベッドのなかで。何時間もの痙攣[6]。例の出来事について一言も出ない！　私は、意図的な聞き落としではないかと疑ったので、B＋Cによる話を伝えた。彼女はそのことを何も知らなかった。彼女は何も聞かなかった。

理論的に言えば（1）彼女はすべてを聞いた。

（2）不当な非難を飲み込む能力によって、聞いたことについての知識を飲み込んでしまう。

彼女は無意味なこと、嘘、不正を聞き落とす――粉々にならないために。（殺さずにすむために。）

（3）過去のこの種の怒りがすべて回帰し、次のことを引き起こす。

（a）無意識的怒り。（「癲癇発作」[7]。）

（b）聞き落とした言葉とその連想に関係する夢。（母親、私。）

一見無意味な情動、爆発、動作が、無意識的な激怒と復讐[8]‐反応であることがわかる。

（c）失錯行為と夢との関係。次の夜の夢は、その出来事、およびその出来事の発生史への言及を含んでいる。

## 抑圧過程

（1）反応の始まり。

（2）発生論的理解[9]による方向転換（おそらく攻撃者との幻想的同一化）、あるいは、彼が最後には気づいてくれるのではないかという期待にもとづき、彼を「五里霧中に追い込む」（？）いずれにせよ、情動の切り離し。自我意識による身体での反応。身体的なものへの跳躍。そもそもはすべての反応が身体的でありかつ心的でもある。このとき以後、身体的にのみ反応する能力。

　昨日は機嫌が悪かったのです、と彼女は言う。（患者の「媚び」。私の汚れは耐えられない！）それからチャドウィックの[10]本から二つの章[11]を読んだ。生理時の不安と不潔感（漏洩）[12]についての見解をこの本で読んだと彼女は昨日思った。「書評[13]でそれを誉めたかったのです」。ところが再読すると、チャドウィックはそれについて一言も書いていないことが明らかになった。（真実！）彼女は自分自身の考えをチャドウィックに贈りたかった。（無意識的に。）（その背景　私、すなわちドクターFが）〔2〕患者から考えを盗み、それによって優越感[14]を感じている。その結果、きわめて意図的な先の第二の失錯行為。今日あったように、自分の考えを読み込んで理解してしまう。相手に耳を傾けない、聞き落とし、嘘。これらはたとえば、（a）自らの有能性の否定、（b）他者による不正の無視、だろう。私は以上を全部彼女に解釈する。私自身の書いたものも引用し（どれでもよい）――ルソー、ラマルティーヌ、プラトン！　を引用して――面接時間の仕上げとして。私の理論からとった美しくすばらしい箴言の数々。教師にとってなんという誘惑だろう。

　Cが同じ夜の夢を語った。だれかが（母？）このような言葉を語る。「そんなことをするのは男が気が狂っていたからに違いない」。解釈。心的外傷を（a）男が加えたのは真実である。母がそれを疑うことで意識での自己否定に子供を追いやった。彼女はそれによって暗示を受けやすくなり、私も自分自身の判断も友人も信頼できなくなった。夢への追記。登場人物は死んでいる。（母）も私（ドクターF）も含まれる。

（1）先の記載より日付が早い。原稿どおり。
（2）英語。common.
（3）二行前の「言葉が粗野だし」からここまで英語。
（4）英語。Now I caught you.
（5）英語。I had an epileptic fit.
（6）英語。Jerks.
（7）英語。Epileptic fit.
（8）英語。Revenge.
（9）ラテン語。statu nascendi.
（10）おそらくメアリー・チャドウィックだろう。英国の看護婦で、何冊かの著書がある。『生理時の心理学的問題 *Psychological Problems in Menstruation*』1932など。
（11）英語。chapters.
（12）英語。Leakage.
（13）英語。Book-review.
（14）英語。superior.
〔1〕a、b、cの小文字表記と大文字表記は統一されていない。
〔2〕この括弧の位置は不自然である。英語版は次行の「感じている。」で閉じている。

一九三二年六月二八日

## 不能の症例にたいする苦痛緩和原則の現われとしての女性性

S・I。今に至るまで冷感症。飲酒嗜癖の発作や夫への怒りの爆発もあるが、大騒動がおさまると、ほとんどだれに対しても思いやり深く、善意に溢れ、暖かい人になる。悲しげにぶら下がっている夫の性器が目に入ることがある。いつもの嫌悪感と違って、深い憐れみを感じる。分析。彼女は夫を慰めてあげたい、そしてどんなひどいやり方で不実を働いていることも許してあげたいが、罪の意識に萎縮した〈むすこ〉が悲しげで萎えているのに耐えられない。彼女は夫の浪費嗜癖やギャンブル熱も大目にみている。それを理解してあげることで彼の自己統制を改善することができたのと同じように、性的過ちも許すことで夫の性的能力を高めたいという望みを無意識的にもっている。すると次の段階には、女性への勇気も呼び覚ますことになって、さらにその次には、彼女に向けられるようになった夫の欲望を鎮めるために身をまかす手はずになるだろう。ということは、不能の夫をもった妻は一般の女性よりもっと女性的でなければならないが、たいていの場合、女性はこのむずかしい第二の課題に失敗する。反抗的、軽蔑的なそぶりを見せることで、性的能力の最後の名残りまで萎えさせてしまう。

この過程はことごとくが近親姦の観念や願望をもつ少年期の反復である。結婚生活において近親姦にかわって許せない罪として登場するのは不貞である。賢明な妻なら、近親姦どころかおよそあらゆる性について少年を咎める母親のまねをせず、どんな衝動を彼が感じたとしても、その衝動に彼が負けてしまったとしても、内気な少年に彼女の愛を保証すべきことがわかるだろう。この自己否定の代償として彼女は、性的能力とともに、男性の自己評価の向上、責任感の発生という収穫を手にすることができ、それとともに幼児期に由来する反復強迫が消滅する。今日の女性教育からこのような理解ある寛容な振る舞いを期待するのは無理である。本症例でも、そのような態度を取れるようになるまでには長期間を要し、分析のなかで激しい動揺を経験しなければならなかった。患者はこのところ、彼女自身の子供時代の外傷的出来事に、絶望、怒り、復讐の精神のかわりに、理解と寛容の精神で対応することができるようになってきた。外傷的衝撃の真の治癒がありうるとすれば、おそらく、その出来事を理解するだけでなく、許すことができたときだろう。

こうして断念という行為へ適応する能力は、自然のなかに、自己中心的な自己主張とならんで、第二の慰撫原則の存在を仮定したときにのみ説明可能だろう。つまり利己主義（幼児性、男性性）にたいする母性、つまり慈愛である。

ここで、気体の圧縮とその結果としての液化という無機物質世界の現象、それに生物学における擬態などを比喩として引き合いに出してもよいだろう。自然は何としても平安をもたらしたいということしか考えていないかのようである。渇望を利己的に充足 *Befriedigung* することによる平安 Friede か、または自己放棄による平安。

一九三二年六月二八日

ユートピア。憎悪衝動の排除、残虐性の血讐的連鎖の打ち止め。
認識コントロールによる全自然の漸進的馴致

初期にみられた精神分析の将来像との結合。衝動と反射を洞察することで抑制が可能なのであれば、世界の利己的衝動が人間の脳を通過することで馴致される日が来るのは時間の問題でしかない（と私は考えた）。個人が全宇宙と接触するという大胆な仮説は、個人がこのような全知にいたることで超常的行為が可能になるという観点からだけでなく、（これはおそらくまだだれも指摘していないパラドクスだが）その接触によって全宇宙を人間化する働きがあるという観点からもとらえるべきである。

一九三二年六月三〇日

成人心理学の子供への投影（誤り）[1]

**フロイト**が、発生論的に子供時代に遡ることによる成人心理学の追求に成功したことは疑いない。フロイトはいつも、子供でも乳児でも命あるものすべての反応は、本質的に成人の反応と同一であると考えることからまず出発して、違いは、自らの元来の原始的万能的欲求の発現を子供時代に阻止されるために、その欲求が抑圧されたかたちで生涯保持されているところだけだと考える。したがって子供は、いかなる代償を払っても自らを主張しようとする固有の強い意志をもって生まれるが、それが阻害されたときに幻覚的に充足すると想定されている。これについては、私の「発達段階説」(2)を見てほしい。おそらくそのような充足法の存在はわれわれを驚かしたはずで、それが次のような考えに導いたのにちがいない。個人が存在を始めたときには、後の人生とまったく異なる反応様式をまだもっており、成人の反応様式をその太古的生命過程の根底に置くわけにはいかない、と。

その重要性が十分評価されてこなかった、フロイト自身も十分評価しなかった、対象関係の前段階としての同一化という心的過程のなかでは、成人にはもはや失われてしまったにもかかわらず、なお存在する反応様式が作用していることを今まで十分認識してこなかった。といってもここで問題になるのは、おそらく、もはや反応（反対－行為 *Reaktion*）という表記が当てはまらないようなまったく異質な反応原理の作用だろう。それは、いかなる自己保存も防衛も働かせる余地がなく、内からの逆備給なしに外的影響のことごとくがその刻印を残すような状態のことである。

この状態像のもっとも切り詰めた表現は、おそらくトンプソン博士の与えたもので、人間は、生を受けたときにはまだ個人性をもたない、というものである。無に帰す傾向（病と死）がごく小さな子供に存在するし、死の欲動が彼らを支配しているという私の見解がこれに関係するだろう。強い被刻印性（模倣）も、生の欲動、自己発現欲動の弱さの現われにすぎないのではなかろうか。それどころか、すでに始まっていながら何とかして引き延ばされている死ではないか。(3)しかしもしこれが正しくて、自己防衛なしに刻印を受ける(4)この種の模倣が根源的な生の形式であるなら、われわれがすでに慣れ親しんでいる唯一のメカニズムである自己保存メカニズムないし幻覚メカニズム（願望衝動）を、運動能力をまだほとんどもたない、当然ながら知的活動は営まれていないだろうこの時期に帰するのはあまりに無理があり、不適当であろう。したがって幻覚期間にさらに先立って、純粋の模倣期間があるということになる。また、ここまで遡るとついに不快感は消えるが、それは外的世界の変化によるものではなく、生命体の譲歩によって、すなわち試されだしたばかりの弱々しい自己主張傾向の部分的放棄によって、自らの自己が瞬時に環境に服従し適応することによってである。まだ十全に発達していない生命の営みとはいえ、それが成し遂げるものは、後の人生であれば倫理的、哲学的天分に格別ぬきんでた例外的な人間だけが達成できる境地を思わせる。

宗教的な人間は無私であり、自己を放棄する。根源的生命は無私である。それは、発達した自己をまだもっていないからである。利己的な人間は、自らの刺激防衛メカニズムによって、ちょうど皮膚と同じように、外界との関係を大部分断ってしまう。乳児においてはこの防衛装置がまだ発達していないため、ずっと広い表皮面で環境とやりとりしている。この超敏感性が見せるものを子供に伝達させる手段があったら、おそらくわれわれは、世界について現在の狭い地平が見せているよりもはるかに多くを知ることができるだろう。

O・Sは、苦しみを何か見ると、それを何とかして和らげずにおれないという強迫に苦しみ、自分自身は別として、ほとんどすべての人に彼女の優れた能力によって何がしかの恩恵を与えてきたので、何年ものあいだ、サディズム原理が抑圧されているという観点で彼女の分析を進めてきたのだが、効果は少しもなく、理解されたという感情を与えることにも成功しなかった。ついに私は覚悟を決めて、全面的に彼女の立場に立って、彼女においては防衛よりも援助衝迫のほうが根源的反応なのだと認めるしかなかった。

彼女の子供時代の環境要因はおよそ次のようである。彼女の暮らした家には心気症患者がいたが、むしろ精神病と言ったほうがいいかもしれない。そして家庭教師は、彼女がごく幼いときから、少しでも彼女が騒ぐと、そんなことをすると叔父さんの病気が悪くなりますよ、と言い聞かせた。彼女はそれに怒りで反応するなどとてもできず、家庭教師と叔父にすっかり無力化されてしまい、あえて反抗しないというよりも、彼らのほうが間違っているかもしれないことなど考えつきもしなかった。彼女はあるときから急に環境内の心気症を完璧に模倣して、不安の高い子供になった。爪先立ちでしか歩きまわれなくなり、小さな子供の自然な歩き方はそれしかないとすっかり思いこんだ。彼女の唯一の願望充足幻想は大人になることであった。大人になったらもう爪先で歩かなくてもよくなって、私を不安から守るために爪先立ちで歩くのは別の子供、たぶん私の子供になる。

彼女の人格発達は、それよりずっとまえに母親による障害を受けていた。母親は本物の精神病で、母親に妄想発作が起こったとき、二人の子供を二日間も自分の部屋に閉じ込めたことを家族は知っていた。そこで何が起こったのかだれも知らなかった。分析による再想起の試みによってはじめて（母親は娘の自慰行為を止めようといつもひどく気を配っていた）、母親は子供の性器に乱暴したのではないかと推測できた。この症例の悲劇は、患者が成人し、財産を相続し、使用権を手にしたのちも、その自由を自ら享受する勇気がまるでないことにある。自らを他者の犠牲にする強迫が――子供時代も青年時代もずっと続いたように――今もあり、知性の一部までも――気の狂った――妄想的環境の犠牲にしなければならなかった彼女そのままである。彼女はすぐ涙を誘われ、慈善的奉仕をしてしまうのである。

（1）　ラテン語。falsum.
（2）　「現実感の発達段階」*SZP* I, C 参照。
（3）　「望まれない子どもと死の欲動」*SZP* II, *Fin* 参照。
（4）　のちに生態学で“Prägung”（刻印づけ）という言葉が用いられるようになった。

一九三二年六月二〇日

179

## 偽善と反逆児《アンファン・テリブル》

Dm。偽善は先導者の臆病の結果である。（権威者は権威者への不安をもつ。）彼らは嘘で固めた説教を垂れて、真実を包み隠さず語る人のことを軽蔑したように言う。

自ら偽善者になってしまったのがよい子である。偽善に（極端ではあろうが）反抗し、ありのままの姿と民主制[1]を過度に表わしているのが反逆児《アンファン・テリブル》である。ほんとうに好ましい発達（最適水準）とは、嘘（偽善的）でも破壊的でもない個人の（そして民族の）発達に導くものである。

分裂病は「光化学的」模倣－反応である。自己主張（復讐、防衛）のかわりの。（Dm。分裂病者は人格をもちはじめる以前に心的外傷をこうむった。）

写真のように正確な「模倣－反応」は、自然界では自己主張、自己発現反応より原初的である。表面上まったく存在しないように見え、科学から無視されてきた第二原理（善意反応）のほうがより原初的である。（より幼児的。）誤った（妨害的な）教育の結果、表面上見えなくなっているのである。

抑圧された善意。分析はこれを否定してしまう――あるいは上層のほうにしかこれを認めない。（プフィスター[2]！）

分析家は自分自身のコンプレックス（下劣さ、悪意）を、早くに傷ついた者（分裂病者）にまで適用したがる。とんでもない！　それどころか神経症者でも外傷に由来する悪をこえて、（背後の）[3]信頼に満ちたやさしさにまでたち還らせねばならない。第二「原理」のほうが原初的である。

## 大人の情熱の、性格神経症と子供の性発達への影響[4]

情熱とは何か。ブリタニカ百科事典[1]で、「パッション Passion」は、（1）[5]苦痛をこうむること、（2）情動の感受、（3）イエス・キリスト……および聖人、殉教者の受難。「近代的用法では、一般に制御不可能な強い情動という語義に限定される」。V. 418C, V. 420C, V. 425D.（デカルト。もし理性がそれ自身のなかで矛盾しているなら、真実は非理性のなかにあるにちがいない。）

外部からの情熱に決定されているその同じ存在が、いかにして内部からの理性によっても決定されているのかを了解するのは容易でない。言い換えれば、精神的存在は、自らを外的刻印の奴隷にしようとする情熱という異質な要素の存在にもかかわらず、どうやって自らの性格を自己決定されたままに保てるのか、あるいは少なくとも、精神の内的形態としての理性の明瞭、明晰な観念によってのみ決定されたままに保てるのだろうか。理性はこの侵入者を粉砕するか、あるいは従者に変えることができるのか。情熱を根絶やしにできるのか、あるいは精神化できるのか。デカルトはどちらの選択肢を採用することもうまくできなかった。

デカルトはしたがって、昇華の本性を思弁的過程によって基礎づけようとしたことになる。フロイトは、完全への衝迫や昇華はすべて、満たされないまま残るしかない充足不可能な願望衝動であり、それを補償する慰安幻想ないし慰安行為にすぎないと規定しようとした。理性的、倫理的な自己コントロールにおいても、あるいはいたるところで（つまり環境のみならず自らのなかでも）営まれる成長や発育における肯定的喜びにおいても見られる情熱の転換を研究し観察すれば、健康や成長の喜びなどの昇華における人間相互の善意とやさしさは二つのものに関係するという推測に導かれるだろう。（1）フロイト的な意味で、情熱的だが充足不可能な攻撃的利己的衝動が方向転換されることがたしかにある。（2）それに加えて、神経症的ではない根源的、自然的な相互好意という第二の源泉があると推測される。苦痛や苦悩をまだ知らない子供の心的生活をかいま見ることができたなら、ついには、人間が情熱的で他を顧みなくなるのは苦しみの結果にすぎないという仮定に到達するだろう。子供が最適な環境の雰囲気のなかに生きているあいだは、（a）自らの喜びに環境も参加させ、（b）環境の成長と健康に、羨望なしに喜びを見いだすものである。

この行為と感情はきわめて倫理的に見えるが、しかし慈善好きな大人の思い上がりとは縁もゆかりもなくて、身体的、精神的成長が滞りなく進むのと同じことが心的に起こっているだけであり、特別な手柄でもないし、手柄だと自ら受け止めることもない。これほど完全な幸福はおそらく母親の胎内にしかないが、出産の衝撃によって情熱のない期間が一瞬打ち破られたあとも、乳児の養育期間にはまだ享受されている。避けようのない――といっても一部は表層的で不要なものだろうが――最初の適応（有機体機能の調整、清潔と乳離れのしつけ）の苦しみがすでに、すべての人間を多かれ少なかれ情熱的にする。しかしもっとも好ましい場合には、享受してきた幸せの名残かその作用として、オプティミズムの一片が個人に残る。また、あらゆるところに見られる進歩と成長を純真に喜ぶ気持ちも残る。

したがって、強迫神経症者が表わす善意というか過度の善意を、サディズム的攻撃性の補償や過剰補償に帰することはおそらく誤りだろう。無意識的攻撃性が喚起し再生する苦しみはすべて、分析のなかで理解と思いやりにみちた新しいやり方で解消され、衝撃体験の層までその前部構造である不安や恐怖も含めて解体されるが、現実によく見られるような防衛的姿勢や反抗的姿勢に固執して破滅するかわりに、そのように無私と呼びたくなるような知的な適応型を子供に可能にするものは何かという問いは、やはり答えられないまま残る。擬態や、なかでも共生のような自然界の驚くべき現象のことも頭に浮かぶ。

人間の大幅な外界変容的適応達成は、大量の環境エネルギーが経済の水路に流入することを強いる。（ベンジャミン・フランクリンの『天から稲妻を、暴君から笏を奪った』を参照。[6] 世界エネルギーの一部が、人間の影響下で、いわば飼い慣らされ人間化された。[2] それに比べると人間間の相互適応は成果に乏しいと言わざるをえない。しかし人間の独善的情熱を全般に和らげる方法がもしあって、子供時代の真の幸福をいくらか長く味わうことができるようになり、情熱を人に向ける自らの傾向を手なずけることができ、適応期間に欠かせない忍従の努力を表層的な苦しみでさらにむずかしくしさえしなければ、そうすれば、おのおののエゴイズムによる葛藤を緩和し、はじめはおそらくただ利己的というわけではなかったはずの本性を、その柔軟でバランスのとれた側面で、さらには発達の喜びという側面で展開させるのも不可能ではないだろう。予言にまで手を出すことを恥じずに言えば、われわれが未来に期待できるのは、一面的な独善的資本主義の勝利でもなく、幻想的平等主義でもなく、ただひたすら利己的な欲動が存在し、それはコントロール下にあっても一部は実際に充足させねばならないことを十二分に認識すること、いまだに情熱的で暴力的とさえ呼べる神経症的な過剰善意（食べろ鳥、いやなら死ね－方針[3]）の多くを手放すこと、そしておそらく最後に、素朴な善良さがゆっくりと伸び育つことだろう。

そのための準備作業は子育てのはずだが、子育てのための準備作業は精神分析の経験と実験である。このように言うと、当然、気の狂った世界改革者がまた一人増えたのではと疑われるだろう。しかしこれには反論がある。（1）このような変容過程は個々の症例において永続的効果がある。（2）治癒した神経症者の好ましい性格変化は、今までにすでに前述の善良さという意味で環境によい影響を与えている。(3) 精神分析的な訓練による子育ての成果について、大いに期待できる試みがすでにいくつも報告されている。

私自身のオプティミズムは精神分析の成果である。かつて私に顕著に見られた性格特性は、ひどいペシミズムであり、洞察や進歩に関しても、自然における相互的適応可能性についてもそうだった。私は、いたるところに悪循環ばかり見ていた。今の私は、ときにはあえて良循環を考えようとしている。

[7]「デカルト主義。ブリタニカ百科事典第5巻一九一〇―一一。情熱は……魂と肉体の統一体を守るための自然の備えであり、その目的のために必要な活動をわれわれがするよう刺激する。しかし、他方で、デカルトはこれらの情熱が完全に精神化されることがあるとは認めることができなかった……この統一体から現われる情熱が理性の具現と表現に変容することがあるとは考えられない」。

デカルトはこう指摘する。「……すべての情熱には低次形と高次形がある。そしてその低次形ないし原始形では動物精神の運動によって生み出される漠然とした観念にもとづいているが、高次形では、善と悪に関する理性の明確、明瞭な判断に結びついている」。

仮定。存在の(無機的、純粋に植物的な)[8]最低次形も、二つの傾向の結果である。(1) 自己防御と防衛による、(2) 適応、調整、慰撫による、ルートの探求。高次の(しかも倫理的な)人間知は、いたるところに存在する調整への回帰である。慰撫原理への回帰と言える。

無機物。すべてを感じている。何も知らない。(現実原則のみ。)

植物。自己に有利なものをできるだけ知る。(快感原則のみ。)

人間。保護と防衛によって非-自己を排除。(抑圧)快感原則。

二つの形態。

（1）強迫。現実原則のみ。（自己喪失。）

（2）快感原則と現実原則を考慮！

だがデカルトもすでに、「人間にとって理想の道徳性は今現在の状態では不可能[9]」と考えていた。形而上学と倫理学におけるデカルトの二元論。[10]

利己的（情熱的）傾向が完全に放棄される地点までの進歩は考えられるだろうか。それは、自己の中心がそのようなものとして存在するのをやめ、一つ一つの個（原子など）が、個的存在として存在しないほうがよいという「確信」に達したときしかない。理念上の一点における宇宙の統一である。[11] 現状では、相対的最適化のみ可能である。（ヤマアラシの哲学。[12]）

しかしこれは改善することができる。（進歩。[13]）

マルブランシュ[4]。教父。[14]

「私の苦しみは私の内質の変化であるが、真実はあらゆる精神が共有する善である」。[15]

フェレンツィ。情熱はあくまで利己的であるが、「真実[16]」は存在するものすべての共同善である。CⅡ原理。（平和。[17]）

フェレンツィ。（a）「すべてのすべてにたいする戦い」＝近代自然科学

（b）「すべてのすべてとの調整」。（平和原則。[18]）

マルブランシュ「無限の観念は有限の観念に先立つ[19]」。

フェレンツィ。（宇宙における）すべてのすべてへの反応は、自己保護－組織（個体性）より先に存在する。

マルブランシュ「それが有限であるか否かを考えることなく存在を考えるという事実そのものによってわ

れわれは無限存在を考える。しかしわれわれが有限存在を考えることができるためには、存在の一般的意味からかならず何ものかを切り離し、差し引かねばならない。ということはわれわれは存在の一般的意味を前もってもっていなければならない[20]」。

(自らを感じるという事実は、非自己の存在を要請する。〈私〉は抽象である。この抽象のまえに、われわれは全体(宇宙)をすでに感じていなければならない。)

子供はまだこの宇宙感覚に近い。(感覚器官なしに。)子供はすべてを知って(感じて)いる。たしかに、現在の感覚器官の大部分が、外界の大部分(実のところ、利用可能なもの以外のすべて)を排除することに忙しい大人よりずっと多くを知っている。

比較すれば大人はばかである。子供はすべてを知っている。

(1) 英語。democracy.

(2) チューリヒの牧師オスカー・プフィスター Oskar Pfister (1873–1956) は、心理学と神学を統一しようと試み、一九〇八年にフロイトの仕事に注目するに至った。彼は聖職を断念することなしに精神分析家になり、数多くの著作や論文を発表した。——S・フロイトとの往復書簡を参照。Sigmund Freud, Oskar Pfister, *Briefe 1909–1939*, S. Fischer, Frankfurt am Main 1981.

(3) 英語。behind.

(4) ヴィースバーデン会議の発表の第一草稿。「大人と子供の間の言葉の混乱」*SZP* II, *Fin.*

(5) ここから次段落の終り、「うまくできなかった」まで英語。

(6) ラテン語。eripuit coelo fulmen sceptrumque tyrannis.

(7) ここから次段落の最後「結びついている」まで英語。

(8) 括弧内英語。

(9) カギ括弧内英語。

（10）　この行英語。
（11）　数学的意味では平行線の出会う理想点。
（12）　二つの個体のあいだにある程度の距離をたもつことで、暖めあいながらも、たがいを刺さないようにすること。
（13）　英語。progress.
（14）　英語。church-father.
（15）　カギ括弧内英語。
（16）　英語。truth.
（17）　英語。peace.
（18）　英語。Peace-Principle.
（19）　括弧内英語。
（20）　カギ括弧内英語。

〔1〕　英語版の注によれば、フェレンツィの五〇歳の誕生日を記念してフロイトから贈られたもの。ここではデカルトの *Passions de l'âme*（『情念論』）を論じている。デカルトの passion は、普通「情念」と訳される。

〔2〕　この括弧は閉じられていない。英語版では次行の「を参照。」で閉じている。

〔3〕　英語版には以下の注が付されている。マイケル・バリントによれば、これは有名なドイツのお話による。一人の少年がセキセイインコをプレゼントにもらった。できるかぎりの世話をしてやりたいと思って、彼はあらゆる美食を鳥に与えた。しかし鳥は食べようとしなかった。少年はついに怒りを爆発させ、餌を鳥のくちばしに押し込んだ。「食べろ鳥、いやなら死んでしまえ」と叫びながら。

〔4〕　ニコラ・マルブランシュ Nicolas Malebranche（1638–1715）フランスの哲学者。英語版の注によれば、デカルトの場合と同じく、引用原典はブリタニカ百科事典である。

一九三二年七月六日

われわれ自身の情熱ないし情熱性の子供への投影。倒錯を幼児症と考えるのは正しいのか、どの程度まで正しいのか。サディズムと肛門性愛というものが、すでに外傷体験へのヒステリー的反応ではないのか。

## 逆転移の効用と困難、すなわちその適用限界

（1）R・N。ほぼ毎日繰り返される経過。（1）分析家の自由連想に入ると、当然のことだが、分析家自身が患者にいろいろな否定的感情を覚えることを隠しておけない。R・Nは、その告白を分析的理解で受け止めようと努めるが、いつもは客観的姿勢を保っていても、自分に関する発言と、他の人が彼女についてする発言となると特別な関心があるのを隠しておれない。そのときの関心の焦点は、彼女を高く評価しない人々に私がどれだけ同一化しているかに向けられる。（2）探求方向の変更。次の訴えで分析時間が始まった。（a）苦しみおよびそこから起こる諸症状についての訴え、なかなか改善しないではないかという訴え。（b）前日に私の分析のなかで引き出した告白も根拠にしながら、私は彼女に興味もなければ共感もしていない、要するに愛がまるでないという訴え。引き裂かれた彼女の心を一つに貼り合わせる私の力への信頼をもたらしてくれるのは愛だけだと言う。（c）これにたいする私の以前の反応は、反感の増大と、感情を無理強いされているという感覚だった。（これに応じて内的防衛がつづく。）

私の共感と反感の原因を深く探求することで、後者のかなりの部分は幼児的な父固着および祖父固着と、それにともなう女嫌いに帰着することがわかった。それがわかるにつれ、死ぬほどの苦しみに陥れられなが

ら追い打ちをかけるようにそのことをゆえなく責められた人に、今までになく同情する気持ちが芽生えた。私の感情の高まりがある高さまで達すると、患者は急に穏やかになり、分析作業を前に進めようとした。批判はその後もまだあるが、対象は私の問いかけ方が不手際だというところに絞られている。まれに例外的に聞かれるのは、役立つために欠かせない私の内的な意志努力が足りないという批判である。患者は、トランス状態に入ればテレパシーから千里眼的透視能力まで湧いてくるのがわかると自称しており、私の努力不足はすぐに見破られる。それでもこの二重面接がおだやかな和解で閉じられることもある。ただ和解に敵対しようとするものが生活史にある。心的外傷を引き起こした人物は、自らもひどく理性を失っており、きわめて汚らわしい手口で自分の子供を責めた。崩壊が起こり、希望が消え去ったのはその瞬間であり、それが分析にも転移された。とはいえ八年間にわたる忍耐強い作業は高く評価できるし、死に瀕した子供を手厚く扱わねばならないことを否定するわけにはいかない。問題はいつから現実適応を始めるべきかである。非現実的幻想を放棄する方向に患者を導けるようになるだろうか。あきらめそうになることもあったが、今までのところ頑張り抜けば、かならず報われた。たとえば今日彼女は、雄牛に襲われる夢を見た。雄牛の角が肌に触れるところまで感じ、もはや観念した。それが彼女の命を救った。抵抗をやめ、倒れて死んだようになってしまった人間に獣は興味を失い、彼女から去ったからである。

私の悔い改め方がまだ足りないと患者が思っているのは確かだが、その一方で、この夢が示すように、私の告白と友愛を得たことを心の拠り所として、それ以上のことはやや断念しかけているようである。——したがって、ときおり湧きあがるいらだちを強く抑えてきたこと、いらだちの責任は大部分自分にあるとまで考えてきたことは、今のところ報われている。怒ることは分析家の本分ではなく、理解し援助しなければならない。その力が涸れてしまったときには、分析家は自分のなかに欠陥を探さねばならない。そうすれば、思いは残るものの、患者がもはや取り返しのつかない事態と折り合うときがくる――そう望みたい。たとえ分析が理解と共感以上のものを人生に提供できるわけではないとしても。そして、現実の人生が約束するのは、それまで患者から奪ってきた幸福とくらべればほんのかけらのようなものだとしても。

Ｂ。気分の変調がひどく悪化。睡眠障害、呼吸障害の起こらない夜がないまま数週間耐えたのち、分析への怒りが沸騰した。苦しませるだけだ、古傷を開いておいて何もしてくれない、と。面接時間中ずっと続く悪態と金切り声、邪推、侮辱など。あなたは自分の無力を悟らなきゃいけないと迫り、ついには、ほかに何も打つ手がないならあなたが外傷体験を繰り返しなさいとまで言い出した。同じような発作が以前に、ときには立てつづけに起こったとき、私はほとんど罪の意識を感じてしまい、患者を慰め、彼女――これも苦しんでいる子供である――を全身全霊でやさしく扱おうとしたが、それでも何も変わらなかった。――そのとき以来私は、自らの感情の動きを抑えることを学んだ。冷静で友好的な態度につづいてかならず爆発が起こるという連鎖は、よく考えてみれば、激怒の隠蔽（彼女が家庭で学んだものである）というそれまでの状態からの進歩として［理解できると］[1]思う。激怒がさらに強まったとしても、やはり同じように扱うことで過去へ通じる道がおのずから見いだされると私は思う。肯定的にせよ否定的にせよ強い逆転移を起こすと、面接中の不快な体験を回避することはできるが、不快な体験を避けなければ予想外の進展で報われるだろう。

Ｄｍ。私は彼女の挑戦的行為と態度に単に反感を感じているだけではないことを彼女が感じ取り理解して以来、彼女から何でも引き出すことができるようになった。驚くべき進歩である。

Ｓ・Ｉにははじめから好感を感じたが、彼女のほうは長らく反抗的だった。その後、何度も書いた突然の平安と昇華への転換。

要するに、一般に妥当する法則はまだ得られていない。

〔1〕　バリントによる英語版への補完。

一九三二年七月七日

## 鏡像と反転

人格解体（そして出来事の現実性への確信を失い、つまりは認識と記憶の能力を失うこと）の心的結果として、（1）R・N。頻繁に反復出現する夢の形式。夢分析を十分進めていくと、二人、三人、あるいはそれ以上の人物がそれだけの数の人格部分を表わしていることがわかる。たとえば、今日分析した夢は次のように劇化されていた。彼女は夢のなかで横に立つ恋人から手書きのメッセージを受け取る。そこにはこう書かれている。ここにいる、私は。私はここにいる。[1] 夢見者はこれを第三者の男性に報告しようとするが、彼とは長距離電話でしか連絡がつかず、会話は、まるで恐ろしく遠方から声が届いているみたいにひどく不鮮明である。葉書に光を通して鏡像のかたちでメモを見るだけなので、メッセージを直接読むことができず、思うに任せないことばかりで悪夢のように絶望的にもがいている。彼女はその間、テントのようなもののなかに座っているので、文字を鏡像でしか見ることができないのである。

分析でこれを扱ううちに、人に理解してもらう力がないというところから連想が広がり、以下のものと関係づけられた。（a）分析家でありながら私がこんなにも長いあいだ彼女を誤解しておれたことへの絶望。

[1]（はるかに軽症のずいぶん違った症例（S・I）と彼女の症例を比べて、なぜあの人のように気持ちよくすすんでオプティミズムに転向しないのかと彼女を責めていたようなものである。（b）私のこの態度は、父がかつて見せてくれた愛をいつの日かもう一度父から感じたいという望みが絶たれた瞬間を再現している。父親の本性が、分別を失いしかも狂った（歪んだ）癇癪、怒り、残忍性などであったことを彼女は認識した。（c）いろいろな毒を用いて患者を完全に無防備な一個の自動人形にしてしまおうという悪魔的観念がそこに混じっている。この観念は現実に実行に移された。夢のなかのなかなか近づけない男性は、一方でその虐待者であり、他方で頑固な分析家たる私である。この男性像（夢で道化師のように振る舞い、自分の痛みを表わすかわりに、コミカルでアクロバット的な出し物を演じて他人を喜ばせる）を生活史的に分析していくと次のものに到達した。（a）彼女自身の幼児期の生活史、サーカス公演など。（b）分析家にもあったと思われる幼児期の類似の出来事。（酩酊と虐待。）テントの布を通して見ることも、鏡像文字を読むということも、通話者の声がはるか彼方からのように聞こえることも、生活史上の出来事に対応している。

　しかしこの悪夢をもっとも包括的に説明できる解釈は、苦しみと毒によってばらばらに引き裂かれ守りを剝ぎ取られた人格が、何度も何度も、しかしそのたびにむなしく自らの自己のさまざまの部分を一つの統一体にまとめようとしている、言い換えると、自らの内部および周辺の事象を理解しようと試みている、というものである。しかし彼女にできることと言えば、自らを理解する（自分自身の悲惨に気づく）ことではなく、彼女自身は自分について意識していない内容を、間接的、象徴的に見せつけることしかない。自分に似た他者の心的状態に没頭せずにおれないのだが（職業選択の理由）、推測するに、苦しみに耐え忍んでいる人々のなかにいつか理解してくれる人が現われるのではないかとひそかに期待しているのだろう。彼女の超敏感性——彼女は連想と呼ぶ——のおよぶ範囲は広大であり、途方もなく離れたところから「電話通信」のやり取りができるほどである。（意志と思考の集中による遠隔治療を彼女は信じている。ただしいちばん必要なのは思いやりである。）彼女自身の生活史を分析家の生活史に結びつけて彼女が想像することによれば、子供時代に「千里を越えて」、似た苦しみにある分析家をテレパシー的に彼女は見つけていたのだが、あちこちさまよった末に約四〇年後に再発見したのである。なのに分析家のなかにある障害と記憶喪失によって分析家の理解が現われ出るのが遅れていたので（彼女の受け取り方はまるで正しくないという非難が分析家のなかに見えてしまう）、私が誤りに気づき、彼女を正しい善意の人と認め、彼女の正当性を確認しはじめた今になってようやく（――実際、最近S・Iの分析中に彼女を最高にほめたことがある――）、彼女の人格の断片をつなぎあわせ、間接的にだけでなく直接的にその人格断裂という事実とその原因を認識すること、つまりは想起することができそうになっている。今まで彼女は、自分の状態を鏡像文字でしか、つまり他者の似た苦しみという鏡に映し出すことによってしか読む（知る）ことができなかった。しかし、分析家について彼女が突き止めた内容は、自らの苦しみを映し出した鏡像であったことを受け入れねばならない。このことを突きつけてくれる人を彼女は今やっと見つけたのである。

これに成功すれば、これまでの断裂と、それとともに投影傾向（狂気）もたがいに減退可能になる。

（2）人格部分の一つ一つが、このような深い分析をとおして、抑圧の成立過程の詳細な研究を可能にしてくれる。感情と痛みが抑圧されたまま存在することがあるかという問いに、ここで肯定的な答えが与えられる。表象を欠き、身体的放出からも思考からも切り離された感覚興奮の莫大な量が神経症者や精神病者のなかに累積している。知性から切り離されたこういうあり方が苦しみをいっそうつのらせる。いずれにせよ、心的内容をそれに適切な感情反応から引き離すことで抑圧が成立するというフロイト説への確証が、ここに得られる。

（1） 英語。Here I am. I am here.

〔1〕 この括弧は閉じられていない。英語版は次行の（b）の前で閉じている。

一九三二年七月一九日

194

論理的帰結と「努力貫徹」（性格の強さ）の「輝かしい成果」（はじめての？）としての自らのパラノイアへの洞察。強い不快感をともない、ほとんど人間わざを越えた力を行使しなければならないにもかかわらず、内的葛藤と戦いつづけながら（チックを参照。音楽的でリズムをもった秩序〔解決〕〔1〕をカオスにしてしまう）、私は、（1）自らの感情と思考と、（2）環境‐カオスの狂ったような大混乱のなかに論理的統一をもたらそうと試みた。成功しなかったときでも、どれだけ失敗しようとも、いずれは成功するという望みを捨てなかった。国境への道のエピソードの前に私はあきらめかけた。ところがまさにそのとき、絶望が「内的助言」に支えられた心理学的作用に突然転換した。（無意識の発見。）（1）

これは〈生きるべきか死ぬべきか〉に関係していた。（S・S・S。）

この短い間奏のあと、私はある強い男性のもとで「愛の奉仕」についた――依存したまま。精神分析の体験を経てもう一度増悪した。（2）熱狂、自らの仕事、豊かな独創性、（2）文字どおりの服従。（秘密のグランド・ヴィツィール〔2〕――アンビヴァレンス。）熱狂の部分的解消――すでにアメリカでI。しかしせいぜいのところ沈黙、非生産性。最後の失望。ベルリン、パリの後にわかった。「彼は自分と仕事以外だれも愛さない」。（そして独創的であることをだれにも許さない。）――リビドーの分離によって可能になった、「革命的」技法革新。積極性、受動性、融通性。外傷理論（ブロイアー）への回帰。

フロイトと違って、私は、汚れのない子供（患者）の澄んだまなざしを尊重し、謙虚に（2）なる能力をきわめて高度に発達させた。最後には、（1）私の弱さ（R・Nとの分析）、（2）私のつくり物の優越性、をありのまま知ることも彼らに許した。（平安。）

（1）　ここでフェレンツィは、彼の人生の鍵をにぎる分析以前の体験のことを語っているらしい。三つのSは姑に向けられる次の標語のことではないか。「黙ってSchweigen、こらえてSchlucken、与えなさいSchenken」。ただしあくまでこれは推測である。（編者）

（2）　英語。humility.

〔1〕　英語。solution.

〔2〕　Grand-Vizier. オスマン・トルコなどの首相。

一九三二年七月一九日

これまでの優越感（尊大）は、私以外のすべての人は馬鹿だ（狂っている）という心地よい感情を私に与えてくれていた。

過剰補償によって覆い隠されていた自らの情緒的空虚への精神分析的洞察が（抑圧された——無意識的精神病）——自己診断に導いた。分裂病。（その結果、補償は現実に逆らわねばならなかった。すなわち妄想的、パラノイア的だった。）女性憎悪、男性崇拝（上部構造として乱交強迫をともなう）が、外傷性不能の合理化を可能にした。根本原因は父。——父＝神、王、父権制。（神に反して正義を保つことは不可能だった。）それでも他のすべての領域で独善は持続する。全世界のあら捜しがなされる。最終的に私自身への批判に向かう。独善（嘘をつかない）は死あるいは不安、苦痛より強かった。それで私は論理的帰結としてR・N的考えに屈した。

　これによってついに独善と女性憎悪の原因追求に導かれた。答え＝心的外傷と補償。最終成果＝男性的権威にたいしていまだ盲目（臆病）であることの洞察。最後に、権威のパラノイアへの洞察。（神は狂っており、世界はカオス的である。）認識＝私のパラノイアは、彼、すなわち強い権力をもつ成人の模倣（表現）にすぎなかった。

　今はこうである。勇気をもって彼女らから縁を切ること、そうすれば彼女らを癒すことになるだろう。（洞察に向かわせる。）最重要課題。精神分析的パラノイアによって面目を汚された患者たち、隷属させられ縛りつけられつづけていた患者たちを、真の解放によってわれわれからも引き離すこと。

　誇り。私は病識を得てR・Nに屈服する（「狂った人」から学ぶ決心をする）ほど狂った最初の人間である。報い＝狂った人が健康に見える。新しい存在の象徴的誠実さは、思考と話の誠実さに転換した。[1]（批判する勇気。）

　現在、症例Ⅰ（R・N）、きわめて困難。

Ⅱ—Ⅳ（Dm、Bなど）には、症例Ⅰでの自己分析材料を応用している。こちらのほうが早い。

［一ページ欠如。編者］

「勇気をくじかれる」[2]こともあり、泣いた。

（恐怖のない）反復においては意欲的に加勢することを分析家がしないので、患者は前進しない。分析家の障害がまず解消され理解されねばならなかった。患者の自己信頼が戻った。（はじめてもたらされたのかもしれない。）（外から何も起こらないか、（不安のために）あまりにやさしく扱われると、自傷行為。）R・N、自殺未遂。（分裂、自己愛がまったく欠如。）殺されるよりも恐ろしくないので選択。技法的には、寛大な期間の終わり――思いやりのなさが求められる。

## 覚醒しつつあるBの自意識（子供）

女友達は無意味に過敏である。

分析家はいたるところで「憎悪」を助長する。

「私は幻覚する」、つまり彼らが（男も女も）みな狂っていると認識する。小さなことに腹をたて、愛さずに憎む。しかし、自分だけ明晰な頭をもっているとは信じられないので、彼女はこう言いつづけねばならない。私が狂っている。（他の全員ではなく。）

〔1〕　この文の意味は不明瞭である。英語版は、二つの点でテキストに異なった解釈を行なっている。その第一は、ドイツ語版で neuer（新しい）と読んでいる部分を、nur（only それのみ）と読んでいること、第二は、ドイツ語版で Rede-Aufrichtigkeit（話の誠実さ）とハイフォンと解釈している部分を区切り線と解釈して Rede を文末と解釈していることである。したがって英語版に従えば次のような訳になる。「知的で象徴的な誠実さは、思考と発話にしかない。誠実さ

が転換した」。

〔2〕 discouragiert. これは、英語の discourage をドイツ語の動詞形にしたものである。

一九三二年七月一九日

198

## カオスのなかの秩序

B。自由連想ができない。いつも論理的である。だが、これを打ち明けるのにはたいへんな抵抗を乗り越えねばならなかったが、鮮明に意識された思考作業と別に、つねに流れつづける一つのメロディーが頭を離れないという話が出た。正確に言うと、楽典的に解決されねばならない非和声的ポリフォニーである。解。真の状態と機能の過剰補償である意識的論理的存在のほかに、たえず「秩序」のなかに組み入れなければならないカオス的存在を彼女は棲まわせている。（人格の大きな部分が「ずれて」〔1〕おり、方向を失っている。）

（頭がやっとテーブルの高さしかない小さな子供の夢を参照。）（外傷前ではなく）心的外傷の瞬間に心的外傷が固着する。人はそれを始末したい、つまり意識でとらえて過去（記憶）のなかに組み入れたい。しかしそれが不可能なのは、（1）再度そのまま体験するには心的外傷があまりにも大きいとき、（2）そのための援助がまったくないとき、（3）とりわけ、……（以下欠如）

〔1〕 verrückt. このことばは「狂っている」も意味する。

一九三二年七月二二日

## 羞恥心について

（1）出発点、B。（a）彼女が同居する女友達は、些細なことで腹をたて、一日中すねて一言も話さずにいた。吃音も現われた。患者（B）は突然、N・Fの話し方は肛門の動きを口でまねているみたいだという幻覚に近い想像をもった。（ポーポーポーポーポーポ。）（b）夢のなかでBは、一人の男が傷ついた獣のように唸りながら床を這っているのを見ていた。肛門部位が（傷つき、ねじれ）[1] 真っ赤に血に染まり、ちょうど開いた口のように歯が二列に並び舌がなかに見えた。（c）N・Fは沈黙を破り、Bの膝の上にいきなり乱暴なほどの勢いで座り、腹立たしげに言った。「神様に誓ってあなたを愛してる[2]」。

Bは、N・Fにはっきりさせようとした。彼女（N・F）が彼女（B）のなかにあるように想像しているものは、ほんとうはまったくないのだと。N・Fはこれに答えてこう言った。（すぐれて精神分析的な言い方である。）「いや、あなたのなかには確かにそれがあるのよ。気づいていないだけ」。（人はある種の性向を強く恥じるため、それを無意識にしてしまうというのが彼女の考えである。）私はBを勇気づけ、「抑圧された無意識的存在」がその背後にもはや隠れていない真の感情というものがやはりあると言うことができた。

ここから分析の議論は恥の問題全般に向かった。私は、恥というものは典型的な男性的発想で、基本的に無意味だと言った。一つのたしかに存在する器官とその機能をなぜ恥部と呼ばねばならないのだろうか。幼年期には、少年のほうが少女にくらべてずっと恥の感覚が強い。少女は思春期に突然「羞恥心」を獲得する。(ここで幼いエルツィケの例を引用。[1]) 男性は道徳律をつくり、女性にそれを受け入れさせる。間断ない伝達が、次世代への倫理の植えつけを可能にする。

Bが、まだ道徳によって汚されていない子供時代に、性器の働きとそれが快感をもたらすことを知ったとき、いわゆる千里眼的になる体験をもった。彼女は社会の慣習を表面だけで受け入れて、心の深くでは、羞恥心などというものは無意味な(狂った)嘘っぱちだと信じていた。彼女は母親のピューリタニズムとスノビズム、父親の無力な小心と盲従を見破った。父親の道徳のネグリジェの下にそれがすでに透けて見えていた。そのため、精神分析における道徳主義も彼女は恐れている。(子供時代には)抑圧も羞恥心もないままあれほどいろいろと経験したというのに、精神分析が語ることといえば恥による抑圧についてばかりだからである。分析家たちは、神経症者がどれだけ純粋に子供の純真さをそのままもっているか知らない。彼らは、神経症者を信用することが少なすぎる。神経症者はほんとうに恥で汚れていず、神経症者を抑圧へ追いやることがどんなに誤っているか患者自身わかっているとすれば、医者に信用されないことでがっかりするにちがいない。恥に満ちて抑圧的なのは、子供ではなく社会である。

上記の二症例についても同じである。Bは、N・Fのなかに歪みを見る。性器への羞恥心によって性器と性器機能がいわば締め出され、かわりに肛門と口唇にリビドーが備給される。愛の生活は噛むことと排泄に集中する。彼女は子供時代に、性器が排便と同じくらい汚らわしいものとして扱われるのを感じたのだろう。性器にたいしても、ちょうど便を漏らしてしまったときと同じような罰が下される。こうしてサドマゾヒズムと肛門性愛が性器性の地位を奪うのである。彼女の夢のなかの男性にも同じことが起こっている。BはR・N・N博士の人格を鋭い目で見抜いた。彼の大げさな男性性とすべての女性を征服したいという欲求の背後に、祖父の同性愛行為に起因する肛門的障害があると彼女は考えた。彼女の目から見れば、彼はまぎれもなく不能で腰抜けである。彼女によれば文明人の男性はほとんどみな似たようなものである。

以上のように解釈を与え、私も文明人の一人かと訊かれたときに肯定したところ、患者の様子に顕著な変化が現われた。彼女の次の夢に現われた男性は、かなり頑健な体をもちながら短小だった。いろいろな細かい点が、その男が私であることを表わしていた。私は彼女の好奇心を満足させ、私自身の不安傾向、羞恥心の強さ、短小コンプレックスなどについてそれなりに説明することができた。私が弱さをまったく隠さないこと、だからその弱さをあてこすってそれ以上私を傷つけることができないとわかると、彼女は、分析家としての私の能力不足も他の無能力も私に突きつけることをやめ、耐えられないほどの死にそうな（腹部の）[3]痛みの背後に、満たされない性的渇きが隠されているのではないか、「心的外傷」[2]は彼女の場合、征服よりもむしろ愛情剥奪によって引き起こされた部分が大きいのではないかと考えはじめた。

愛情の剥奪、そして愛を乞いながら固く結束した圧倒的多数のまえで完全に孤立していること、これらがいわゆる正常な子供たちに羞恥心と抑圧（神経症）をもたらす。羞恥心はまったく突然覚醒しうるもので、それは、そこに至るまでの時間を多かれ少なかれ忘却し（健忘）、新時代がおとずれたことを意味するのだろう。Bは家族から「むずかしい子、問題児」[4]と見られていた。彼女の反抗心は、ピューリタニズム的羞恥心という強迫に、彼女がかたちだけしか従っていなかったことの徴である。しつけによって羞恥心をもたされて（文明化されて）おりながら、それでも自分を「よくする」ことができる人間、つまり羞恥心の無意味さに気づき認めることができる人間を、彼女はついに今、私に見いだした。もし幼児体験の「象のようなペニス」だけに縛られたままで、それに及ばないものをすべて拒否するならば、一生涯渇きを運命づけられることに気づきはじめた彼女は、到達不可能なものを断念して、到達可能なもので少なくとも部分的に満足することができるのではないかと考えはじめた。「文明化された」男性の「小さなペニス」も、愛の道具でありうることも彼女は認め出した。女性との同性愛によって男性たちを愚弄するのをいずれ彼女はあきらめるのでは、と思えるようになった。

（男性が継承しつづける羞恥心の根本原因はいったい何だろうか。これについては、デイヴィスの研究を評価し、参考にしなければならない。）性器を悩みの源と考え、女性を危険で汚れたものと決めつける思春期儀礼の動機は何だろうか。フロイトによる文明史研究を参照。

（2）O・Sは今日、次のような小さな経験をした。彼女はまえから、憤り、怒りといった情動にほとんど一度も襲われたことがないと言っていたが、女友達のN・Dはこれをいつも疑っており、からかうこともあった。（かなりパラノイア傾向のある）その友達はいつも、彼女の無気力の背後には恐ろしい殺人動機が隠されていると推測していた。現実に現われているO・Sは極端に幼児的で、お茶目な子供なのだが、そういう子供はそもそも、反抗や怒りを表わしつづけることがまったくできないものである。たぶん怒りを一瞬感じるだろうが、人がやさしく笑いかけるとそれを忘れてしまうのである。さて、O・Sは女友達を喜ばそうとして、贈りものでもするかのようにこんなことを言った。「ねえ、私、今日これこれの人に嫉妬したわよ」。しかしそこで何が起こったか。女友達（N・D）は、O・Sの正直さを褒めるどころか、別のもっとおぞましい思わくが彼女にあるのでは、と探りを入れたのである。

自らの情熱性を子供に投影するとき、大人たちも同じことをしている。またわれわれ分析家も同じことをしていて、われわれ自身の性的歪みを子供に押しつけ、幼児〈性〉理論と称するのである。O・Sがこう言うのは正しい。「私は、自分が悪いことをしようとするとき、なにかを恐がっているとき、恥や罪の意識を感じているとき、（ほかの子供たちと同じように）よくそれがわかっています。でも、大人が必要以上に私を責めるのには抵抗するし、自分が何も恥ずかしいと思わないものを恥ずかしいなんて言うのはお断りです」。

少女は、どのようにして、また、なぜ生理が始まったときに急に羞恥心をもつようになるのか。生理時の出血が、排便排尿をまだコントロールできなかった年齢に彼女を引き戻す。子宮の出血は意志で統制できないので、望む望まないにかかわらず汚れてしまい、生理前には笑いとばしていた注意や叱責が急に気になり出すのである。

（1）英語。distorted, twisted.
（2）英語。By God, I love you.
（3）ラテン語。in Abdomine.
（4）英語。difficult child, problem child.
〔1〕Erzsike. ハンガリーの女子名。
〔2〕英語版では、バリントの示唆にしたがって「強姦 rape」と訳されている。

一九三二年七月二三日

## Bについての分析実験(1)

Bは自由連想ができない。原因。(1) 権威者(母)との悪い経験。「ありのまま話してごらん。何もないから」と言われてそれに従ったとき、やっぱり罰を受けた。だから、私に不愉快なことでも全部言うように促されても、私が嘘偽りなくそう言っているということを心から信じることができない。(2) 彼女は、罵られるということが、大声や金切り声で罵られればとくに、どんなに耐えがたいことか自分の経験から知っている。そのため、何も隠さずに分析家に言ってしまえばどんなに分析家から嫌われてしまうかわかるのである。(3) 抑止がもっとも強くなるのは、分析家に不快感を与えていることが分析家の様子にまったく現われていないが、分析家の突然の沈黙とか極端な自己抑制から、不愉快を隠していることがわかるときである。(この状態は、被分析者にたいしてもっと開放的な態度をとらないかぎり修正できないだろう。すでに述べた、私が彼女への怒りを認めたときの彼女の安堵がこれに関連している。) しかしここで、患者の何が不快感、怒り、いらだちなどを起こさせるのかを患者に伝えることで十分なのか、あるいは親しみ、やさしさなどの肯定的な感情も伝えるべきなのかという問いが生じる。(4) そのような「臆病で偽善的な秘密保持」にたいする患者の際立った感受性は、幼児期の観察に由来している。母親が叫びはじめた瞬間に、立派な父親がおびえた臆病者に変わるのに彼女は気づいた。のちには、男性というやつはたいがい臆病者で、残酷で攻撃的なところを見せているときでも女性の金切り声を聞けば逃げ出すということに気づいた。——彼女が原光景を目撃したとき、父親に同一化したということが考えられる。(おそらく、彼女には父親より母親のほうが大切だったからだろう。だから彼女は、母親を確保するために父親になった。しかしのちの機会に、父親が不安げにびくびくして母親に何も言えないのを見て耐えがたく、父親に見せつけてやりたかったのである。お父さん、あなたこそこういうふうにお母さんに接しないとだめ。）分析場面で、私が彼女の憤りに直面して身を引いてしまい（実際眠りかけることがよくある）、父親にしてほしかっただろうようにきっちり叱りつけることをしないと、彼女はどうしても我慢することができない。そしてこの願望はずっと満たされないままである。

だから分析のなかで彼女は叱る母となる。そして、私の側から、「そうですね、それでそれについてどんなことを思いつきますか」というような型どおりの言葉しか返ってこないと、まず思いっきり腹をたて、それから大声でこう要求する。「でもお願いだから、何かして、何かやって、でないと私は一歩も前に進めない！」私がそれでも黙って、何かするのを控えていると、彼女はすっかり消耗してしまい、そして次の日にまた一生懸命分析をつづけようとすることになるだろう。しかしすでに確かめることができたように、この努力は実は前進を意味するものではなく、彼女が私の臆病さに絶望し、あきらめて、望みを打ち砕かれたまま、やむをえず私の処置に賛同するかのように振る舞っていることの現われにすぎない。抗議することにあまりに力を使い尽くしたので、抗議したかったことを彼女自身もう憶えていないほどである。

父親のそばに長く暮らしながら、父親が自分にとって情緒的にどのような意味をもっていたのか知らなかったのも同じような事情である。彼女は、他の患者にもよくあるように、何かしてくれないといけないと考えるのだが、その内容が洩れ出して一見無意味な「恐怖」として現われる。たとえば、「あなたが私の頭を叩こうとしていると思うことがよくあります。あなたが動いただけで、叩かれたと感じてしまうほどです」。患者がこれで言いたいのは、彼女があまりに長く私を責めつづけたので、是が非でも彼女をやっつけてやりたいとか、放り出したいとか私が思っているということである。患者たちはこれを経験から知っている。つまり、侮辱や不正に耐えねばならなかったときに湧き上がった怒りというものを自ら知っている。(打たれたいというマゾヒズム的願望の重要な、おそらく多くの場合もっとも重要な源泉は、好意的態度に隠された怒りという教師や親の偽善への反抗だろう。)

責め苛まれたことに怒りを返したからといって、自分だけが悪い人間であると思うことは子供の耐えうることではない。ところが大人は、自分が悪いと感じることがけっしてなく、自分たちはいつも正しく、賢明で、よくわかっている。また、そうだと思っている。立派な完璧な社会のなかで自分だけ悪い人間であることには耐えられないので、「お父様」や「先生」を怒らせ、それによって彼らにも子供に劣らず「弱点」があることを間接的に認めさせることができれば慰めとなる。

症例Bでも、症例R・Nの影響がないとはいえないが、もしたがいが突然役割を交換して、私がソファーに横たわり、彼女が私の肘掛け椅子に居心地よくおさまったとしたらどうだろうかという思いが浮かんだ。私は、彼女に自由連想が何たるかを教えたかったし、彼女は分析家のあるべき振る舞いとは何か教える必要があった。ふたたび自由を手に入れ、思うまま振る舞うことを許されて私は狂喜した。私は、金切り声や罵詈雑言の対極にあるやさしさと好意を求め、頭を撫ぜながら、あたたかくやさしく抱擁とキスで私の苦労のすべてをねぎらってくれることを望んだ。そうすることで結局、ずっと我慢して何もそこから見返りを求めなかったそれまでの状態がどんなにいやだったかを認めることになった。これはおそらく、男性の女性にたいするどこか幼い態度の典型的特徴だろう。しかし疑似分析家の反応もそれに劣らず特徴的で、ためらいもなく私の願望にすべて応えようとした。実際彼女は、羞恥心とか遠慮といった感情は自分にはまるでよその世界の出来事のようだということを認めねばならなかった。「クライエントの願望にこれほどやすやすと応じてしまうとしたら、はたして分析家になれるものだろうか」という疑問にとらわれたとき、彼女は、激しくというほどではないにしても、ややショックを受けた。

この問いに答えようとすると、相当厄介なことになるが、次のように定式化することができる。（a）女性は、患者の願望を、ちょうど母親が子供の願望にたいするのと同じように早く確実に見て取ることができるかぎりにおいてのみ優れた分析家であるが、人生に必要な自制や克己を教えるという第二の教育課題を扱うとしたら、へたな分析家なのだろう。だから、男性と女性は同じ程度にかなり優れた分析家になることができるが、ただそのために女性は、男性的な克己と抑制のいくらかを学ばねばならない。子供にそれを教えるためにもそうである。しかし男性も、ほんとうに優れた分析家になれるのは、男性が慣れ親しんでいる論理的、倫理的規則の他に、女性的感情移入能力を習得し、用い、教え、そして、必要とあれば他者にそれを植え付けることもできるときに限られる。

この女性患者に恥とモラルが決定的に欠けているのは、あまりに早期に、それも最後まで、性の現実、つまり快感を知ったことに由来するのだろう。経験不足のために、それにつきまとう社会的、実際的な危険について何の知識ももたないうちにである。「早すぎる性的満足は子供を教育不可能にする」（フロイト）[2]ということは、分析的にも教育不可能であるということだろう。しかし私は、並大抵ではない努力を要するものの、早すぎる目覚めを経験したものにも分析的教育は可能と考える。もちろんそのためには、患者にたいし、少なくとも思考と感情において、できれば言葉と振る舞いのなかで、偽善的なあらゆるかたちの羞恥心を脱ぎすてなければならず、自制するとしても、社会的その他の現実的障害がそれを求めるときだけにとどめなければならない。

（1）　ラテン語。experimentum analyticum cum B.

（2） フロイト「性欲論三編」。

一九三二年七月二四日

# 除反応について

R・Nの治療を始めてすでに二年以上がたつ。心的外傷の断片はもちろん、しばしば外傷体験の全体までが再体験され、恐るべき量の感情や爆発や恐怖体験を示すおびただしい兆候を見せながら、徹底操作されている。連想はほとんど例外なく夢に関係している。もともと悪夢的な怖い夢も一部あるが、他の一見無害を装い、睡眠を乱すこともない夢でも、連想になると膨大な感情が噴出した。これまでの私の側の努力――そして彼女の側の除反応にもかかわらず、感情の爆発は今のところ何の持続的効果も残していない。たしかに感情の攻撃はたいていかなりの沈静効果をもたらして終わり、発作のあいだ、あるいは終わった直後には外傷体験の現実性を確信したと感じるが、治療時間が終わるとすぐに疑念が芽生え、数時間後にはすべて元のもくあみとなり、夜にはまた悪夢に襲われて、次の回にまたもや発作を起こすという経過をたどる。

こんなにも効果が現われない原因はよくわからない。注目に値するのは、患者が昼間の人格も名前も失い、子供になりきって子供時代の愛称で呼ばれてから、つまり外傷的行為が加えられたときの子供になってはじめて発作が起こることである。別の言葉で言えば、除反応される部分はいつまでも過去に生きつづけており、患者は、子供時代の情動を反復するというか、正確に言えば、そのままもちつづけているのである。発作が過ぎると彼女は成長し、ふたたび、幼児虐待をはじめとするつらい体験の現実性をもはや憶えていない大人になる。それでも発作の記憶は残っているので、その意味で健忘ではないが、子供時代の虐待が起こった状況が現実のものであるという印象が覚醒時に失われる。一方で覚醒－意識状態および健忘状態がありながら、他方で睡眠ないしトランス状態にあって過去が生きつづけている状態、つまり人格の分裂状態が続いているかぎり、言い換えれば、人格分裂の各片がたがいに結合しないかぎり、除反応の効果は、以前から自発的にときおり発生していたヒステリー発作にそれほど勝るものではない。こう書くとまったく絶望的なようだが、現段階でもすでにいくつかの光明を記録にとどめることができる。

両人格間の結合とそれに付随する確信がたとえ一瞬であれ生じているとすれば、いかなる条件下だろうか。感情爆発がまたもや起こったとき、私が少しでも怒りを覚え、おそらくややうんざりもして耳を傾けているかぎり、患者は私の様子や声や問いかけ方の変化も手伝ってそれに気づいてしまい、発作の苦痛と強度が高まる。そして、私がそれ以上何もしなければ、発作は狂ったような耳をつんざく笑いとともに終わるのがふつうで、そこから覚醒するとアパシー状態がおとずれる。しかし、私が彼女に真の共感を覚え、彼女の苦しみの原因を探求しようという大いなる熱意をもっていることが分かると、突然、起こった出来事を私に劇的に物語ることができるばかりか、冷静に説明することもできるようになる。したがって、友好的な雰囲気が、彼女が心的外傷を過去に投影し、記憶として伝達することを可能にするのである。外傷的事件を取り巻いていた環境との相違、すなわち相互的な共感や信頼関係などがまず築かれねばならない。そうしてはじめて「反復のかわりに想起」という新体制がもたらされる。したがって、信頼感に包まれた雰囲気という新基盤がないまま自由連想をしているだけでは、真の治癒をもたらさない。医師は、ほんとうに心全体で症例ととるのと正反対の態度である。

もにあらねばならない。もしそうでないときにはそれを正直に認めねばならない。大人が子供にたいしてとるのと正反対の態度である。

人格要素が統一体へと結合するのを妨害している要因を見ることで、分裂そのものがそもそも成立した仕方を推測することができるだろう。心的か身体的かの拷問を受けた人は、でもそのうち事態は変わるだろうという希望的観測から苦痛に耐える力を汲み出す。そうやって人格の統一を保つ。しかし苦痛の量および質が、個人の把握能力を越えて高まると、降伏し、それ以上耐えることをやめる。苦痛に満ちたそれらのものを一つの統一体にまとめておくのはもう見合わなくなり、断片に分裂する。私はもはや苦しまなくなり、それどころか私は、少なくとも〈全体 - 我〉としては、もはや存在するのをやめる。部分的断片の一つ一つがそれぞれ自分で苦しむようになる。全体苦の停止と、苦痛の断片によるその置き換えがあの突然の苦痛緩和をもたらし、それが涙、闘争、叫び声を突然笑いに転換させることができるのだろう。物理学的対比。一つの球が百個[(1)]の小さな球に割れると、表面積は百倍に増加し、外表面の単位面積あたりには、たとえば皮膚表面には、ずっとわずかの苦痛しかかからない。きわめて重度な譫妄状態において、何百ものねずみというような膨大な数が登場する幻覚が見られるのはここに原因があるのではなかろうか。麻酔中およびアルコール依存者の幻覚もこれに属する。もしかしたら、クロロホルム麻酔のような麻酔による諸現象が、心理的ショック作用の実験的模写を与えてくれるかもしれない。有毒な致死性ガスの吸入が突然大きな不快感を引き起こし、その耐えがたさが人格の分割を招く。分裂しているあいだの出来事は、覚醒した全体我にとって思い出すことができない。

## 同一化対憎しみ[2]

私は同一化するので（すべてを理解する、すべてを許す）、憎むことができない。しかし、もし対象への心的放出のすべてが阻止されたら、動かされた情動はどうなるのだろう。体内の緊張としてとどまり、置き換えられた対象に自らを放出しようとするのだろうか。（本来の対象だけは除いて。）自らを罰すること（自らの命を絶つ、自殺）は、殺されるよりも耐えやすい。外から脅かす暴力的破壊は、絶対的で、回避不可能であり、耐えがたい。私が自らの命を絶つときには、私は何が起こるかを知っている。自殺は外傷度が低い。（予測不可能ではない。）

外傷的なのは、予測不可能で、探知不可能で、計算不可能なものである。時と方法を選ぶことのできる死は、外傷度が低い――精神は最後の瞬間まで機能することができる。意味の把握が不可能な予期しない外的脅威は耐えがたい。

謙虚さ[3]のかげに強度のナルシシズム――その資格あり[4]！　子供は狂った世界のなかで唯一理性的な存在である。

---

アンビヴァレンス。同一対象への二重の判断と感情。

（1）狂っている、憎い。

（2）理解できる、愛する。

憎むことができるためには、他のだれか、他の何かを愛する可能性が開かれていなければならない。

---

対象の危険性もまた理解を要求する。

## 心的外傷における同一化

G夫人。原光景。C。女性的かつ男性的。母の憎しみ。[5]

嘘[6]
彼女の（孤独の）
無視
ごまかし

殺害不可能
情動、出口なし
死につつある。
防衛。殺害のかわりに
同一化

（1）対象の殺害
（私は存在する
彼女は存在しない）
（2）自分を殺す
（私自身の情動なし——他者の人生を生きる）

外傷後の影響。自分自身の人生のかわりにさまざまの同一化。（超自我。）
抑圧。（身体的なものへの跳躍。）（ジェームズ－ランゲ[7]）

純粋に感覚的な（敏感な）興奮。（持続的興奮。）

横紋筋のはけ口[8]がない（情動がない）が、心臓への刺激伝達がある。犬の心臓。[9]

---

抑圧（B）

母親に向かって叫ぶこと、攻撃することができない。喉が締めつけられる。足が馬型で硬直。[10] 母の声が彼女を沈黙させる。殺されたとしても、彼女は叫んではならない。（叫ぶことができない。）叫びは「いっさい許されていない」。

## 同一化対憎しみ

（1）G。母＋父。一人で残された。

（2）Dm――挑発的でない分別ある人物との比較ができなかった。そのような人物の存在を知らなかったから。子供は両親が争う（無意味、気が狂っている）のを見た。私はそれを覗き見た、だから私は両親なしにとり残される。しかしそれは（子供にとって）絶対に不可能である。それゆえ子供は、精神科医に、つまり狂った人のことをわかってあげながら対応し、あなたは正しいと言ってあげる人になる。[11]（それによって彼にとって危険性が少なくなる。）それどころか、子供は大人の攻撃欲求を正当化し満足させるために、失敗を故意に犯すことさえある。（Dm。においがする。）

倒錯は固着ではなく、恐怖の産物である

正常性に対する不安、恐怖（心的外傷）が、置き換えられた欲望充足方法への逃避を引き起こす。同性愛（自体－サディズム）は禁止されているが、異性愛的合体ほど「不可能」「口にもできない」「考えられない」わけではない。

（1）同性愛。友愛の表現が、完全な欲望充足にいたるまで高まる。

（a）男性的に男性を用いる。相手があたかも女性であるかのように。

（a）男性の転換。

（b）自分自身の転換。

（b）女性的。オーガズム的（誇張）による母性的感情の代理。異性愛の代理。

（c）異性愛に目を閉じるために、自らを「子供化」する。（子供性が引き伸ばされる、あるいは刺激される。）

子供はすべてを許される。

（2）サディズム――肛門性愛。大便、尿の不調を訴えるのを子供に完全に禁じることはできない。また、大人は、これらがあってよい機能と器官であり、彼ら（大人）ももっていることを、完全に否定することもできない。身体的に近接しているために、性器への関心、性器からの感覚を、膀胱と腸に置き換え、オーガズムへの関心を排泄の心地よさに置き換えるのはたやすい。

尿道性と肛門性（アンフィミクシス）[12]の加算が性器性に導くのではなく、性器性の分裂が尿道性と肛門性を生むのが実際の経過である。フロイト理論を言葉どおり適用したのは誤りだった！　それなら上から下への置き換え、すべてのリビドーの性器への蓄積という理論は——誤り？　そして、そうでないとすれば性器性はどうやって発生するのか。

「貯蔵庫」－理論[13]についてはどうか。

新しい試み。性器性の発生は、正しい場所に[14]既成の特殊な器官活動傾向（感覚－運動メカニズム）として起こる。このメカニズムの発達前には、子供は〈性〉をもたない。一般的に妥当な見解に戻る。性器外の幼児的〈性〉は存在しないが、おそらく早発性の性器性があり、その抑圧はヒステリー症状、

（1）だらしなさ（？）
（2）肛門いじり
（3）尿道いじり
（4）サド－マゾヒズム
（5）露出症－窃視症
（6）同性愛

を引き起こす。

「口唇的組織化」はすでに二次的である。
「肛門的－サディズム的」組織化もまたしかり。

だらしなさ。元来〈性〉とは関係ない——きわめて早期に始まる自慰の抑圧後にはじめて関係する。エデ

ィプス・コンプレックスもまた、成人‐情熱による活動の結果か。
また、快感による固着ではなく
不安による固着。
男と女が私を殺す、もし私が彼を愛さないならば。
（彼の欲望に同一化しなければ。）

（1）表面積が百倍に増大するには、百万個の小さな球に分裂しなければならない。（編者）（百個に分裂したときは四・六倍である――訳者）
（2）英語。identification versus hatred.
（3）英語。humbleness.
（4）英語。justified.
（5）英語。hatred of Mother.
（6）ここから数行先の「同一化。（超自我。）」まで英語。
（7）ジェームズ‐ランゲの情動理論は、二人の学者によって独立に形成された。デンマークの哲学者C・G・ランゲ（1834-1900）は、一八八五年の論文で、情動は血管運動神経組織の変化にほかならず、それが、情動刺激への情動的、薬力学的変化を導くと主張した。アメリカの哲学者ウィリアム・ジェームズは、「情動とは何か」（一八八八）と題した論文で、感覚組織で受容された組織反応は、情動的経験の結果でもなければ付随現象でもなく、その原因である、したがって、「恐ろしいから逃げる」よりも、「逃げるから恐ろしい」という言い方のほうが正しいと主張した。（編者）
（8）英語。outlet.
（9）犬の心拍は呼吸リズムと連動している。（編者）
（10）足を無理に伸ばし、つま先だけで床に触れている。馬の脚との類比。（編者）
（11）「大人と子どもの間の言葉の混乱」*SZP* II, *Fin* を参照。
（12）Amphimixis. アンフィミクシス理論については、「チックへの精神分析学的所見」*SZP* II, *FC* pp. 172–173, とりわけ「タラッサ」（「性理論の試み」）pp. 5–14, 20–21 を参照。また、「性的習癖の精神分析」*FC* pp. 263–264 も参照。

（13）フロイト「精神分析と『リビドー理論』」を参照。「さらに考えていくと、……自我はリビドーの大きな貯蔵庫であり、そこからリビドーが対象へ送り出され、また、対象から還流するリビドーを吸収する用意がつねにできている、と考えられる」。
（14）ラテン語。loco proprio.

一九三二年七月二六日

## クリトリスとヴァギナ

女性の〈性〉を、クリトリスとともに始まり、ずっと後にヴァギナに領域が移動すると表現するのは早計だろう。心にとって「未発見」で、いわば心理的に中性である、つまりは存在していないとみなされる器官がそもそもあるものか、疑問である。

逆に、ヴァギナをまだ発見していないように見えるのはすでに冷感症のしるしであり、クリトリスの性感が高まっているのはすでにヒステリー症状であるという推論が許されるのではないか。同じ移動が、尿道領域と肛門領域の強調、すなわち近接点と遠隔点への移動という性器性の分裂を引き起こすだろう。早期幼児期のヴァギナ抑圧の動機はこうではないか。クリトリス領域のほうは、最初から入浴時やパウダーをつけるときに刺激されるのに、ヴァギナは、ほとんど出生の瞬間から、手で開けないよう首尾一貫して妨害されること。

早期外傷の症例の分析から、幼児のヴァギナは貫入刺激にたいし感覚的、運動的に活発に正常に反応するという確信に導かれる。外傷体験が最初に始まるのは、子供がその体験のいくらかを反復しようとして、たいていの場合罪悪感を背負っているパートナーから拒絶され、責められ、罰を受けたときである。

一九三二年七月二六日

## エディプス・コンプレックスの見直し

症例G。両親の性交渉の意識的記憶と視覚像。母親はいつも思いやりなく利己的で、母から愛を受けることはできなかった。患者は父親で我慢しなければならなかった。（父親は母親に不満があった。（母親は習慣的に不実をはたらき、それについて子供は漠然と何かを感じていたらしい。）（父親は慰めの一部を子供への愛に求め、それが情熱をともなうものとなった。（父親の情熱の視線はショックを引き起こし、生命を脅かされていると理解された。自分の弱さ、すなわち身体的および心的な自己変容的攻撃道具の不足に直面したとき、残された道は、愛の喪失のために破滅するか、攻撃者を静めるために、攻撃者の欲望、もっとも深く秘められた彼の欲望へも外界変容的に適応するかのどちらかだけである。憎しみと防衛のかわりに同一化するのである。（父親との同一化のさらなる効用は父親の締め出しであり、彼女が父親になると、それ以外の方法では近づけなかった母親をふたたび勝ち取ることができた。性愛的ファンタジー、自慰は能動的にしろ受身的にしろ母との性関係を表わしている。母親が父親のもとを去ると（子供は一〇歳だった）、父親はいっそう情熱的に子供に寄りかかるようになり、ある夜、不眠に苦しんで彼女のベッドに入ってきて、芝居がかった調子で自分の不幸を嘆き、もう怖がらないでくれと懇願した。そして家事を任せるとあらためて宣告した。だがそれと並んで、お母さんのまねをしてはいけない、つまりけっして性に目覚めてはいけないと、ことあるごとに口をすっぱくして教え込んだ。幼児期のファンタジーが現実になったことで父親から離れ切るのが不可能になり、禁止によって性的ファンタジーが無意識内にとどめられたことがその傾向をいっそう強めた。第三者への転移がまったく不可能になり、外からの刺激によらない自発的感情が患者にあるのかないのか、あるとすればどのようなものか、まったくわからなくなった。

両親への固着、つまり近親姦的固着が、自然な発達の結果とは思われず、外から心に植えつけられたもの、つまり超自我の産物である症例はけっしてまれでないが、本例もその一つだろう。性的な刺激だけでなく、圧倒的でもなければ乗り越えがたいわけでもない他のいろいろな刺激（憎しみ、恐れなど）も、愛の押しつけと同じように擬態的効果をもたらすことに注意。

まだ未完成の個体は最適な環境においてのみ成育できる。憎しみに包まれれば息ができず破滅する。心的には、心自体の分裂となって破滅が現われる。つまり統一性の放棄、自我の放棄である。いまだ「半液体」の個体は、そのような最適環境によってあらゆる方向から守られていなければ「破裂」に傾く。（フロイトの死の欲動。）それでも、神秘的としか思えない何らかの方法で、自我‐断片はたがいに結合を保つ。いかに歪み隠された結合であるとしても。これに成功すれば……（以下欠如。編者）

一九三二年七月二七日

## 激怒は抑圧過程に何らかの役割を演じるか

Bは、リラクセーションのある段階で、麻痺したようになり、蒼白、呼吸困難で、眼が落ち込み、肌が氷のように冷たくなる。例外的に、しかも大きな抵抗（無理やりの自由連想、メロディーへの逃避、リズム傾向）を乗り越えることができると、この層の下ないし背後に到達できることがある。顔が突然真っ赤になり、手足が痙攣し、支離滅裂に叫ぶが、私が手助けすることで、理解できる言葉、文章が形成され、（父と母への罵倒、悪態、情け容赦のない殴打の生々しい表現などとなる。（母親は一発で死ぬほど激しく殴る、父親はいつまでも責めつづける。）

患者は、「死に絶えた」ときの自らの感情をこう描写する。「内と外が全部ひっくりかえった[1]」。——この意味は、彼女の人格の大部分が凍りついて氷の殻のようになってしまったということである。この殻は深く内部に隠され、気密封印のようにして抑圧内容が噴出するのを防いでいる。

この観察所見は、抑圧に至る過程のなかで憎しみと激怒がある役割を演じていることを示唆している。そうだとすれば、この情動が完全に表出されるまでは分析はけっして終わらない。圧倒的なショックに襲われたときには、例外なく攻撃的な外界変容的防衛がまず試みられて、自らがまるで弱く無防備だという洞察に直面してはじめて攻撃者に完全に身を任せ、さらには攻撃者に同一化するということかもしれない。自らの弱さへの洞察と並んで、アンビヴァレンス－葛藤の存在も、自らの人格の放棄に導く要因だろう。（症例Bでは、父親が子供のなかに引き起こすことができた快感が存在し、症例Gでは、それに加えて父親へのやさしさと感謝の情もあった。）

「内と外がひっくりかえる」と表現された発想は、心理学的に表現すると、何らかの非現実の、幻想的なものの外転であり、たとえ正しく機能するメカニズムだとしても、それは生命のない「生きているかのようなもの」にすぎないのに、「われわれ自身」であるかのように取り扱うことを意味する。症例O・Sでは、女友達から加えられたもっともひどい辱めも暴力的攻撃も、表面上は怒りも憎しみもおぼえることなく経験された。しかし分析のなかで一貫して怒りを解釈していったことと、私が彼女を責めないという保証もおそらく働いて、怒りと憎しみの感情はもちろん、殺意さえあることをしだいに認めるようになった。

ほとんどすべての症例において、抑圧をきわめて効果的に引き起こす動機は、負った傷をなかったことにしようとする試みである。もう一つのさらに効果的かもしれない動機は、不安による同一化である。危険に直面すれば、相手を正確に知り、彼の動きを逐一追跡することで、自分を相手から守らねばならないからである。最後に重要なことをもう一つ。酔っているか狂っているかとしか思えない行動に及ぶ恐ろしい暴君にも、理性を取り戻させようとする試みがなされる。首を切り落とされそうになったメドゥーサが、恐ろしい憤怒の表情を見せたとき、患者は、野獣のような攻撃者に、「おまえの姿はこうだ」と言うように鏡を突きつけた。攻撃者に直面して振るうべき武器がないと、これ以外の方法で目を覚まさせ理性を取り戻させる可能性が断たれる。同一化という方法による警告（鏡の提示）なら、最後の瞬間にも役立つかもしれない。

（タット・トヴァム・アシ。それは汝なり。[2]）

家族内における正常ないし病理的な性関係。

症例G。エディプス状況をすべて外的影響（父親の干渉）に帰そうとする私の昨日の試みは失敗した。患者はそうだと強く主張し、私にはそれを心から信じない理由がなかったのだが、幼児期のショック（原光景とそれに続く母親への幻想的同一化）のあと、ほんとうにすっかり回復し、両親から離れようと――そして外的対象に向かおうと――していたという。父親の第二のもっと実質的な接近（母親が家から逃亡、娘による主婦業の引き継ぎ）があってはじめて凍結が生じ、そこから逃れるすべがなくなった。父親との関係の情熱的性器化は彼女の意志によるものではなく、いわば強権的に彼女に押しつけられたものである。ここでは防衛は考えられない。（先の抑圧された怒りを参照。）近親姦的状況が過度の情熱をともなって感じとられて、耐えがたいエディプス・コンプレックスを形成し、その結果抑圧せざるをえない。すでにヴァギナ的に確立していたリビドーが分裂し（ヴァギナは空になる）、リビドーの満足は、前性器的、幼児的な、近親姦関係においても許される領域に移動する。女性の乳房のファンタジー〈性〉のなかのやさしさ要因）、尻、そして打たれるか打つかの場面のファンタジー。情熱的要素の肛門領域への回帰移動、お漏らしによる罰への回帰移動。フロイトによれば、エディプス状況は正常域では子供の戯れにすぎず、病理的症例においてのみ心的外傷の影響によって病原的コンプレックスを形成するが、これがどこまで正しいか判断するにはさらなる観察を待たねばならない。

何が外傷的か。攻撃かその結果か。性的その他の情熱的攻撃への適応的「反応」[3]能力は、ごく小さな子供でもわれわれが想像するよりずっと大きい。外傷的混乱が生じるのは、主として、良識ある大人によって反抗や反応が否定され、さらには罰に値するものとして扱われることにのみ由来する。[4]

患者との残酷なゲーム。精神分析が医師－患者関係においてとり行なわれる仕方は、わざと残酷な仕打ちをしているという印象を患者に与えずにおかない。患者を友好的に受け入れ、転移の確立に努めておきながら、患者が苦しむあいだ、安楽椅子におさまってシガレットを静かにふかし、型にはまった決まり文句にしか聞こえない注釈を退屈そうな調子で加え、ときには居眠りまでする。よくても死ぬほどの退屈から逃れるために必死に努力し、さらには無理をして同情と友愛にあふれたふうをするだけである。ほんとうに自由になるまで患者を教育し、われわれへの不安と羞恥心をみな克服するところまで導くことができれば、患者が、心のどこかの層で、われわれが実際に考えていることも感じていることも全部よくわかっているのを耳にすることになるだろう。別の努力を重ねることでこの関係から身を引こうとしても無駄であり、患者はその別れもまた無理強いされたものと感じてしまう。幼児期との類似とその現在への転移が、たとえ分析家が身を引こうとしても、患者がわれわれとの関係を絶つことを妨げる。愛の満足の実現への希望がわずかでも残っているかぎり、患者は、分析家のあらゆる身振りと言葉に揺さぶられつづける。そして、まわりを見わたして、分析家から離れて現実の人生に他の可能性を求めようとはしない。したがって患者の訴えと悩みをよく理解し、没入することにどれだけの価値があろうとも、〔1〕（患者の微妙な感情に深く没入することなく、あの深さに達することはけっしてない。）来たるべき日には、……（以下欠如。編者）

（1）英語。everything turns inside out.
（2）サンスクリット語。tat twam asi.（漢語では「梵我一如」に相当する――訳者）
（3）英語。response.
（4）「大人との子ども分析」「大人と子どもの間の言葉の混乱」*SZP* II, *Fin*,「心的外傷に関する考察」*Bau* IV, S. 239, 242, 256, 261, 291, *Fin*, pp. 236, 238, 249, 253, 276 を参照。後者二つは「日記」と同時期に書かれた。

〔1〕 この文は完結していない。

一九三二年七月三〇日

# 果てしなく繰り返す「文字どおりの」反復[1]
## ――しかし想起は起こらない

患者Bは、いとこの夢を見た。いとこが草地に横たわっていると、牡牛が彼女に向かって突進し、強姦する。第二の場面。同じいとこ（名前をショアという）が死んで水にただよっているのが見える。人々の群れがそれに気づき、岸に引きあげられる。ここで患者は目が覚めた。目覚めるとすぐに、なぜ自分はこういうことを思い出せないのか、なぜ夢にしか見ないのか、それもこのような歪んだかたちで見るのはなぜかと思い悩んだ。同じ問いを私にも投げかけた。私はまずこう答えた。他の分析経験から知っているのだけれども、われわれの人格の一部が「死ぬ」ということがあり、残りの部分がそれでも心的外傷から生き残ると、その残部が目覚めたとき記憶に欠落を生じ、さらに言えば人格に欠落を生じて、死闘の記憶のみならず、それに関係する連想のすべてが選択的に消滅するかおそらくは破壊されるのでしょう。「わかりました。でも私がそれをもう知っているのなら、なぜ殺された部分の死はそれと認めて、人格の大部分で私がなお生きつづけているいることをわからないのでしょう。なぜ私は現在と未来に関わることができないのでしょう。最後に、いくら自分に問いかけあなたに問いかけても納得できないのは、過去に関わるとき、なぜ夢のかたちでこんなに歪んだやり方でそれをするのかということです」。

私はこの苦境を次の答えで切り抜けた。「他の患者から知ったことですが、言語に絶するほどつらい瞬間というものがあって、それは生命をぎりぎりまで脅かされながら、自分の弱さを悟り、あるいは闘いに疲れたのを感じ、もう闘うのをあきらめる瞬間です。それは自分自身をあきらめるということです」。私は、その比喩として、私の知人で狩猟家のインド人がしてくれた信頼に足る話を持ち出してみた。小鳥を捕らえようとして鷹が近づく様子を彼は見たことがある。小鳥は震えはじめたが、数秒震えていたあと開いた鷹の口にまっすぐ飛び込み呑まれてしまったという。確実な死の予感はひどい苦痛とみえ、それにくらべればほんとうの死のほうが慰めとなるほどである。

死の不安から自らに向けて引き金を引く症例が知られている。（決闘、会戦、死刑の前。）自ら命を絶つことは（自らを罰するのと同じように）、比較すれば慰めのようである。それにたいし、圧倒的な力によって確実に圧しつぶされるとわかること、つまり圧力をすでに感じはじめ、自らの精神力と体力のすべてを限界まで集中しても、攻撃側の力にくらべれば話にならないほど弱いと感じることは耐えがたいようである。では次のような場合、小鳥はどう感じるだろうか。身を震わせたあと小鳥が死に向けて今飛び立つその瞬間に、鷹が小鳥を呑み込むまえに私の友人の狩人が鷹を撃ち殺していたら、小鳥はどんな気持ちであったろうか。回復はある程度時間が経てば可能だろうが、自死の試みの瞬間については記憶しか残らないだろう。では憶えるとは何か。記憶痕跡を将来の用途のために保管することである。しかし生きることをすでにあきらめて、前に未来が広がっていないとしたら、個人はいったい何のために苦労して何かを憶えておかねばならないのか。そして、私はすでに自分をあきらめており、ということは私にとって私は他の人々や外的物体ほど重要でなくなっているのだから、残された存在時間が短いとしても、――夢ですでに馴染んでいるように――自分自身が苦しんでいる人間とはもはや感じず、私か、私に似た別の人を外から観察することによって、事態を自分にとって楽なものにしていけない理由があろうか。ちょうどBが夢のなかでいとこの死を観察したように。

もっと簡単に言えば、避けられない暴力的死への不安が、自分自身の放棄と、それによる夢的幻想や幻覚に導くことがあるということになる。死のときが迫っていた同僚が、治療を受けていた医師とともに、死につつある患者（自分自身のことである）の共同診察を行なった例をここに引用することができる。そもそも死には二種類あるということだろう。人が自ら従う死と、最後まで抵抗する死である。ところで、抵抗の一つのかたちは、現実の否定、すなわち精神障害である。現実の完全な否定は意識喪失である。現実の部分的否定および歪曲は、夢による現実の代理である。死の覚悟を決めたときには計算に入れていなかった外的環境または生命力によって死の危機を脱したら、あるいは暴圧を受けて殺されるにちがいないと思いながら破滅を免れたら、精神が不在のあいだに起こったことについて記憶として主体的に考えることはもはやできず、他の人物に起こったこととして客観化して考え、そういうかたちで表象することしかできないとしても不思議ではない。

これが理由だろう。彼女は、私の激励にしたがって、すでにごく頻繁に、幼児期‐外傷的‐事件の表象に、これ以上ないほどの生々しさで深く没入し、さらには身体的にも精神的にも表情豊かにおぞましい衝撃場面を劇的に演じてきたが、トランスから目覚めると、つらく重い現実はふたたびただの「夢」になった。つまり、手にしかけた確信はむしばまれ、まもなく崩れ去った。

あなたが語った想いに話を戻さねばなりません。死に絶えたかあるいはカプセル化された、手が届かない人格断片に、どうしてそこまでかかずらわるのですか。「死者は死なせておいて、自らが生きのびてはなぜいけないのですか」。――「その答えは簡単です、先生。なんといっても分裂した部分は、私の心の大きなおそらくはいちばん大切な部分らしく、たとえあなたがあきらめさせようとしても――しないでほしいですが――、そこまで苦しみつづけている私の人格部を意識化し、わがものにすることを私はけっしてあきらめないでしょう」。私は答えて、「それに付け加えるべきことがあります」と言った。「あなたがいくら望んでも、分裂の影響を避けることはできません。分裂していることが意識的記憶を不可能にするかもしれませんが、それに付随した感情が、気分、感情の爆発、過敏、よくある全般的な抑うつ、あるいは補償としての理由のない気分の高揚、さらにはさまざまな身体感覚と機能不全のかたちで自己主張するのを妨げることはできません」。「でも、あなたはどうやって、私が心的外傷を受けたとき巧妙に避けた苦痛を、新たな分裂を招かずに、ですから精神障害を反復させずに耐え抜けるようにし、そうして私の人格の統一性をもう一度もたらしてくれるのでしょう。つまりかつて一度も意識されたことのないものを意識化させてくれるのでしょう。無理な企てと思いませんか」。私の答え。「私もわかりません。しかし私は、すべての心的事象の、つまり純粋の遺伝ではないすべてのものの反転可能性を……（以下欠如。編者）

## 「心的外傷」とは何か

「衝撃的揺さぶり」、すなわち「耐えがたい」外的ないし内的刺激にたいする、外界変容的な（刺激を変える）方法ではなく、自己形成的な（自己を変える）方法での反応。自己の新たな形成は、それに先立って、部分的にでも全体的にでも従来の自己が破壊されなければ不可能である。新たな自我が従来の自我から直接形成されることは不可能であり、それ自体の分解によって生じる要素的な——要素への分解の程度は場合によって異なるが——生成物である断片から形成される。（分裂、原子化。）「耐えがたい」刺激の相対的強度が、自我-分裂の程度および深さを決定する。

（a）意識-変容（トランス、夢状態）
（b）意識-欠如
（c）失神
（d）死

自我意識の遮断は、刺激作用による苦痛の緩和をもたらし、故障をこうむっていない自我部がそれによって早く回復できる。（不安の遮断が、自動的身体機能を容易にする。）意識の回復によって、衝撃の最中の出来事に関する記憶の脱落あるいは記憶の確実性[1]が明らかになる。外的状況あるいは自我の耐性に変化がなければ、外傷的状況の回帰は、解体と再構成をもう一度もたらすにすぎない。（反復。）分析における新しい要素。

（1）援助的（理解してくれ、助けようとしてくれる）人物がいること。苦しみの緩和。

（2）エネルギーが弱まったときの言葉による援助。揺り起こし、勇気づけの言葉。それによって、外界変容的な「思考と行動の能力」の強さが増す、あるいは弱さが減少するという感覚が生じる。「絶望感」「無力感」がなくなる。「解体プロセス」が逆行する。「のり」[2]。清算。

想起は、十分に統合強化された自我（一体的自我、あるいは一体化過程を経た自我）が、外的作用に抵抗

224b

し、影響は受けるものの割れてしまわないときにのみ可能である。

記憶痕跡のシステムが、それ自体の機能をもった新しい組織を形成する。反射、条件反射、（神経組織）。この機能は、元来、中断された自己変容（破壊）にすぎないが、自己保存の役割を果たすようになる。外界変容的に方向づけられた思考作用として。外傷的なものの反復強迫はよりよい解決に向けた新たな試みである。

224c

---

二重ショック

（1）心的外傷

（2）否認[3]

---

（1）断片化
（2）原子化
不安：原子化
適応能力

→

可塑性（暗示と催眠）
磁力
意志力
まなざし

理解はおのずから同一化である。

224d

相手と同一化せずにほんとうに理解することはできない。
同一化＝理解を情動（憎しみ）に取って換えることができる。
（症例Ｆｒｋｄ。彼女はＦｒを憎むかわりに理解する。
死＝女性的、母。
彼の患者を彼の子供を産むために用いる(4)
（精神分析的洞察）

---

理解にたいする感謝が一度もない。（おそらく、母親の憎しみは好意ではないから(5)。）
「ナイチンゲールが歌う。おお美しいスフィンクスよ
「おお愛よ。教えてくれ、
「死の苦しみを、おまえの至福のすべてと
「混ぜ合わせるのはなぜか(6)」
（歌の詩　第4巻への序）

精神分析家の「情熱」。
両親のお気に入りとしてのアナリザンド。
（1）親自身の慰め。思いやりの欠如。アナリザンドを成長させるかわりに、アナリザンドを用いる(7)。
（2）はじめはまちがいなく好意的であったその同じ雰囲気のなかに、サディズム的要素とマゾヒズム的

要素が組み込まれる。自らの分析の苦しみが抑圧されるため、他者の苦しみを楽しむ。私自身、サディズム（積極性）とマゾヒズム（リラクセーション）のあいだで揺れる。――晴朗、快活で好意的であるかわりに。
分析家の敏感さ（正当化できない）（復讐心）。分析状況の過度の強調。
（虚栄心。）専制。自立に反対。[8]
アナリザンドは子供である。分析の長期化。（子供を自由にさせるかわりに縛る。）

---

原光景は子供のなかにサディズムを形成する（それが実際にサディズム的であるから）！

（Ｆｒ）[9] 原光景は子供によって肛門‐サディズム的と解釈される（子供が肛門‐サディズム的な年齢にあるから！）

（Ｆ）[10] 肛門。

支持（一人でおれない）

子供は、両親から褒められなければ、自分自身の考えや行動に自信をもつことができない。したがって、Ｒ・ＮとＦｒ。私に（解釈を）ください――あなたが自分で発見してから。（一部がまだ幼い子供のままであることの証拠。）子供は思考プロセスにおいてさえ一人でいることができず、歩行学習のときのように支えられねばならない。

224f

（1）　これもヴィースバーデン会議の発表に向けた構想である。「大人と子どもの間の言葉の混乱」。*SZP* II, *Fin.*
（2）　英語。glue.

（3）英語。denial.
（4）前注の「否認」よりこの行まで、英語とドイツ語が混在している。ドイツ語は、「暗示と催眠」「まなざし」「死」の三箇所。
（5）「母親の憎しみは好意ではない」のみ英語。
（6）ハインリッヒ・ハイネ『詩の本』。
（7）「思いやり」から「用いる」まで英語。
（8）「専制。自立に反対」は英語。
（9）フロイト。
（10）フェレンツィ。
〔1〕英語版では、「記憶あるいは記憶の確実性における脱落」となっており、ドイツ語版より理解しやすい。

一九三二年八月四日

224g

## 分析を失敗に導いた個人的原因

（1）なぜ外傷理論に反対し素因論に立つのか。[1] Fの症例で、Fr[2]は、外傷的な事態を回避するために、患者の神経症的願望に応じて外的状況を変化させるようである。（a）自らが確立したあらゆる技法的規則を破って、彼はF博士と実の親子のように縁を結んだ。彼自身の口からも聞いたことだが、彼はFを自らの思想のもっともふさわしい相続人と認めた。そうしてFは皇太子たることを宣言され、鳴り物入りのアメリカ行きを目前にしていた。（Ｆｒは当時およそ同じことをユングにも期待していた。そこから二回にわたるヒステリー症状が発生し、私はそのいずれも目撃した。）一、ブレーメンでの意識喪失。[3] 二、河畔のドライブ中の失禁。[4] 彼はちょっとした分析をそれに加えた。息子が彼の地位を引き継いだとたんに死ぬ。そして、アメリカ的虚栄を彼が禁圧したときに、子供時代への退行、子供の恥体験への退行が起こったのだと。（おそらく、アメリカ人への彼の軽蔑は、われわれにも自分自身にも隠すことのできない自らの弱さへの反応だろう。「アメリカ人のことをこんなに軽蔑しているのだから、アメリカ人から顕彰されてどうして喜べようか」。彼が大学の総長から名誉博士号[5]を授かるときに見せた、泣かんばかりの感激を見過ごすわけにはいかない。畏まって仰ぎ見ていた私にもいささかこっけいに映ったほどだった。）

息子が成長すれば父は死なねばならないという不安感が無意識内で非常に強くなっていたと考えれば、いずれかの息子を自立させることへの彼の不安を説明できる。それと同時に、かつてフロイト自身が息子として父親を殺したかったという事実も指し示している。これを認めるかわりに父殺しのエディプスの理論を打ち立てたが、どう見てもそれを当てはめたのは他者だけで、自らに向けることはなかった。自らを分析されることに不安があったのはそのためであり、文明化された大人に今も原始的本能衝動が存在することはなく、エディプスの病は麻疹みたいな子供の病であると考えるにいたったのもそのためだろう。

無意識内でおそらくいちじるしく攻撃的であり、相手を去勢しようとする攻撃性のうえに重なって、調和的父‐息子関係を求める同性愛的と呼ばれる欲求があった。といっても、たとえば彼は私を息子として認めてくれていたが、それは私がたった一回彼に反抗したとたんに終わった。（パレルモ。[6]）

オットー・R[7]は、ずっと付き合いやすかった。われわれの友人、フォン・Ｆｒ[8]も同じである。（ここで、一九〇八年[9]にベルヒテスガーデンで私が取ったメモを取り出す価値があるだろう。私は熱狂し、しかし、一

224h

日無視されただけで抑うつ状態に陥った。彼がいる席では、彼が何か話題をきりだすまでまったく話せなかったこと、それから、私が彼を完全に理解しており、それどころか彼の支持する方向に速やかに議論を進めるところを見せて彼から喝采をあびたいという燃えるような願望、これらは私が盲目の依存的息子であったことを示している。）このような役割のなかで彼はすこぶる心地よかったにちがいない。反対意見にじゃまされず自らの理論的夢想にふけることができ、盲目の弟子たちの熱狂的賛同を用いて自尊心を高めることができた。実際のところは、彼の天才的着想はたいてい一つの症例だけを根拠としており、いわば啓示のように下されて、私のような人間の目をくらませ驚嘆させた。「そんなことがわかるなんて何てすごいんだろう」。こう認めながらも、私は疑念を密かに抱いているのに気づいていた――驚嘆すべきことにはちがいないが、論理的に納得できない。つまり私を彼に従わせていたのは、自主的判断ではなく、崇拝でしかなかった。

盲目的服従から得られるものは、（1）皇帝を後ろ楯とする将軍たちの一角を占めること、さらには自らその統帥になること。（皇太子幻想。）（2）彼という人、また彼流の技法から、人生と仕事を楽にしてくれるものをいろいろ学ぶことができた――情動に欠ける静かな自制、人よりよく知っているというゆるぎない矜持、失敗の原因が一部でも自らにあることを認めず、患者に求めて見いだすことのできる理論。――彼自身の人格を守るためには技法を出し渋る不誠実、技法について患者に何も知らせてはいけないという助言、そして最後に、一握りの信頼のおけるものだけが知っていた悲観的見解。神経症者は、われわれを経済的に潤し、症例研究の機会を与えるしか能のないろくでなしで、精神分析は治療法としては無価値である。

ここにいたって私は彼のあとに従うのを拒否した。彼の意志に逆らって技法の問題を公に論じはじめた。患者の信頼をこんなふうに悪用するのを拒否し、治療が無価値であるという彼の考えに服さず、治療はよいものである、おそらくわれわれ分析家の力がまだ及ばないだけだという立場に立ってわれわれの過去の失敗を追究しはじめた。これを試みるうちに私は別の過ちを犯し、ランクとともに極端に走りすぎた。ランクがある問題（転移状況）に関する着想で私の目を眩ませたためである。私は、公然とフロイト的欲求不満技法の息の根を止めようとした。（積極療法。）[10] その試みも失敗すると、つづいて、私は受容とリラクセーション[11]を試みたが、またもや行きすぎてしまった。この二つの失敗を経験してからは、人間らしくかつ自然であるようにし、善意をもって、そして個人的先入見にとらわれず、知識に基づいて援助者の任を果たそうとしている。

Ｆ夫人[12]は、正しくも精神分析の本質――心的外傷と再構成――に惹かれたが、分析家がそれを実際に使う仕方となると、すべての分析家に反感を覚えた。Ｋ教授は、分析家ではなくても患者自身の知性を信頼して伸ばそうとすることで患者を助けておられる。つまり、分析家でないのに分析的に助けておられる。Ｂ１教授[13]とかＭ教授[14]はまた違って、フロイトの天才を解らず、自分の理論を操っているだけで、私には受け入れられません。彼女が求めているのは、分析家として自分と同じかまたは近い才能をもった分析家である。何よりも真実を求める人でなければならないけれど、科学的に正しいだけではだめで、人間にたいして正直でなければなりません。

要するにＦｒが心的外傷理論に反対するのは、彼自身の弱さを洞察することへの防衛手段である。

（1）　フェレンツィ。
（2）　フロイト。
（3）　フロイトは、一九〇九年のアメリカへの合同旅行の途上、八月二〇日に、Ｃ・Ｇ・ユングとシャーンドル・フェレンツィにブレーメンで落ち合った。「意識喪失」については、アーネスト・ジョーンズ『ジークムント・フロイト――生涯と仕事』にある。「ブレーメンでの昼食時に、彼（フロイト）がホストとなった。しばらく会話が交わされたのち、彼とフェレンツィは、禁酒を破ってワインをいっしょに飲むようユングを説得した。その直後、フロイトは失神した。それは彼がユングの前で失神した二回のうちの一回目であった」。

(4) アーネスト・ジョーンズによればこうである。「このときの、（フロイトの、腸障害以外の）もう一つの体調不良は、前立腺失調であった。当然、どちらも不快で厄介なものだった――そして当然ながら、アメリカの環境がその一因だった。トイレがあまりに少ないことを彼が嘆いていたのを覚えている。「延々と続く廊下をたどって、やっと地下室まで連れていかれると、もう待てないというところで大理石の宮殿が待っているというわけだ」」。

(5) フロイトは、マサチューセッツ州、ウォーチェスターのクラーク大学での連続講義のあと、一九〇九年九月一一日に、心理学名誉博士号を授与された。

(6) 一九一〇年九月に、フロイトとフェレンツィは、ライデンからパリ、フィレンツェ、ローマ、ナポリを通りパレルモまでともに旅行し、そこで一週間を過ごした。パレルモでの事件についてはフェレンツィ－グロデック往復書簡を参照。フェレンツィは旅行中ずっと、父親的厳格と抑制というフロイトの態度を責めつづけた。一方、フロイトは、不満たっぷりの恨みがましい子供のような態度だとフェレンツィを責めた。詳細は、ジョーンズの『ジークムント・フロイト――生涯と仕事』を参照。

(7) オットー・ランク Otto Rank (1884–1939) ウィーンの分析家。非医師。一九〇六年より約二〇年間、フロイトと密接な交友関係をもったが、その後、自らの道を進むために彼から離れ、フロイトが認めなかった短期療法を発展させた。もっともよく知られた著作は、『出生外傷』（一九二四）である。（フェレンツィとの共著で、『精神分析の発展目標』(*Entwicklungsziele der Psychoanalyse*. Internationaler Psychoanalytischer Verlag, 1924) を著した――訳者）

(8) アントン・トセージュ・フォン・フロイント Anton Toszeghy von Freund (1880–1920) ハンガリーの裕福なビール醸造家、慈善家。精神分析運動を経済的に援助した。フェレンツィは、一九一八年に、彼を国際精神分析協会の書記に指名した。彼の妹（姉）、カタは、自身精神分析家で、フェレンツィの医師であり友人であり、ことあるごとにフロイトの診察を受けたラヨス・レヴィと結婚した。（編者）

(9) フェレンツィがはじめてフロイトとフロイトの家族とともにした休暇は、一九〇八年七月一五日から三〇日までで、ベルヒテスガーデン近くのディートフェルト・ホーフで過ごした。

(10) フェレンツィは積極療法を、一九二四年から一九二六年のあいだに発展させた。その期間の論文を参照。*SZP* I, II

*Fin.*

（11）「精神分析技法の可塑性」「リラクセーション原理と新カタルシス」「大人との子ども分析」を参照。すべてSZP II, *Fin.*
（12）ギゼラ・フェレンツィ Gizella Ferenczi.
（13）パウル・オイゲン・ブロイラー Paul Eugen Bleuler（1857–1939）スイスの精神科医。チューリヒ大学教授（1898-1927）であり、ブルクヘルツリ病院院長だった。主として、早発性痴呆 Dementia praecox の研究で知られ、「分裂病」という名称をそれに与えた。精神分析を知ってのち、自閉およびアンビヴァレンツに関する重要な研究を行なった。彼は厳格な絶対禁酒主義者であり、一九〇〇年より彼の研究グループの一員だったC・G・ユングをその主義に引きこんだ。
（14）アルフォンス・メーダー Alfons Maeder（1882–1971）スイスの精神科医。チューリヒ精神分析協会の会長をしばらく務めた。ユングがフロイトから離れたとき、メーダーはユングに従った。

一九三二年八月四日

（2）Ｆｒが、男性患者のためとあらば、いとも簡単に女性の利益を犠牲にすることといったら驚くばかりである。彼の性理論が男性中心に偏向していることとこれは呼応している。弟子はほとんど全員これに追随しており、私とても例外とは言えない。私の性理論にはいろいろよい点があると思うが、記述法、歴史的再構成については師の言葉に頼っている。改訂には全面的書き直しが必要だろう。

女性性の去勢理論を例に取り上げる。Ｆｒは、クリトリスはヴァギナより早期に発達し機能すると主張する。女の子は、ペニスのある感覚をもって生まれ、のちになってからペニスと母親を断念することを学び、ヴァギナ的、尿道的女性存在に甘んじることを学ぶということである。それによって彼は、異性愛的欲動方向が（幻想内にとどまるだろうが）早期に強く発達する可能性を否定し、男性性には、外傷要因（原光景）から生じるヒステリー症状としての地位しか与えられない。

この著者には、女性的に方向づけられた自発的〈性〉が女性のなかにあることに個人的反感があるのかもしれない——母親の理想化。母親の性的要求がきつくてそれを満足させねばならないという課題をまえにして彼は怯えた。母親の情熱がいずれかの時点で彼にその課題を突きつけたのである。（原光景が彼を性的不能のほうに押しやったのかもしれない。）

性的能力をもつ人である父親の去勢が、自ら経験した屈辱への反応として起こったことが一つの理論構成へ彼を導き、父親は息子を去勢し、それ以降は神として息子に崇拝されるということになった。彼の態度を見ると、Ｆｒは去勢する神の役割を演じるだけで、自身の子供時代の去勢という外傷的瞬間について何も知ろうとしない。彼は分析を受ける必要のない唯一の人間というわけである。

一九三二年八月七日

224k

## 自生的－罪悪感

今までも罪悪感について述べてきたが、それは罰を恐れているときに、超自我の働きとして残りの自我とエスに対抗して生じる罪悪感だけだった。しかし臨床観察の示すところでは、自分自身に反することを何もしていないときでも威圧的な罪悪感が生じることがある。

罪の例。過剰な自慰。自我が快適に感じるのは「リビドーの平衡状態」にあるときだけである。リビドーが欠乏すると、あるいは内的衝動がないのにリビドーを人工的に汲み上げると、心身機能に麻痺作用を与える。結局これについては、自慰者の訴えを信じるべきである。彼らの訴えの雄弁さを考えると、単調にいつまでも繰り返される彼らの訴えを不安と恐怖のみに帰することは乱暴ではないか。おそらくは、自慰はいけないという警告が効果的なのは、すでに存在する自生的罪悪感の上に重なるからにすぎないのではないか。

人工的で過剰なリビドー排出が行なわれるときに、なぜほかでもないこの罪意識という感情が生じるのかという問いへの答えはまだない。人は、快楽を得るためだけに自我機能を妨害することに自責の念をいだくようである。「なによりまず私がなければならない。私が満足し、リビドーの過剰に悩むほどになってはじめてリビドーの消費を考えてもよい」。この規則に反すると、自我が一種のストライキ[1]を起こし、自我の機能を働かす力を出ししぶることでわれわれに罰を下す。具体的には、全般的過敏性が生じ、一定以上の努力をしようとすると倦怠感と苦痛というかたちで罰が下る。

ところで、リビドーの汲み上げが自分ではなく他人からひき起こされた場合にも似たことが起こる。環境の情熱性と、子供の心理への無知から、あまりにもしばしば起こっていることである。

生まれたての赤ん坊は、すべてのリビドーを自らの成長のために用いるし、それどころか子供が正常に育つためにはそれ以上のリビドーを与えねばならない。したがって正常な人生は、絶対的に受身的な対象愛によって始まるのである。赤ん坊は愛さない。彼らは愛されなければならない。

リビドー経済の第二段階は、子供が自分自身を愛し出すときであり、またそのときに始まる。（この段階が始まるのは、愛されることにはかならず欠けたところが生じ、一時的にどうしても不満が発生してしまうからだろう。）ただし、成長過程のはじめにある混乱期がいくらか静穏な状態に移行したときに、すでに稼働していたリビドーの余剰量が対象を求めはじめるという考え方もできる。そのときの最初の愛の対象は自我である。自我の外の対象も求めるようになるのは、使用不可能な内的リビドー興奮ないしリビドー量がさらに高まったときである。

このようにして、愛されることと自らを愛することに並んで、人や物も愛の対象として取り入れることができるようになる。発達過程のどの時点でこの変化が生じるのかは、現在のところ不明である。

時期的に不適切な満足形態があまりに早く押しつけられると、正常な自我発達が障害され、それをするだけの成熟にまだ達していない課題に直面させられる。乳母が無責任で怠惰だと、自慰による性器刺激によって子供を眠らせることがあるが、これが乳児を傷つけるのはまちがいない。これに劣らず時期を誤っており自我の障害となるのは、大人が成長期の子供に、頻繁に無理やり自慰をさせることである。彼らの性器性は、情熱的でない無邪気な身体接触の時期を越えていないからである。正真正銘の性関係による暴力、衝撃、そして感情に子供が耐えねばならないとしたら、当然、未熟な自我にいっそう恐ろしい消耗を強いることになる。だが、このような症例は想像するよりはるかに多い。子供の近親姦的誘惑および看護者による虐待は、そのほんの一部しか発見されていない。たとえ発見されたとしてもたいていは秘密にされる。早すぎる侵害によるショックと適応への格闘によって揺さぶられた子供は、権力を振るう人物の行為を批判できるだけの判断力をもたない。批判をほんのわずか試みるだけで、罪人から冷たくあるいは脅すように拒絶され、子供は嘘つきと咎められる。そのうえ、もう愛してやらない、それどころか痛い目にあうぞという強迫で脅かされる。まもなく子供は自分の感覚の信頼性を疑いはじめるか、あるいは——こちらのほうがよくあることだが――白昼夢に逃げこみ、昼間の生活の要請にロボットのようになって従うことで葛藤状況からいっさい身を引いてしまう。（症例の出所。上流社会の家庭教師。誘惑された経験をもつ子供を彼一人で五人も知っている。）

早期に誘惑された子供は、自らの困難な課題に、攻撃者との完全な同一化という手を使って適応する。症例Fの分析は、そのような同一化による愛によって自我そのものは不満足状態に置かれることを示している。だから患者は分析のなかで、外傷前の至福のときに、またそれに相当する性発達段階へ連れ戻されねばならない（バリント「性格分析と新規蒔き直し[2]」）。そして一方でそこから出発しながら、他方で神経症的上部構造組織を解きほぐすことによって、衝撃とその内的帰結の理解に成功し、徐々にないし段階的に、自らのリビドーの本性を表出する能力を確立していかねばならない。

リビドー発達の障害によって遷延する幼児性「倒錯」を例に取り上げよう。Fの場合、幻想のなかで正常な方向にすでに発達しつつあった異性愛的リビドーが、一〇歳時のショック後に、サドマゾヒズム（幼児期の殴打幻想）と、能動的および受身的な母への同性愛的愛着をともなう乳房フェティシズムに分裂した。ただしこれに先立って、幼児期の最初期に衝撃的な原光景があった。（原光景は、他の生活が偽善的でまったく性的なところがないときにのみ外傷的である。）

不適切な時期に攻撃（男子の場合なら、無理やり性行為をさせられること）を受けたあとに罪悪感が残るが、これは攻撃者の罪悪感[3]を推量してともに味わうがゆえに罪悪感にとらわれるのではないのか。おそらく、混乱から生じる自我の不快感が罪という性質を帯びるのは、攻撃者にある罪悪感の知覚だけがその起源なのだろう。子供への脅迫に加えて、行為に及んだあとの権威者の態度（沈黙、否定、不安げな態度）から、自分は共犯者であり罪があると子供は思わされることになる。

性器が刺激に反応して性感が生まれるということも、罪意識――性行為後の反応様式――の発生に少なからず貢献するだろう。性行為が進むにつれ感覚されるごまかしようのない喜びによって、起こったことに責任あるいは連帯責任を感じる傾向がわれわれのなかに呼び覚まされる。この感情は、子供が愛嬌、露出、身体接触などの罪のないレベルで性を表わしたときでさえ、大人を誘惑しているように感じて自分を責めることが原因となってさらに強まる。子供らが大人を誘いたいのは、彼らに与えられたものとはもちろんまったく別のものである。快感をともなう器官反応と心的防衛のあいだにどれほどの恐ろしい葛藤があることだろう。子供が、その場を退行様式で覆い尽くし（嘔吐）、転換ヒステリー的なやり方で、無意識の心的経験のなかにあるもっと強い不快感を回避するとしても驚くにあたらない。このようなヒステリーは、のちに強迫神経症やパラノイアの症状、あるいは性格特性がその上を覆ったとしても、あらゆる外傷神経症の根底にある。（問題――性格特性、神経症、精神病は、それぞれどのような場合に生じるか。）

（1）英語。strike.
（2）『一次愛と精神分析技法』。
（3）このテーマは「大人と子供の間の言葉の混乱」に取り上げられ展開された。*SZP* II. *Fin.*

一九三二年八月八日

## 一人でいることに耐えること

B。約一年前、私の強い勧めで深いリラクセーションを行ない、極度の身体の弱力化、痛み、断末魔のような状態、心拍の衰えなどが生じた。この状態が、ますます危険度を増しながら約八日間続いたのち、突然そこから脱出し、完全に回復して分析を継続した。唯一再現しなかったというか、わずかしか再現しなかったもの。自由連想。自由連想の状態にふたたび入ろうとすると患者は恐ろしい不安を覚えた。

世界から退いて一人住まいをし、そのときの不安の克服をもう一度試みようという考えが今彼女に浮かんだ。それと同時に、自由連想を本気で実行しようとしはじめ、いったいどういう変化が起こってこのつらい課題に以前より耐えられる気がするのかと自問した。彼女が出した答えはこうである——「この間にあなたへの信頼が深まったからできるようになったのです。病気だったときとは違ったふうに私を扱ってください」。

この期待は十分正当なものである。私が彼女にたいして分析の基本則に従うがゆえに、酷とさえ言えるあまりに冷たい態度をとっていたことが今までの話のなかで確認されていたからである。これを私が認めたこと、そしてそこからの論理的結果として私の感情表現が変化したことで、彼女のよせる信頼がはるかに深まり、反復を自ら望んだのである。私が彼女を破滅させることはない、つまり私は心から彼女を心的外傷の混乱から連れ戻そうと思っている、またその力が私にあると期待してのことである。一日に一回だけ私に向けて自由に話し、私から勇気づけと解釈が得られれば、それ以外の時間の孤独を耐えることができる。また、もしどうしても必要ならば他の時間でも喜んで彼女の世話をしようという好意が私にあることが彼女にはわかっている。言い換えれば、見捨てられたと感じることがまったくなければ、一人でいることに耐えられる。逆に、ほんとうにまったく一人であって、外の世界が理解してくれる、助けてくれるという希望を一度ももてないなら、耐えることはできない。だが、耐えがたい状態にあるとはどういうことか。内的（心的）および外的現実の歪曲のもとで存在しつづけることにほかならないだろう。

患者の連想は、ごくわずかのあいだに、ある一つの幻想、父親のつぶやきを聞くという幻想に到達した。「おまえは私の裸の体をいつも感じてよいが、けっして見てはいけない」。

彼女には、ごく幼いころに父親が風呂やその他の場所で裸でいるところをよく見たというぼんやりとした記憶がある。記憶にはっきりと遡れるかぎり、父親は彼女のまえでいつもひどく慎み深かった――四年ほど前に、まるで突然に彼女に求愛するまでは。そのときの彼の態度は、レイプ幻想が現実のものであるというわれわれの仮説を強く支持するものである。

彼女が今私に期待するのは、（1）事件の現実性を信ずること、（2）私が彼女に罪はないと思っていることへの安心感、（3）彼女が攻撃から激しい満足を得て、父親に賞賛を向けたとわかっても彼女に罪はないこと、（4）私が類似の情熱に支配されないという保証。

父親は禁じる、あるいは禁じようという意志を見せる、母親は聞こうとも見ようともしない、こういう外傷的な「一人でいること」、これこそが攻撃を外傷的にする、すなわち心に裂け目を生じさせる。一人でいる存在は自ら自身を救わねばならず、そのために救うものと救われるものに自らが分裂する。信頼が可能になったのちに、この自己救助と、自己観察、自己統制（どれも自由連想の敵である）が放棄されてはじめて――前述参照――、心的外傷のあとまったく一人であったときの状態を十分感じることができるのである。

患者Bは、父親のなかの完全な分裂（癲癇、酩酊）によって、彼女自身のなかにそれと似たものが呼び覚まされたという考えに自ら達した――ジーキル博士とハイド氏。あの言葉のささやきは、父親の意志が聴覚印象を形成したものであり、おそらくは思考転移だろう。（思考転移はカンバーランディズム[1]と異なるという私の以前の考えは、おそらく捨てなければならないだろう。すべての思考は運動であり、共運動を引き起こしうる。耳垢のせいで思考が聴覚化される例を参照。）

心的外傷の再生のみでは治療効果はない。R・N。三年ほど前に健忘の発見。二年前に心的外傷の再生。そのたびにひどい苦痛と痙攣的笑いで終わった。それ以来、例外なく毎日の爆発。私は、除反応の量がいつかは汲み尽くされ、治癒がかならずやってくるという理論に強くこだわり、発作を起こさせつづけた。経済的困難から分析が終わりかけたが、私は不屈の信念に促されて支払いのないときも分析を継続した。進歩は無に等しかった。私へのいっそうの経済的要求と、私の時間と関心への要求が高じて、私の忍耐もすっかり消耗しほとんど終結しかけたが、そのとき思いもよらない方面から救いの手がさしのべられた。かつて一度も絶えたことのない私の援助態勢が弱まったときが、「相互分析」（前述参照）の始まりであった。相互分析のなかで私は、あまりにも多大な忍苦への反発、抵抗について、それまで言わないできたことまでほとんどすべて認め、それらの起源を私の側の幼児的要素にたどった。この分析の影響で、私の彼女との関係や態度があらゆる点で相当変化した。それでも彼女への思いやりは、たとえばBがごく簡単にはるかに簡単に手に入れたレベルにもまだ達しない。（症例R・Nから学んだことの効果がBに出ているのではあるが。）

分析家の潜在的サディズムと色情亢進の危険。分析状況、といってもとくにその堅い技法的規則が、lenteszierendes[2]［和らげられない］苦しみを患者に引き起こし、分析家には不当な優越感を引き起こし、それにともない患者をいくぶんなりとも軽視することになる。善意を見せびらかし、細かなことにまで関心を表わし、患者があまりにひどく苦しめばほんとうの同情を見せるというようなことがその上に重なると、患者はわれわれの前でまったく解きほぐしようのないアンビヴァレントな葛藤に絡みとられ、出口を失うことになる。こうなれば、「患者の抵抗のために」分析が破綻するには、なにかの突発事故がありさえすればよい。

私から見て理論的な意味で終結と断言できるような分析を経験した分析家を私は知らない。(少なくとも私自身の分析はそうではなかった。) したがって、どんな分析でもその一つ一つにわれわれが自らについて学ぶべきものが十分含まれている。

分析は、さもなくばかなりの麻痺状態にあり自信と能力を障害されていた人間に、何の苦労もなくサルタン気分(3)を味わう機会を与え、愛する能力の欠乏を補償する。こういう状態を分析することで自分自身への幻想から脱却し、他者への真の関心が覚醒する。ナルシシズムをこうして克服すれば、まもなく思いやりと人間愛を手にすることができる。これなしには、分析は「終わりのないいやがらせ」にすぎない。

(1) カンバーランディズムは、イギリスの幻想家スチュアート・カンバーランドが、十九世紀にはじめて行ない、「意志ゲーム willing game」という名で知られるようになった実験である。被験者は、別の人が口に出さずに思い浮かべている隠した物やなんらかの行為を言い当てねばならない。隠した物や指定された行為を知っている人物は、被験者に手に触れた状態で座り、自分でも気のつかないかすかな圧力で被験者を助けると考えられている。(編者)

(2) 理解不可能な言葉。マイケル・バリントによれば Leiden des Ausgebeuteten, the suffering of the exploited (搾取される苦しみ) である (編者)。(現行の英語版では unalleviated (和らげられない)、フランス語版では souffrance interminable (終わりのない苦しみ) が採用されている——訳者)

(3) Sultangefühlen という造語である。「サルタン的感情 sultanische Gefühle」または「サルタンの感情 Gefühle eines Sultan」という意味だろう。

一九三二年八月一一日

# 犯罪性についての覚書

長期間分析し、分析によって不安からかなり解放されたかつての患者が再訪した。彼は今、相当の苦難に遭遇しているが、気分がそれでひどく障害されているわけではない。社会的な面では、動かせる資本からして大きすぎる事業に乗り出している。前回の分析期間に私は、考えられるかぎりの科学上あるいは事業上の夢想にふけるよう励まし、学者と出会うたびに——数学者を例外として——ほとんどだれとでも知的な議論を闘わした話を聞いて、私自身かなり楽しんだ。二、三箇月のうちに、自分の名前さえ満足に書けなかったこの男が、物理学、化学、生理学、哲学、心理学の難解な問題を専門家と議論した。それと並行して、一二から一四人もの女性と情事にふけった。複数の女性と同時並行的にも付き合ったし、次々と相手を変えることもした。結局、三人との関係が並行してかなり続いた。(1)彼の料理婦。雌犬のように彼に尽くした。(2)すごく魅力的で知的な若い上流社会の女性。科学の才能もあった。(この女性との関係は、女性が二人の関係を公にすることを拒んだために破綻した。)上流社会での自分の評判と仕事がだいなしになるからという理由である。(3)優秀なハンガリー人の女医。対照的に、二人の関係をおおっぴらにしすぎで、まるで妻のような態度をとった。彼はこの女性からかなりの額の金銭を巻き上げたが、それでも何箇月分も分析料金を滞納した。

すぐには金持ちになれないとわかった今、彼は自分の義務を回避できないかと考えはじめた。それとともに、パリで売春婦から淋病に感染したこと、なのにその後、料理婦と女医の二人と性交渉をもったことを報告した。私は、治療を受けないといけない、二人の女性には検査を受けさせないといけないと言った。

私はこの機会に、これからは料金を払ってくださいと伝えた。そのかわり当面半額でよろしい、以前の貸しは当分返さなくてよろしいと提案した。奇妙なことに、次の面接でまたもや彼に全額貸しそうになってしまい、よく考えてみた結果、分析というこの場においてもこの男性に現実の限界を示してやるべき時がきたことをやっと納得した。(これに気づくのが遅かった理由は、私自身を分析するなかで明らかになった。恐怖を乗り越えて英雄となった臆病者への同一化。善悪を超越している。)彼の会社の従業員との交渉中に、彼はついひどく乱暴な口をきいてしまい決闘を申し込まれた。彼は、私の条件を受け入れることをさしあたり拒否した。しかし私はゆずらず、彼の側から折れてくるのを待っている。おそらく明日だろう。

彼が心を決めねばならない次のステップは、女医との関係を絶つ決断である。彼女のせいで私が彼に不利に働いている、あの「魔女の息子」(1)との結婚に追いやろうとしていると彼は信じた。また彼女には、自分を「セックスの道具」(2)にするのはもうおしまいだ、「俺のコック」(3)を口に入れたのはまちがいだったと言ってやりたかった。私は彼に任せて、二人の話し合いで関係が整理されるのを期待している。神経症的な女医に反感が募る原因がここで明らかになってきた。彼女の挑発的態度、だまされやすさ、などは分析的に説明できるだろう。

とはいえ、私がこの洞察に到達するまでにずいぶん時間がかかり、遅くなってしまったことも見過ごすわけにはいかない。他にどうしようもなかった。私自身の抑圧された犯罪性にその原因があると認めねばならない。私なら自分に許せないことをあえてする人にたいして、私は賛嘆に近い感情を抱いている。根本的原因は、そのような犯罪者への恐怖にすぎないかもしれない。つまり、私はいつの日か彼のような人間に徹底的に打ち負かされ、みじめな気持ちを味わうのではないかという不安である。

私がこの男について抱いた一つの思いがすべてを表わしている。私は、彼が私を身体的に攻撃するのではないかと考え、手持ちの威嚇用リヴォルバーをポケットに忍ばせようと思った。私はこれを実行に移すのをさしあたり明日まで延ばしたが、断固とした態度をとって、必要とあれば彼を帰してしまおうと決心した。譲歩してしまえば、彼は――ほとんどだれにたいしてもするように――私を馬鹿者あつかいし、利用しつくすだろうという感覚がある。断固としていれば、彼は私をまともに攻撃できる。今までに十分な額を払った（だからもうこれ以上払うつもりはない）、あんたの評判に傷をつけることだってできる、あんたの友人仲間のまえで嘲笑することだってできる、などともう脅しはじめた。このすべてが私を冷たくするだろう。そうなると彼はたぶん私を操るために自滅しようとし、治療を続けさせてほしいと私から申し出ることになるだろう。彼が私の条件をのむかぎりではあるが。問題設定。犯罪性が治療可能なのはどのようなときか。犯罪性の治療には病へのどれだけの洞察が、精神病のように、必要なのか。分析中に、幻想と現実のあいだにいっそうくっきりとした境界が必要。（別の二例を引く。フロイトを欺いたJ・G博士とBの父親。）

（1）英語。son of a witch.（英語版によれば、原稿には、はじめ son of a bitch（畜生野郎）と書かれ、鉛筆で訂正されている――訳者）
（2）英語。fucking instrument.
（3）英語。my cock. ペニスの俗語。

一九三二年八月一二日

## 機能分裂の主観的描写

患者O・Sは肥満症である。いちばんよく利く痩せ薬——甲状腺末、脳下垂体、水銀製剤——も効かない。たっぷりと腹一杯食べないと落ち着かないので、ダイエットを続けることができない。しかし重い抑うつ（躁的ともいえる女友達の自分にたいする態度を変えさせようとしたあらゆる努力が無駄だったという洞察）をきっかけに、医療だけでなく絶食療法を試みてみようという気になった。感情欠如状態にある彼女には、どんなことも、空腹感さえも、いっこう気にならないからである。今現在、絶食六日目であり、一日にコニャックをグラス一、二杯と、オレンジ水一杯を飲むだけである。

今の健康状態を彼女の言葉で言えば以下のとおりである。仕事はできるかぎりやめているが、やむをえず働いたときには疲れきってしまう。何か求められると、ある独特の腹部感覚となって反応が現われる。意識的には恐怖も不安も他の情動も感じないが、一つ一つの感覚の違いから、これはこの感情、これはあの感情と意味がわかる。と言っても、自分のこの認識が純粋に知的なものでしかないことを彼女は素直に認める。自分の人格が完全に二分割しているという言い方を彼女はする。無感覚状態で何か不快なことがあると、上記のように体だけが反応する。気分のほうは乱されることも揺らぐこともまったくない。そのような「太陽神経叢部の」内部身体反応をさらに正確に表現しようとして、「何かを自分から押しのける、何かから自分を遠ざける」感じだと彼女は言う。さらに詳細に尋ねていくことで、患者の食事にたいする態度が時によって変わることが分かった。食べたり飲んだりして一刻も早くその内的感覚を和らげねばならないことがよくある。「何がきっかけだとしても、泣く子をてっとり早くなだめるには、乳首か哺乳瓶を含ませたらいいのと似ている」。もっとひどい不快感にさらされると、この被緩和能力あるいは自己緩和能力まで麻痺してしまう。

患者は、生後六週間目にこうむった心的外傷に自ら触れ、ホテルで、精神を病んだ母親から、二、三日後に発見されるまでのあいだ、どういうふうにかはわからないが、何かの仕打ちを受けたと語った。ひどい恐怖にさらされた子供が、空腹で泣きつづけたことがあったにちがいない。母親はそれでも子供を飢えるままにし、子供は食べものを求めるのもあきらめて力尽きていくのを感じるだけになったろう。その後発見され、最良の方法で看護を受け食事を与えられてからも、生への再適応はどちらかといえば機械的に人格の表層でしかなされなかったと思われる。言わば、生後六週間の双子の姉妹が、心的外傷にさらされたときそのままの状態で凍りついて彼女のなかに埋められたのである。失神（運動能力を欠いた無力）状態で、できることはもがいて身を守るか逃避反射で反応するだけで、しばらくはまだ授乳で落ち着いただろうが、絶望的な不快体験がさらに続くと、体を動かすことさえやめ、生の喜びも完全に消失したにちがいない。（これがそもそも「口唇性愛」と抑うつ、すなわちメランコリーの関係の説明である。アブラハム、[1]ラド。[2]）

この例は「躁的抑うつ性」の栄養学的特異性を考えるよい機会ではなかろうか。この患者は、条件さえ整えば、栄養をまったくとらず、本人曰く、さきほどの飲みものしか摂らずに体重を増やす力があるようである。断食をはじめてから昨日までのあいだに四キロを失ったが、ダイエット（断食）を少しも変えず、例の薬を注射したにもかかわらず、昨日から体重が一キロ増加した。私がだまされているのでないとすれば、「生物学的な意味で無意識で、[1]純粋に植物的な段階にある双子の姉妹が、（植物かまたは胚のようにしてであろう）自らをとりまく媒体（空気）から酸素、二酸化炭素 $CO_2$、水 $H_2O$ を吸収することで、そういう一見不思議なことを引き起こす可能性を否定できない……分裂病者の体重増加。S・I夫人。超自我が太らせる。(症例S・Iを、双子姉妹理論にしたがって再検討しなければならない。) 患者O・Sは、平日(週日)には落ち着きなく強迫的に忙しくしているが、休日にはこの逃避法まで公に奪われるので、耐えがたい静けさだけを感じてしまう。彼女がそこから感じる不安は他の何にも勝っている。(日曜神経症[3]!) 休日の静けさによって、内なる双子の声を聞かずにおれなくなるのである。

B。夢。(1) 狂った運転手がバスを運転して、あんまり小さなカーブをきろうとしすぎて転覆する。患者は危険を察知し窓側の席に座っていたので、転覆したバスの上から外に出る。他の乗客はみな、関節で手足をばっさりと切り落とされている。(服で被われている。) たとえば一人の男は片足を切り落とされている。バスの上に出ようとしているとき、彼女は外耳道にガラスのかけらがいくつも入っているのを感じる。(次のものの象徴的圧縮である。負傷、復讐への欲望、置き換えられた覚醒後の記憶(想起)、それにおそらく不快な物音あるいは自分の叫びの漠然とした知覚も。(2) 一人の男に身体的虐待を受ける。(3) ……(以下欠如。編者)

(1) カール・アブラハム Karl Abraham (1877–1925)「リビドーの発達史の研究」*Psychoanalytische Studien* II, Fischer Taschenbuch 7320 参照。

(2) シャーンドル・ラド Sándor Radó (1890–1971) ハンガリーの精神分析家。アメリカに亡命した。彼の考えは、精神分析界に強い抵抗を呼び起こした。彼の基本的論文「メランコリーの問題」は、*Internationale Zeitschrift für Psychoanalyse*, 1927, XIII, S. 439–455 に発表された。

(3) フェレンツィ「日曜神経症」を参照。*SZP* I, *FC*.

〔1〕 この括弧は閉じられていない。

一九三二年八月一三日

# 精神分析の罪科目録

（ある女性患者からの非難）

（1）精神分析は患者を「転移」へ誘い入れる。深甚の理解、生活史と心の動きのもっとも小さな細部までにもそそがれる強い関心。当然ながらこれらは深い個人的親しさのしるし、さらにはやさしさのしるしと患者に解釈される。（2）たいていの患者は心的に難破していて、藁にもすがりたい心境なのだから、分析家が患者にどんなにわずかの個人的関心しか抱いていないかを示す事実から目をつぶり耳をふさぐ。（3）そうしながらも患者の無意識は、分析家のなかにある否定的感情（患者がいやなことを言ったり、医師のコンプレックスを刺激することを言ったりしたときの嫌気、怒り、憎悪）をすべて知覚する。（4）分析は、他人を顧みない利己的で非道徳的な、犯罪的とも言える行為や態度を、無意識的に、罪を問われることなく（罪悪感なく）とってしまいがちな場である。たとえば、分析家を心から賞賛し全身全霊をささげる憐れな患者たちが次々登場すれば、権力者意識をもちやすい。患者の苦しみと絶望へのサディスティックな快感。分析期間が長くなっても平気である。自分の経済的事情だけのために分析を延長することだってある。その気さえあれば一生患者に税を貢がせることができる。

このような幼児的経験が、無益な作業をそれほど長く続けてもなお分析から離れられなくする。(そして分析家は、自らの態度と分析状況を人目にさらさないので、今の状況を明確化し、現在から過去を推論する手助けにならない。)子供が(一人にされたら途方に暮れるので)家から逃げ出すことなど考えもしないのとちょうど同じである。

転移という、分析のなかであまりにも頻繁に発生し、無知な分析家には解消することのできないものは(解消するには分析家が自分という人間と自らの態度をもっとよく知らねばならない)、結局のところ子育てのときの両親の利己主義《エゴイズム》と同じ役割を分析のなかで演じる。

(言葉にされない憎しみは甘やかし以上に固着を生じる。これにたいする反応は、罪悪感から過度によい子になることで、外からの助けがないかぎりこれを取り除くことはできない。)

患者は分析家たちの態度のなかに偽善的なものを感じる。何百もの小さなサインにそれを見てとる。(患者のなかには、分析家の感情や思考を読み取れると言うものさえある。)これを分析の(そして分析家側の認識の)対象とすることがあまりにも少ない。

ここまで「事態が進んで」しまうと、これを矯正できるのは分析家の真の「改心」しかない。ところがたいていの反応はその逆で、気落ち、だんまり、怒りであり、精一杯がんばっているのにまだ責められるのかという感情である。分析を中止できればという願いが起こり、ときにはほんとうに中止してしまう。

(これに類することを避けられるほど「完全な」分析家はおそらくいない。しかし、早い時期にこれについて考え対策を講じれば、分析期間をはるかに短縮できる。外傷反復の際限なさ[六年から八年も!]の根本原因はここにあるのではないか――つまり過去との対照が欠けているからである。過去との違いがないと、現在の連想に不幸の反復がともなうことで過去の不幸が今のこととして感じられ、心的外傷の想起から、断片化、症状強化、外傷強化という結果に終わる。）

240 癒すことができるのは共感だけである。（癒し《ヒーリング》。）(1)

共感を正しい場所（分析）で正しいやり方で用いるには理解が必要である。共感なければ癒しなし。（苦しみの起源の洞察までが限度である。）

人間はすべての人を愛せるか。限界はないのか。

強権的政権（大人による子育てと情熱）のもとにあるかぎり、すべての市民にとって、自分が気に入られるか嫌われるかということ、そしてそれをめぐる不公平にとらわれないでいることはむずかしい。おそらく人間性の質（変化可能性の限界）が向上する日がいつかくるだろう。科学であっても、利己的本能だけに注目し認識するならば、「情熱的」である。相応のふつうの満足があれば生じる快感情をわかちあうことへの自然な欲求と、自然界の調和原則について十分考慮されていない。

死の欲動という考えが行きすぎて、サディズムの色彩を帯びてしまっている。「過剰」で累積的な快およ
240 び不快の、慰撫欲動とわかちあい Teilung（伝えあい Mit-teilung、シェアリング）(2) は現実に存在する。あるいは人工的、外傷的に障害される以前は存在した。

**一人でいること**が分裂に導く。

喜びと苦しみをわかちあい、伝えあうことのできるだれかが〈そこにいる〉ことが、心的外傷を癒す。
241 人格が統一されて「癒される」。（「糊」(3) のように。）

医師の偽善的な病者への好意の陰に、病者への憎しみがある。医師は目覚め、（内的）原因にまで遡らね

ばならない。そうしてはじめて彼は助けることができる——自らの苦しみをわかちあい伝えあい、他者のそれをわかちあうことができる。

人は一人で満ち足りて、飢えていなければ、よい意志、よい気分、よい行ないが自然に生まれる。

**性器**は、それを用いて人が苦しみから解放される器官ではなく、（苦しみの貯蔵庫だ！）余剰のエネルギー（快感）を伝えあい、わかちあうための器官である。

（1）子供は愛と養分で満たされねばならない。

（2）思春期——快感の過剰負荷

放出　性器を
わかちあい　通して

一種の母性
分離した部分
精子、子供
への愛
自己愛の残り

上記の愛　（1）精子細胞と卵子への愛
（2）それらをわかちあう者への愛

危険な爆弾の寄託。（F）

愛された存在

242

断片の寄託。（F[4]）

分析家。罪科目録を受け取り、反発心を克服したのち、意気消沈——「最善を望んだのにこんなことになってしまった！」

患者。許す立場。心的外傷を引き起こしたことを許す方向に向けてはじめて一歩踏み出したということは、洞察があったということである。そもそも洞察と内省にいたることが可能になったということ自体が、全般的人間嫌いを終わらせた。また、許す感情とそこから生まれかわるという感情によって心的外傷を見る——想起する、ということもついにできるようになった。

許された分析家は、

人生においてそれを否定され、そのために彼の心を固くしてしまったものを、分析のなかで享受した。相互的許し!!——最終的成果。

（1）英語。healing.
（2）英語。sharing.
（3）英語。glue.
（4）原稿がきわめて混乱している。ここに記された発想を発展させるときに記憶をたどるための覚書と思われる。（編者）

一九三二年八月一四日

## 心的外傷と人格の分裂、感情と知性の離断

症例G。両親の性交の目撃による突然の（急激な予想もしない）ショック。彼女がとっさに気づいたこと感じたことはこうである。（お父さんとお母さんが争ってる、お父さんがお母さんの首をしめてる、お母さんは嫌がっているみたい、私のことをだれも考えてない、だれのところにも逃げられない、一人でやっていかないといけない、でも一人でどうやって生きていけるの、何か食べたら落ち着くかもしれない、でもだれも私のことを考えてない。叫びたい、でもやめておこう、だまって隠れていよう、でないと二人が私に何かする、二人とも嫌いだ、二人ともぶっとばしてやりたい——できない、力が足りない、それにあぶなすぎる、逃げたい、でもどこへ逃げたらいいかわからない、吐き気を催すこんなことはみんな吐き出したい。）このどれもが彼女にとって耐えがたかったが、それでも耐えるしかなかった。彼女にそれらが押しつけられたということである。耐えがたい状況は、眠りに似た精神状態をもたらして、夢のようにあれこれと変形され、否定的にも肯定的にも幻覚的に歪曲された。置かれた状況と自分を襲う感情があまりにもおぞましいという思いが夢を生んだ。何でもないことだ、悪い物を食べただけだ、吐いてしまってそこから自由になろう、あるいは、「だれかが来てもっといい物を食べさせてくれるだろう」。しかし助けが来ず不快感が続くと、さらに遠くまで退行してしまう。「こんなにまるっきり一人っきりということは、きっとまだ生まれていないのだ、母の体内をただよっているのだ」。

一度このような白昼夢の助けをかりて不快感から解放されると、将来にまでおよぶ一つの脆弱点ができあがり、自我（感情）は何か不愉快なことが起こるとすぐにそこに退行しやすくなる。（われわれの患者の場合、母親が突然家を出たときにその退行が起こったし、ずっと後のことだが、深く愛した夫に失望したときにも起こった。）

しかし、われわれの患者へショックが与えた作用はさらに深くまで達した。彼女の感情生活のすべてが退行状態へ逃避することで、もはやどんな情動もまったく感じなくなり、もう彼女には何事もけっして起こらないという状態になった。できるのは他者に同一化することだけである。こうして彼女の感情生活が無意識内で消失し、身体感情のみに退行する一方で、すべての感情から自由になった知性は、驚くべき、しかし――今言ったように――感情のまったく欠如した前進を始めた。恐怖対象との同一化によって適応を達成するという意味での前進である。患者は恐ろしく知的になった。母親か父親を憎むかわりに、彼らの心的メカニズムや動機から感情にいたるまでに（最後のものには知識も動員して）、思考によって徹底的に深く入り込んだため、彼女は――自らは感情ある人間であることをやめていたので――それまでの耐えがたい状況を鮮明に把握することができるようになった。心的外傷によって感情面で胎児的になると同時に、知的な意味ではまったく客観的、無感動に物事をとらえる哲学者のようになった(1)。

この過程の全体のなかで新しい点は、退行的な意味で現実逃避をするだけでなく、前進的なものへ逃避する面もあることである。急に知的に向上し、千里眼まで獲得するという前進的逃避がそれであり、潜在的な設計図はあるものの機能的にはまだ発揮されていなかった発達可能性の突然の開花、いわば突然の加齢である。（同時に感情の胎児化をともなう。）ショックの際に感情が表象や思考過程から引き剝がされて、無意識の深く、それどころか無意識的身体のなかに隠され、その一方で、知性だけが今言ったような前進的逃避を成し遂げるという言い方ができるのではないか。恐怖が、感情と思考をたがいに引き裂く力となった。その同じ恐怖はしかし、今もずっと働きつづけている。つまり、たがいに引き裂かれた心の内容を今もなお隔てているのはその恐怖である。不意打ちを与えるかまたは自由連想を用いて一瞬のあいだ不安を消すことができれば、今まで隔てられてきた心の部分と突然触れることになって、けたたましい爆発が起きる——痙攣、感覚と運動にあらわれる過敏な身体症状、躁的な怒りの爆発、そしてたいていの場合、抑えることのできない笑いで終わる。これらは統制できない情動運動の表現である。消耗しつくすと、比較的落ち着いた、悪夢から目覚めたときのような状態がやっと訪れる。しかし、これもまた夢にすぎず、外傷性事件の現実性への確信は少しも持続しない。要するに反復の試みは想起をもたらさず、ヒステリー発作とそれに続く感情麻痺にいたるだけである。

ここに変化をもたらすことのできるものは何だろうか。それができるのはただ一つしかない。分析家の善意と理解への信頼感である。分析家は否定的な感情の動きが自らにあるのを認めることで、善意を装っているだけではないかという感情から患者を解放することができねばならない。だがそれに加えて、患者は分析家のほんとうの善意を感じられるようにならねばならない。そのような分析家の共感によって、患者は自らの苦しみを分析家と分かちあうことができ、それによって苦しみからかなりのところまで自由になったと感じるようになる。このような事情で、分析家の善意とエネルギーは、感情世界と思考世界が接触して起こる爆発を回避し、反復のかわりに想起をもたらすことができるのである。

（1） 以下の論文を参照。「天才的幼児の夢」「大人との子ども分析」「大人と子どもの間の言葉の混乱」*SZP* II, *Fin*,「過剰な性衝動とその結果」「ラマイズムとヨガについて」*Bau* IV, *Fin.*

一九三二年八月一七日

## 大人自身に現実に存在する近親姦傾向を子供と患者へ投影。幼児的幻想と、現実に同じことが行なわれる場合との差異を理解しない

（A）人生において。

（B）分析において。

症例G。——患者が自己分析をいつ果てるともなく続けることにも、私自身の人生を生きることができません、愛と憎しみを感じるかわりに対象に同一化せずにおれませんという不満を訴えつづけることにも、いささかうんざりした。そこで私は自由連想を用いて、父親にたいして患者が無意識内で抱いただろう感情を認めさせようとした。母親に突然去られたとき、父親は情緒的よりどころを娘に求めた。二人は伴侶となった。彼女が同年代の若い男性と交友関係を、それもおそらく恋愛の要素が少しでもある関係をもとうとすると、きつい勧告が下された。母親のような人間になってはいけないという勧告である。この話が続くあいだに、私はこのように伝えた。「あなたとお父さんは幸せな結婚をしたということですね」。

患者がその日じゅう深いうつ状態に陥り、私に絶望したことが次の日にわかった。「彼（私）にわかってもらえなくなるとしたら、私はいったい何を期待すればよいのか。彼まであれを幸せな結婚と言った。つまり私が望んだことだと。子供のときに幻想のなかでそんなことを望んだことがあったかもしれないが、その

意志とか願望とかいうものがどうにかして現実のなかで実現するなんてことは考えたこともない。なのにそれが現実として私に押しつけられ、そうして正常な成長への道が閉ざされた。愛するか憎むかするかわりに、同一化するしかなくなった」。その夜の夢が特徴的である。（1）彼女を分析しているところだが、私はベッドで彼女に寄り添っている。（2）ブリル博士[1]が彼女を分析している。彼女のほうに身をかがめキスをする。キスの後、生まれてはじめてオーガズムが来るのを感じる。オーガズムが終わらないうちに突然覚醒。解釈。私の昨日の主張から、私が彼女のほんとうの感情を父親、ブリル、（ホレイス？）以上に理解していないことがわかるので、彼女は私との分析から何も期待できない。つまり、私の願望との同一化によって彼女がブリル（もっとも毛嫌いしている人物）とオーガズムをもてるようにすることさえ私にはできない。彼女が同一化するのは、われわれ男性への不安からである。この不安が、原光景において彼女を父親ではなく母親と同一化させた。あの恐怖の瞬間に、母親のほうがまだしも恐ろしくなかったからである。

　理論的仮説による先入観にしばられていたため、上っ面だけを見て、性的に成熟した大人のように彼女が感じるにちがいないと思っていた。私はそのことを彼女に認めた。おそらく彼女がもっていたのは幼児的で非現実的な性愛幻想にすぎなかったのだろう。

　このような洞察と内省が可能になり、結果として、患者が攻撃者に同一化した際に襲われた苦しみの感情にそって先入観なく患者と同行するようになれば、分析が危機の淵から救われるのではないか。ここから引き出せる教訓はまだある。（1）われわれ分析家は、――どの程度か確かめる手段はないが――自らの性理論を子供に投影しており、また少なくとも同程度には転移問題のなかで患者にも自らの性理論を投影している。患者は、たとえ成人であったとしてもほんとうのところは幼い子供のままであり、ものごととたわむれていたいだけで、転移関係のなかでも現実を怖がっている。なのに分析家への不安からそれを語らず、分析家のためを思って分析家のことが好きな振りをしている。患者の愛の大部分は、分析家にそれへの期待、あるいはまったく無意識的な欲望があるからにすぎない。これをわれわれ分析家は理解しない。（2）性愛的なたわむれの空想が生む子供のいろいろな願望のあいだにある差異をわれわれ分析家は正しく区別しない。（そしてこの点で分析家は、娘の性的おふざけに刺激されて性的暴力に及んだBの父親と似たような態度をとっていることになる。）（3）幼児段階への固着の原因は、（a）成人のリビドー様式の押し付け。（b）幼児のおふざけを真に受けることで現実化するエディプス幻想に発する屈辱的な罵倒、殴打など。（c）固着がさらにひどくなるのは、――よく起こることだが――そのようなおふざけを喜んで現実のものとして受け入れておいて、あとで良心の呵責から子供を突き放したり罰したりする場合である。（子供に忘れさせ、大人側の良心の呵責を和らげるためである。）

情熱的態度のほかに、子供のあり様へのこの種の無理解、なかでも子供（あるいは患者）の潔白を疑うことが子供をまず絶望に追いやり、この絶望は大人たちによって無気力や反抗、ときには過剰な野心など、いずれにしても不幸な性格特性の形成に導かれる。ところで分析のなかでこの絶望をたどって、ある「健忘」にたどりついたとき、分析家は自分の側に過失を探すのではなく、それを患者の抵抗と解釈してしまう。修復への道がひらかれるのは、精神分析が分析家と分析理論の都合を優先しない場合に限られる。われわれ自身の教育分析家がこれにもとる以上、患者の言葉に耳を傾け、患者からのヒントをよく吟味するしかない。そうやってわれわれ自らの力で感じ取ったものを患者自身の言葉で引き出さねばならない。その努力の成果。安心感および自分にとっての快不快に左右されず物事を感じる能力である。これによってはじめて患者の同一化を終わらせることができる。

（1）アブラハム・アーデン・ブリル Abraham Arden Brill（1874-1948）アメリカの分析家。オーストリア生まれのハンガリー系。フロイトを最初期に英語に翻訳した一人。ニューヨークの精神分析協会を一九一一年に設立した。（編者）

一九三二年八月一七日

## 断片化への補足

（R・N）Gにおける観察所見を応用する。胎児的段階へ感情が退行し、他方で（不安による攻撃者との同一化による）知性がマゾヒズムすなわち母性を結果として発達させうる方向へ前進したことで、感情的爆発のさなかに断片化の第三型である最良の表象をR・Nにもたらした。心が頭の穴を抜けて宇宙にまで達し、はるかかなたで星のように輝いた。（これはある種の千里眼だが、攻撃者を理解するという範囲を越えていわば全宇宙を理解することで、あれほどの戦慄がこの世にあることを理解しようとするものだろう。）こうして人格の一部は、ショックの重圧のもとでも現世的存在になくてはならない利己的領域を残しながら全知を獲得する。この全知の断片は距離と明晰さを保ち、あらゆる相互関係を知っていることで、すべてが失われ何の望みもないように見えるときでさえ介入し救いの手を差し伸べる。極端な例。星のかけらが宇宙の果てから一人の人間に目を止めた。自らに似てはいるがその運命と苦悩によって内省の機会を提供できる人、言い換えればただの攻撃（父親）ではなく善意とともに完全な理解を提供できるたった一人の人間である。

これ以外のいくつもの断片だけでなくこの断片をだれかが信じてはじめて〔1〕（言うならば頭の穴を通して片目で遠くの星を見ながら、他方の目で頭と心のなかの出来事を観察する。）

ここに以下を挿入。星のかけらにも感情がある。それは、麻酔によって痛感を消すことは不可能で、あくまでも遠ざけるにすぎないのと同じである。星のかけらは狂気に追いやることで個人を救う。これ以外手のない症例が数多くある。あとは死あるいは自殺しかない。星は夢イメージや幸福な幻想、たとえば理想の恋人やすばらしい夫婦関係の幻想も形成するが、現実には子供はおそらく無残に強姦され、麻痺的弛緩によって器官が過度に引き伸ばされ、あまりにも早期に強制的に子宮内の母胎機能を働かされたのである。断片を知的に統合する力にともなって善意がなければならない。統合を持続的なものにできるのは善意しかないからである。

分析だけでは知的解剖である。子供は理解のみでは癒されない。まず第一に現実面で援助し、第二に希望を呼び覚まし慰めを与えて救わねばならない。純粋に幼児的な神経症者の要求のまえでは、分析家による指示という侮辱をやめねばならない。しかし善意だけでも大きな助けとはならず、両者の協力がなければならない。

〔1〕この文は完結していない。

一九三二年八月二三日

## 自発性が活力を蘇らせ――挑発は気を滅入らせる

患者Uは年配の女性と恋に落ちた。分析時間には彼女への不満を語るが、彼女との親密な関係を捨てられない。他に五、六人の女性と同時に情事をもちながら、恋人にそれをまったく隠さなかった。婦人は彼の求婚を真に受けてその若者の婚約者のように振る舞いだしたが、患者の反発はそれほどではなかった。それに彼女との性交渉はときに他のどの女性よりも満足できるものだった。しまいに彼は彼女を感染症の危険にさらしてしまった。そのことで彼女から怒りと憎しみを買う瞬間がおとずれた。そのため彼は非常につらい思いをしたが、それでもまだ彼女に親しみを感じていた。ところが彼女はそのあとすぐに、すっかり許してしまったかのように彼の愛をふたたび手に入れようとし、私が悩み落ち込んでいるのはあなたの素振りのせいです、という態度を見せはじめた。そうするとU側の感情が突然また切り替わった。それまでは別れなければならないことをいささか悲しみながらも、一途な気持ちをもてることに満足し、感謝と友情も感じていたのだが、こうなってはまたもや彼女を助け彼女の元にとどまらねばならない（義務）、そうするしかない、と感じた。それと同時にもう一人の若い男性への嫉妬が再燃した。

年長者（大人）は、哀れっぽい態度で子供に罪悪感を与えることで子供を無力なまま自分に縛りつけることができるが、そういう状況は無意識的憎悪からさらには犯罪衝動までも掻き立てることがあるという一例である。この衝動の一部はいずれほんとうに実現されるだろう。（感染の危険性を顧みない。）罰せられ叱られるのみに終わり、理解に満ちた状況への変化がないと、子供はふたたび罪悪感に固着する。

こうして母親と結婚し、あるいは母親を恋し、つづいて罪悪感と憎悪を感じるという反復傾向が確立される。嫉妬というものは、望まない結びつきから第三者の助けで自由になりたいという願望である。（気の毒なタタール人[1]。）

子供は、何よりも両親が幸福でいるところを見たいと望んでいる。両親が幸福でなければ、不幸な結婚の重荷をすべて自らの背に負わねばならないと感じる。子供は、何よりも遊びたい、遊びのなかで父親や母親を演じたいだけで、なりたいわけではない。（われわれ精神分析家も、すでに何度も言ったように――上記参照――、われわれ成人の立場から幼児的状況をながめすぎていて、幼児期は自己形成的であることと、心的存在としての子供はあらゆる面で夢的性格のものであることを忘れている。――一次過程――。）患者は子供に似てあえて逆らうことをしない。彼らは逆らうことに向けて教育されねばならない。恐れがあまりに強くて、新たな恐怖体験を与えなければ怒りを引き出すことができないものもいるくらいである。

（1）　ハンガリー語。szegény tatár. ハンガリーの農民が、美しいがかんしゃくもちの妻をタタール人に略奪されたときの表現。（マイケル・バリント）

一九三二年八月二四日

## 近親姦タブーの厳格さが近親姦への固着の原因か

症例Gでは、母親の離別と父親の接近によって幼児的幻想が突然現実のものとなった。思春期には、性に関して並ぶもののないほど独立心があり外向的だったため、父親から母親のようになってはならないと警告された。これが子供に近親姦幻想を現実のものと受けとめさせた。しかしそれを実際の行為に移せる子供はけっしていない。子供のなかの何ものかが現実の近親姦を嫌悪し、母親なんて年寄りで話にならない、とかく愛されるにはふさわしくないと感じている。近親姦は強いられたものだと明かしてはならないのは、親を傷つけないためである。（精神分析で近親姦願望を現実のものと受け取ることとの類比。）――おそらくタブーの規制がなくてもタブー侵犯衝動の一部がおのずと「芽吹き」、そして消えてしまったのだろう。

（原光景のショック作用についてこんな仮説がありうる。幻想のなかでは――動物観察の経験からしても――そんなことがあるのじゃないかと夢想しているだろう。原光景の恐ろしさはこの幻想を現実のものとして目撃しなければならないところにある。）

精神的無能力への防衛手段としての極端な健康あるいは身体的適応能力。約三〇〇年間にもわたって多数の精神病者を産んだ家族が、身体的健康のほうは並外れて優れている。また全般的な肥満傾向もあり、非常に強力な薬でも多量に飲まなければ効かない。たとえ精神がまったく働かなくなったときにも、身体的壮健のほうが力の蓄積と生命維持機構を保とうとしたかのようである。麻痺患者が精神の弱体化が始まるときに肥満することとこれを比較。(1)

罪科目録の見直し。全般的告白をして一般的解決法を得るだけでは不十分のようで、患者はわれわれ分析家によって起こされたあらゆる苦しみが一つ一つ正されるのを確かめ、それぞれについてわれわれに罰を下しておいてから、分析家が反抗心や傷つきからそれに反応するのをやめ、洞察、悔悟、さらには愛に満ちた共感で応答するまで待っている。結局のところわれわれは（教育分析も用いて）強くなって、現在の時点で同じ失敗をもう一度繰り返さないようにならなければならない。患者がわれわれを信頼しはじめるのはこの段階であり、患者はここにきてはじめて、安定した現在の地点から情動の爆発を繰り返すことなく過去を振り返ることができる。こうして患者が人を信じることを学べば、トランス下の経験を患者に現実として突きつけ、幼児的－後催眠的に固着した命令自動症を対抗暗示によって終わらせることが可能になる。真の決意とその言語的表出によって患者の不必要な苦痛反復を予防することが可能になる。（触媒的処置。）

精神分析には暗示への不安がある。精神分析は、外傷的体験への還元と、抑圧のあるところに意識化をもたらすこと（のちには、この知への抵抗の克服）の二つを治療方法と考えた。ブロイアーの患者は知らされ除反応されることによって症状から解放された。その後フロイトは潜在的転移、すなわち情緒的な何かが主因子であると説いた。分析技法は転移形成を行なうが、形成されると身を引いて患者を傷つける。抵抗した り別れを告げたりする機会を与えない。そのため葛藤に無意識のままいつまでも分析に固着してしまう。

この束縛から患者が解放されると、サディズム的な処置に抵抗するようになる。しかしそれにつづいて、分析家はほんとうに自分を世話してくれ、助けてほしいという子供の要求を真摯に受け止めていると患者が心から感じたら（哀れな子供がひどく苦しんでいるときに定理を浴びせかけることなどできるだろうか。そしてたいていの患者は哀れな子供である）、過去を恐れず振り返るよう患者を導くことができる。これは、心的外傷の持続的影響の原因は、理解し導いてくれる暖かい環境の欠如にあることへの新たな証拠である。

一人でいること。まだわずかしか固まっていない子供の人格は、環境によってあらゆる方向から守られなければ存在する力がない、といった言い方ができる。この守りを失えば心的器質的下部機構が割れて、ほとんど破裂してしまう。全体を独力でも保持できるような力をもつ自我中心がまだない。子供はまだ自我をもたずエスだけである。エスはまだ自己変容的に反応する段階にあり、運動反応をしない。分析は、自我の構築に必要なかつて得られなかった環境を患者のために創造し、条件反射のように反復に駆り立てるしかない模倣状態に終止符を打たねばならない。それはいわば新式の擬娩[1]、新たな飛翔である。（心的外傷がすでに発達をとげた自我に出会うと、憤怒反応と反抗的態度が現われる。犯罪傾向——U——）

「苦しみのテロリズム」

恐怖。一部が「自己の外」に出る。分裂。空いた場所は攻撃者によって占領される。同一化。
子供の表現。「あなたたちは狂っている」。口真似である。（無意味さ。）
しかめつら。

精神を病んだ ｛ 自暴自棄で
子供 ｛ 絶望

狂った人間
(精神病の両親)
！
伝統
幾世代も

医者たち
子供なし
看護婦
男性

心的外傷の反復　神話
癒し《ヒーリング》(2)！

ほんとうに分裂を信じる。(科学的講釈をたれない。) 技術的コース。

子供とのほんとうの性交。(近親姦行為。) 影響ははるかに頻発！

（1）梅毒起源の全身麻痺のこと。（編者）
（2）英語。healing.
〔1〕妻の産中、夫が床につき産みの苦しみをまねたり食物を制限したりする風習。

一九三二年一〇月二日

257

ψにおける退行——分析中に[1]ψ-胎児状態。（器質的解体において。）死亡状態へさらに退行。（まだ生まれていない存在は危険そのものである。外傷的なものへそこまで沈潜してから人格の問題を新たに解決することは可能か。）

私の場合、血液危機[2]が起こったのは、「上位の力」からの保護を当てにできないどころか、反対に、——彼の道ではなく——私自身の道を歩みだしたとたんにこの冷淡な力に踏みつぶされることに気づいたそのときであった。

この経験のおかげで私が得た洞察は、私が勇気をもてるのは（そして実行力があるのは）、他の力を（無意識的に）よりどころにできるあいだだけである、つまり一度も「大人」になったことがないということである。科学的業績、結婚、手強い同僚との闘い——どれもがいかなる時でも父代理を当てにすることができるという思いの保護のもとでしかなしえなかった。上位の力との「同一化」、一瞬のあいだの「超自我形成」

が、最終的な解体からかつて私をまもってくれたよりどころだったのか？　存在継続の可能性は、その上位の力の意志を最後まで実現するために私自身の自己の大部分を放棄することにしかないのか⁇

そしてもし従来の人格は偽りで頼りにできないと考えて放棄しなければならないとすれば、新たな赤血球を今形成しなければならないのと同じように、（可能ならばだが）新たな人格の基盤を創造しなければならないのか。私に残されているのは、死かそれとも「自らの再調整」かという選択なのか。――それにしても五九歳になってそれをするのか。

他方で、いつも他者の人生（意志）しか生きないのならいったい意味があるだろうか――そのような生はもはや死に近いのではないか。私がこの生命を危険にさらせば、私が失うものは多すぎるのではないか。だれにわかるだろうか[3]。

教え子の私への信頼が、私に自信をいくらか与えてくれるようだ。とりわけ生徒でも教師でもある一人の人物の信頼が。

（今ちょうど、ジョーンズから友好的な数行の私信を受け取った。）（ローゼンの通知、手紙交換の提案。）これでさえ私の心をくすぐったことは否定できない。それにしても仲間（ラド他）からも見捨てられたと感じる。みなフロイトをひどく恐れているため、フロイトと私のあいだの論争についても客観的な態度で私に接することができない。私に好意的な態度などなおさらである。フロイト、ジョーンズ、アイティンゴンのあいだには私よりも親密な手紙のやりとりがずっと続いているはずだ。私は気遣ってもらわねばならない病人のような扱いを受けている。回復して「気遣い」不要になるまで、私からの干渉は控えねばならない。

私の心理的組織の強度はかなりの部分保たれており、私は心の病になるのではなく、器質的深層を破壊する――あるいは破壊される――ことしかできない。

かって兵士として（一年間——志願して）戦場での抜きんでた（かつ自発的な）行為（機動作戦）によって公に表彰されたいきさつを考えていて感傷的な気分にとらわれた。これこそが私に今欠けていること、子供時代に欠けていたことのようだ。厳格さと無理解によって私は「悪い子」の役割を押しつけられた。私に向けられた軽蔑のうちとくにいちばん上の姉[4]からのものが耐えがたかった。私はどうしようもなくその姉を愛していたようだ。私は情熱的な自己充足のなかにその代理物を見いだした。自己充足はつねに精神病理的である——人格の分裂——一部が他の部分を満足させる。（幻想世界。）現実のなかでそのとき感じるのは、（1）消耗、（2）罪意識。〔1〕（その人物自身の軽蔑的な考えや判断を採用することも含む愛の対象との同一化。あなたが私のことをすべて知っているのなら、あなたが私を軽蔑するだろうように、私は私を軽蔑する。（千里眼！）しかし私が同一化して取り入れた部分は同時にわれわれについてすべてを知っている同一化でもある。

興味深いことに、兄J[5]との出来事によって、Jと対決する機会も与えられた。（同時にフロイト派内の論争との対決も。）——すなわちこの方向での現実（絶望）をも認め、相手方に知らせる機会である。見せかけの友情のかわりに公然とした反感。

259

## 相互性——必須条件

一方向に分析を続ける試み。情動性が消失し、分析は無味乾燥。関係——距離がある。[6] いずれかの時点で相互性が試みられると、一方向的分析はもはや不可能である——実りなし。

ここで問い。どの症例も相互的でなければならないか——そしてどこまで。

260

（1）U。弱さの告白が彼を不安に――絶望的に――軽蔑的にした。

（2）Dm。独立させた。――私の側に相互性がないため傷ついた。それとともに彼女は父親の（そして私の）意味を過大評価していたということで納得した。すべては母親から起こった。

（3）R・N。私の「無能力」によって、私は助けようとしない（できない）父親についになってしまった。（彼女は父親代理としての私にたいする強い攻撃性と抵抗があることをついに認めた。）「理想の恋人」[7]としての私の性質はこうして失われた。（それをいつか私のなかに見いだせるという望みも。）それとともに、いつまでも続く私の「詮索」は苦痛で不必要で、患者をつなぎ止める（そして苦しめる）ための道具と感じた。

私の分析によって、彼女は、患者たちにたいする私の態度を決定している個人的な（彼女から完全に独立の）生活史的要素を洞察すること、そしてそれによって最終的に離別することを期待した。残るものは、彼女の望むところでは、それほどの症例を終結した両者の働きをたがいに「賛え」、認めあうことであった。

R・N――相互性　　F――相互性の受容
　　忍耐　　　　　　自らの弱さへの洞察――承認

私は、父親の罪を私が繰り返すことによる苦悩からR・Nを解放した。私はそれらの罪を告白し許しを得た。

# 前進

{突然の母性[8]
{知性の開花[9]
(虫に食われる)
人種上の前進[10]
全知[11]
霊媒性
(癒し人《ヒーラー》)[12]
天才と狂気
(頭から落ちる)[13]
身体だけの狂気[14](R・S)
循環的肥満など
罪科目録

「同僚は失敗を犯さねばならない」(冗談)[2]と私が言ったときの学部の憤慨。

(1)サディズム。患者の苦しみを顧みない。(2)誇大妄想——崇拝者に囲まれるのを見る。——エロトマニア。(3)理論は無効。盲目。己れのコンプレックスに縛られる。それらが患者に押しつけられる。患者はあえて反抗しない。(4)それらに許しが必要。(人間は許しを当てにしている。)

罪
告白
許し
罰がなければならない。（痛悔。）

（1）英語。during analysis.
（2）悪性貧血。これによってフェレンツィは数箇月後に死に至った。（編者）
（3）イタリア語。Chi lo sa?
（4）これはおそらくフェレンツィ家の長女、イローナのことではなく、ギゼラのことだろう。彼女はシャーンドルが生まれる約一年前、一八七二年六月八日に生まれた。（編者）
（5）これは明らかにギゼラの上の兄で、ヨーゼフと呼ばれていたヤコブである。一八六九年七月一四日に生まれた。（編者）
（6）英語。Relationship—distant.
（7）英語。ideal lover.
（8）英語。sudden Motherhood.
（9）フランス語。eclore intellectuelle.
（10）英語。racial progression.
（11）フランス語。omniscience.
（12）英語。healer.
（13）ハンガリー語。fejére esett.
（14）英語。insanity of body only.

〔1〕この括弧は閉じられていない。英語版は段落最後で閉じている。
〔2〕gestehen（告白する）とbegehen（犯す）を掛けている。

# 訳者あとがき

## 1

本書は、精神分析の創成期に活躍したもっとも重要な分析家の一人、シャーンドル・フェレンツィの最晩年の「臨床日記」である。死を翌年にひかえたフェレンツィが、体力の衰えを意識しながら、後の出版を想定して日々の臨床実践のかたわら、したためたものである。日記という形態を取っているものの、記載された内容は、きわめて濃密な理論的、技法的議論であり、フェレンツィの生涯を費やした治療実践および理論構築の総決算と呼ぶにふさわしい著作である。

この日記が書かれたのは一九三二年であるが、出版への道程には幾多の困難が立ちはだかった。出版がようやく現実のものとなったのは、執筆から五〇年以上もたった一九八五年である。しかも原語のドイツ語ではなく、フランス語訳によるものだった。その間の事情のおおよそは、フェレンツィから本書の原稿を託され、その出版にむけて努力を重ねたマイケル・バリントの「序」と、バリントの死後に版権を委譲されたジュディット・デュポンの「まえがき」に述べられている。デュポンは、バリントの最初の妻、アリス・バリントの姪にあたる分析家である。

出版の事情から、本書の版権はフランス語版の編集者にあるが、翻訳に当たっては、ドイツ語版を底本とした。編集者デュポン女史の強い示唆もあってのことである。底本としたのは、Sándor Ferenczi, *Ohne Sympathie keine heilung; Das klinische Tagebuch von 1932*, S. Fischer Verlag GmbH, Frankfurt am Main, 1988 である。内容はこのドイツ語版に従っているが、例外が若干ある。その一つは、ピエール・サブーランによるあとがきを割愛したことである。すでにデュポン、バリントの「まえがき」「序」があり、全体があまりに大部になることを恐れたのと、それが主としてフランスの読者を想定して書かれているためである。この「あとがき」は英語版でも割愛されている。

もう一つの例外は、タイトルである。ドイツ語版のタイトルは、日記の八月一三日付記載に登場する言葉、「共感なければ癒しなし」を採用したものだが、日本語版では、簡明に『臨床日記』とした。その他の相違は、表記上の問題や注の細部であり、凡例および本文中に可能なかぎりそれと記した。

## 2

フェレンツィの著作の翻訳は、『全集 現代世界文学の発見7 性の深淵』(學藝書林、一九七〇年) 収録の「タラッサ」(小島俊明訳) があるのみである。すでに著作集が出版されていたドイツ語、英語の読者とちがって、本書によってフェレンツィにはじめて接する読者も多いであろう。まずここで、フェレンツィの生涯の概略を紹介しておこう。

シャーンドル・フェレンツィは、一八七三年七月七日にハンガリーのミシュコルツ (Miskolcz) に、十二人兄弟の八番目の子供として生まれた。フロイトより一七歳年下、ユングより二歳年長である。両親ともポーランド生まれのユダヤ人で、父親は書店の経営とともに劇場の興行もときに請け負う文化人であった。一八八八年に父親が死去したのち書店の経営を引き継いだ母親は、ユダヤ人婦人協会の会長もつとめる実力者であったが、フェレンツィにとっては愛情の薄い、厳しい母親であった。

プロテスタント神学校を卒業したフェレンツィは、ウィーン大学で医学を学び、神経学、精神医学を専攻した。医師資格を取得後、ブダペストに戻り、医師としての臨床活動を開始した。一八九九年から学術論文を発表しはじめ、テレパシーと心霊学に関する論文で、ピエール・ジャネに言及し、ヒステリー現象と思考転移、予言を結びつけている。『日記』の議論にそのまま結びつく主題である。また、売春婦や同性愛者の社会的環境改善に向けた活動も行なった。

フェレンツィとフロイトとの出会いは、ユングを介してもたらされた。一九〇六年にユングが発表した言語連想検査の追試を試みたことから、ユングとの文通を経て、フェレンツィははじめてフロイトを訪問した。一九〇八年二月二日のことである。このときフロイトは即座に、第一回国際精神分析会議での発表をフェレンツィに依頼し、ここに生涯にわたるフロイトとフェレンツィの関係が始まった。

翌年にはフロイト、ユングがニューヨーク、クラーク大学への講演旅行に招かれたのに同行した。その後、フロイトとユングのあいだに起こった確執をつぶさに目撃することになる。アドラー、ユングの脱退も生んだ「精神分析運動」の激動期において、フェレンツィは常に「運動」の中心に位置しながら、自らは主として関係の調整役を務めた。

この間、一九一三年に、ブダペスト精神分析協会を設立し、フェレンツィが会長、イシュトヴァン・ホロシュが副会長、シャーンドル・ラドが書記長を務めた。以後ブダペストは、第二次世界大戦で破壊されるまでのあいだ、フェレンツィを核として精神分析の一つの中心地として機能することになる。

この頃のフェレンツィの功績の一つとして、教育分析制度の確立があげられる。教育分析の必要性は、フェレンツィによってはじめて唱えられ、世界初の教育分析は、一九一三年に、フェレンツィがジョーンズに行なったものであった。フェレンツィ自身も一九一四年から第一次世界大戦中にかけてフロイトに分析を受けた。この分析へのフェレンツィの批判は、本書のもっとも重要な主題の一つとなっている。

この時期には、大戦中に発生した戦争神経症の治療がフェレンツィの重要な課題となっていた。戦場でその治療に務めただけでなく、ブダペストに戻ったのちも、戦争神経症の治療を主な任務とする神経クリニックの主任に任命された。

一九一八年にブダペストで開催された第五回国際精神分析会議には、戦争神経症治療のためのセンターを構想するオーストリア、ドイツ、ハンガリー政府の要員が出席した。この会議中に国際精神分析協会会長に就任したフェレンツィは、社会的にも注目を集めることになった。さらには、同年に結成されたベラ・クーン率いるハンガリー共産党の社会改革政策の一翼をにない、翌一九年の共産政権樹立によって、精神分析家初の大学教授に就任した。社会的な意味でフェレンツィの生涯の一つの頂点となった出来事である。

しかし、この栄光は長くつづかなかった。クーン政権がまもなく崩壊すると、ホルティ将軍によるユダヤ人弾圧がはじまり、フェレンツィの活動は著しく制限された。会長の職を果たすことがむずかしくなったフェレンツィはジョーンズにその職を譲り、翌年には大学職を失ったうえ、ハンガリー医学会からも除籍された。このような時期を経て、フェレンツィは精神分析家としての個人診療を実践の場と定め、以後死の年まで分析治療実践に専念する。

私生活の面では、生地ミシュコルツで家族ぐるみのつきあいのあった娘ギゼラとの関係が、フェレンツィの生涯を決定づけた。ギゼラは早くに結婚していたが、フェレンツィはその娘エルマの治療を行なううちギゼラと恋に落ちる。そして一九一七年に求婚にいたり、ギゼラの離婚を待って一九一九年に結婚した。さらに後のことになるが、フェレンツィはしだいにエルマを愛するようになり、母娘をめぐる複雑な葛藤のなかで生涯を過ごすことになった。

以後のフェレンツィは、精神分析技法の改革に生涯を捧げることになり、その歩みは、「積極技法」をへて「リラクセイション技法」へと進んでいった。その過程は、本書にも技法の発展史として語られている。実際、一九二〇年代前半は、フェレンツィの「積極技法」をめぐり、学会ごとに彼我にわかれて激しい論争が交わされた。オットー・ランクとは共に論陣をはり、共著『精神分析の発展』をあらわした。しかし、ランクの有名な出生外傷説については批判し、『性器理論の試み（タラッサ）』で自らの立場を提出した。心的外傷を、性の系統発生の段階にしたがって五段階に分けて論じたこの著作は、フェレンツィ中期の代表作である。

積極的なレイアナリスト（非医師分析家）擁護派であったことも、フェレンツィを論争の渦中に巻き込んだ。

フロイトはフェレンツィを国際精神分析協会の会長に推していたが、レイアナリスト支持が立場をむずかしくし、結局その職をジョーンズに譲ることになった。一九二六年に、ニューヨークのニュースクール・フォー・ソーシャルリサーチに招待されたときも、レイアナリスト排除に固まりつつあった合衆国で問題視され、予定を早めて合衆国を離れている。ちなみに、このときのH・S・サリヴァンとの意見交換が、サリヴァンを通じてクララ・トンプソンがフェレンツィを訪れるきっかけとなった。

フェレンツィの技法には、一九二五年頃から「リラクセイション」の観点が加えられた。それとともに、二〇年代末にむかって難しい症例がフェレンツィのもとに集中するようになる。その治療に没頭するフェレンツィは、患者の要求を受け入れる形で、休暇に患者を同行させる、分析時間を延長するなどの「過剰奉仕」を行ない、フロイトの懸念を誘うことになる。治療への没頭の影響からか、心気症的症状も現われる。この時期からの治療実践が、本書となって結実したわけである。

本書が書かれたリスニャイ通り（Lisznyai utca 11）の家を、フェレンツィは一九三〇年に購入し、七月に転居した。一九三一年五月には、ブダペスト精神分析協会が、フェレンツィの家にほど近いメーザロシュ通り（Mezaros utca 12）にポリクリニックを開設し、フェレンツィが所長を務めた。自らの治療実践を深め、フロイトから離れて独自の理論体系を形成するための外的条件が、ようやくこの時期に整ったとも言える。以後のフェレンツィについては、『日記』の記載や、デュポンの「まえがき」がよく語っているので、ここで記すのは蛇足であろう。フェレンツィの晩年を飾るはずであった治療実践は病のため中断し、彼が築いたブダペスト精神分析協会の活動も、第二次世界大戦によって霧散したのである。

## 3

本書を読まれた読者は、もっとも頻繁に登場する症例、R・Nに強い印象を受けることであろう。R・Nの実像については、フェレンツィに関心を寄せる研究者の手で、残された資料や一人娘へのインタヴューを通じて、かなりのところまで明らかにされている。ここではフォーチュンの報告(1)を参考に、R・Nについて簡単に紹介しておこう。

R・Nは、一八七九年一一月一七日、合衆国中西部に生まれた。出生時の名をレオタ・ブラウンというが、成人後にみずからエリザベス・サヴァーンと改名し、通常はサヴァーンの名で知られている。子供時代から、倦怠感、頭痛、食嗜障害など多彩な症状に悩まされ、神経衰弱と診断されサナトリウムにも入院している。本書の記述から分かるとおり、子供時代に多くの被虐待体験をもったと思われる。二二歳で結婚し、女児を一人もうけたが、結婚生活は四年で破綻した。

離婚後受けた治療を機に、彼女はいわゆる霊的な治療能力が自分にあるのを発見し、「心理療法家」として実践を始めた。といっても、正規の学問的訓練をうけないままの個人開業である。まずロンドンで、第一次大戦勃発後はニューヨークで開業し、一九一三年には、『心理療法——原理と実践』*Psycho-Therapy: Its Doctorine and Practice*. London, Rider & Co. という著書を出版した。

こうして治療者として生計を立てながらも、幻覚、悪夢、抑うつ、自殺願望などの症状はサヴァーンから去らなかった。オットー・ランクを含む数多くの治療者を訪れたが症状は改善せず、最後の望みとして訪れたのがブダペストのフェレンツィであった。サヴァーン四四歳、一九二四年の晩夏のことである。

フェレンツィとの治療関係はその後、八年以上にわたって続いた。この間サヴァーンは、ブダペストのホテルに住まい、分析を受けつづけた。四、五人の裕福な患者が治療を続けるためにサヴァーンに伴なって祖国からブダペストに移り、サヴァーンを経済的に支えていた。

日記が中断してのちも、一九三三年二月までフェレンツィの分析は続いた。しかし、分析治療はフェレンツィの体力的、精神的衰えのためにやむなく中断し、サヴァーンはパリに旅立つ。治療中断が与えた衝撃は軽くなかったと思われるが、サヴァーンはパリで静養したのちロンドンに移り、心理療法をふたたび開業する。同年秋には『自己の発見——心理治療の研究』*The Discovery of the Self: A Study in Psychological Cure*. London,

Rider & Co. という著書も発行している。一九三二年にブダペストで書きはじめられたものである。出版時期とタイトルから考えて、フェレンツィとの経験がその背景にあるのは確実と思われるが、フェレンツィへの言及はごくわずかであるという。

サヴァーンはその後も彼女独自の心理療法の実践を続けた。精神分析学会あるいは他の学術的サークルと本格的にかかわることは一度もなかったが、いくつかの論文を雑誌に発表し、心理療法に関する講演や講義も行なった。第二次大戦勃発後はふたたびニューヨークに移り、戦後も治療実践を続け、一九五九年にニューヨークで七九年の生涯を閉じた。

（1） Christopher Fortune, The Case of "RN": Sándor Ferenczi's Radical Experiment in Psychoanalysis. in *The Legend of Sándor Ferenczi.* The Analytic Press, London, 1993.

## 4

フェレンツィの死後、彼の業績は、バリントらの努力にもかかわらず、表面的に見るかぎり、精神分析あるいは心理療法の世界からほとんど忘れ去られることになった。

フェレンツィに教育分析を受けた分析家には、メラニー・クライン、クララ・トンプソン、マイケル・バリント、ゲザ・ローハイム、アーネスト・ジョーンズ、ジョン・リックマンなどがあり、教育分析後に祖国に帰国し、あるいは亡命によってハンガリーを離れ、世界各地で活躍した。だが、このなかでもっとも直接にフェレンツィを継承しているバリント、あるいはフェレンツィの功績に言及しているトンプソンなどをのぞいて、フェレンツィとの影響関係を明言する分析家はほとんどいなかった。

フェレンツィの復権は、結局、本書のフランス語版の出版、そして一九八八年にあいついだドイツ語版、英語版の出版を待たねばならなかった。フェレンツィの諸論文は、すでに著作集の形で容易に読める状態にあったとはいえ、フェレンツィ晩年の臨床実践と思想は、本書の出版によってはじめてその全貌が明らかになったのである。その後、フェレンツィへの関心は、九〇年代を通じて広がりつづけ、そのさまは「フェレンツィ・ルネッサンス」と呼ばれるほどである。

また祖国ハンガリーでは、大戦中もその地に残ったイシュトヴァン・ホロシュやイムレ・ヘルマンらによって、フェレンツィが点した精神分析の灯が守られていた。その精神は、次の世代へと受け継がれ、ブダペストに設立されたシャーンドル・フェレンツィ協会を中心に、諸外国のフェレンツィ研究の流れとも合流して、フェレンツィの再評価が行なわれている。

現在のブダペストを訪れると、フェレンツィが『日記』を書いた家はすでに他人の手にわたり、精神分析に関わる痕跡は、壁に彫られたフェレンツィを記念する表示以外なにもない。ウィーンやロンドンのフロイト博物館を思えば、両者の差はあまりに大きいと言わねばならない。しかし、歴史に埋没して再発掘されたこの『日記』と、死を前にしたフェレンツィの治療実践に思いをはせるとき、その地は、むしろその「不在」によって、訪れるものに強い印象を与えずにおかない。

5

翻訳に関して少し触れておきたい。本書は日記という性格上、文体が揺れ動いており、断片的な覚書も相当混じっている。むしろその揺れ自体が、歴史的ドキュメントとしての本書の味わいでもある。ただ、訳出に当たっては、原文のスタイルが失われないよう留意しながらも、日本語として読めることを重視することにした。たとえば、原文に頻出するコロン（:）は、本書の文体の大きな特徴であるが、読みやすさを重視して通常の句点などで処理した。そのため、全体に原文よりなだらかな印象の文体になっていると思われる。

その他、散見される表記上の問題点（括弧の欠如、番号の不統一等）については、ドイツ語版の方針にしたがって、できるだけそのまま残すことにした。英語版は編集者の手でかなり整えられているが、読みやすい反面、フェレンツィが十分手を入れることができないまま残した原稿の味わいが失われている印象もある。学術論文としてはこれら表記上の問題はないに越したことはないが、本書の特殊な性格を考え、それらの不備も歴史の刻印として生かすことにした。

振り返ると、本書の訳出を終えるまでに、さまざまの方にお世話になった。中井久夫先生は、そもそも本書の翻訳を薦めてくださっただけでなく、翻訳中には進行をつねに見守り、ときには厳しい助言も交えて筆者を励ましてくださった。本書の出版が、先生の御指導に少しでも報いるものであればと願っている。また、一九九四年にバリントアーカイヴを訪れた筆者に、フェレンツィを記念する学会への参加を薦めてくださったアンドレ・ハイナル氏、そして学会の場で、「バリントは優れた学者だが、フェレンツィは天才です」と、フェレンツィに筆者の関心を導いてくださったエルンスト・ファルツェーダー氏にもこの場を借りて感謝します。

翻訳作業では、フランス語を原典とする「まえがき」の翻訳のために、青山勝さん、森年恵さんに大いに助けていただきました。久松睦典さんには、校正作業と索引作成を手伝っていただきました。ただし、最終的な文責はもちろん筆者にあります。最後になりましたが、みすず書房の守田省吾氏は、なかなか進まない翻訳作業を根気強く見守り、完成に導いてくださっただけでなく、数々の表記上の問題の解決をふくむ厄介な編集作業を引き受けてくださいました。ここであらためて深く感謝します。

フェレンツィの生きた二〇世紀最後の秋に

訳者記す

# 索　引

## ア　行



## カ　行

## サ　行

## タ　行

## ナ　行



## ハ　行

### マ 行



### ヤ 行



### ラ 行

## 著者略歴

(Sándor Ferenczi, 1873–1933)

1873年ハンガリー，ミシュコルツに生まれる．ウィーン大学で精神医学を学んだのち，ブダペストで精神科医として治療実践を始める．1908年にウィーンのフロイトを訪ね，以後，緊密な協力関係のもとに精神分析運動の発展に貢献した．1913年にブダペスト精神分析協会を設立．1918年に国際精神分析協会会長の職につき，第一次大戦後の1919年にブダペスト大学の精神分析学教授に就任したが，政情によりいずれも短命に終わる．あらゆる患者に有効な技法を目指し，「積極技法」「リラクセイション技法」といった技法の改革を行なった．晩年には，性的外傷を受けた患者への治療に打ち込み，「相互分析」を試みるにいたる．これらの冒険的実践がフロイトとの確執を生み，学界で孤立していった．慢性貧血に倒れ，1933年5月にブダペストで生涯を閉じた．著作は，ドイツ語版全4巻（選集全2巻），英語版全3巻の著作集にまとめられている．

## 訳者略歴

森 茂起〈もり・しげゆき〉 1955年神戸に生まれる．京都大学教育学部大学院博士課程修了．博士（教育学）．現在甲南大学文学部人間科学科教授．著書 『トラウマ映画の心理学』（共著，新水社，2002）『トラウマの発見』（講談社，2005）『埋葬と亡霊』（編著，人文書院，2005）『〈戦争の子ども〉を考える』（共編著，平凡社，2012）『自伝的記憶と心理療法』（編著，平凡社，2013）ほか．訳書 バリント『スリルと退行』（共訳，岩崎学術出版社，1991）『一次愛と精神分析技法』（共訳，みすず書房，1999）フェレンツィ『精神分析への最後の貢献』（共訳，岩崎学術出版社，2007）ジョアン・シミントン／ネヴィル・シミントン『ビオン臨床入門』（金剛出版，2003）アブラハム／トローク『狼男の言語標本』（共訳，法政大学出版局，2006）シャウアー／エルバート／ノイナー『ナラティヴ・エクスポージャー・セラピー』（共訳，金剛出版，2010）ほか．

シャーンドル・フェレンツィ
臨床日記
森 茂起訳

2000 年 11 月 22 日　初　版第 1 刷発行
2018 年 4 月 9 日　新装版第 1 刷発行

発行所　株式会社 みすず書房
〒113-0033　東京都文京区本郷 2丁目 20-7
電話　03-3814-0131(営業)　03-3815-9181(編集)
www.msz.co.jp

本文印刷所　理想社
扉・表紙・カバー印刷所　リヒトプランニング
製本所　松岳社
装丁　安藤剛史


ISBN 978-4-622-08695-6
［りんしょうにっき］